TMS & EMS

FIGUREN UND FAKTEN

4. AUFLAGE

MedGurus Verlag

INHALTSVERZEICHNIS

1 VORWORT

Hinter dem Namen **MedGurus** verbirgt sich eine Gruppe von motivierten Medizinstudenten und bereits approbierten Ärzten, die es sich zur Aufgabe gemacht haben, Medizininteressierten zu ihrem Studienplatz zu verhelfen. Es ist uns ein Anliegen Chancengleichheit bei der Vorbereitung auf den Medizinertest herzustellen und keine Selektion durch überteuerte Vorbereitungskurse und -material zu betreiben. Wir bieten daher seit 2007 Vorbereitungskurse und Übungsmaterial für den Medizinaufnahmetest zu studentisch fairen Preisen an. In diesen Jahren haben wir mehrere Hundert Medizininteressierte auf ihrem Weg zum Studienplatz begleitet und ihnen zu ihrem Erfolg verholfen.

Wir haben uns entschlossen, unsere über die Jahre gesammelten und verbesserten Lösungsstrategien, Tricks und Tipps für den Aufnahmetest in einem Buch zur selbstständigen Vorbereitung zu veröffentlichen. Der Leitfaden enthält Lösungsstrategien und Übungsaufgaben zu jedem Untertest und berücksichtigt speziell all die Fragen und Schwierigkeiten, die uns aus den Vorbereitungskursen bekannt sind. Statistisch gesehen scheint sogar eine selbständige Vorbereitung mehr zu bewirken als die Teilnahme an Kursen. (Freiburg, Vorbereitungsreport 2005. Vorbereitung auf den EMS – was und wie viel ist richtig?, 2005) Der Leitfaden eignet sich somit als Nachschlagewerk und Begleiter für eine selbstständige Vorbereitung, bei der das Lernpensum selbst eingeteilt werden kann.

Unsere Bücher werden regelmäßig auf den neusten Stand gebracht und an Änderungen im Test angepasst. Das Konzept unserer Buchreihe ist simpel. Der Leitfaden zum TMS & EMS erklärt umfangreich und anhand von Beispielen die Lösungsstrategien für die einzelnen Untertests. Daneben gibt es die Übungsbücher zu den jeweiligen Untertests, die ausreichend Aufgaben bereitstellen, um die Lösungsstrategien einzuüben.

Für Feedback zum Buch haben wir immer ein offenes Ohr. Eure Wünsche, Anregungen und Verbesserungsvorschläge setzen wir gerne um. Wir sind für euch unter folgender E-Mail-Adresse erreichbar: **buecher@medgurus.de**

Ihr findet uns auch im Social Network unter **www.facebook.com/medgurus** bzw. **„Med Gurus Vorbereitung & Verlag“**. Hier veröffentlichen wir regelmäßig Neuigkeiten zum Test. Like it!

Übrigens werden 5 % des Gewinns der **MedGurus GbR** für karitative Zwecke gespendet. Detaillierte Infos dazu findet ihr auf unserer Homepage.

Wir wünschen euch viel Spaß bei der Bearbeitung, eisernes Durchhaltevermögen für die Vorbereitung und nicht zuletzt großen Erfolg für den Eignungstest!

Euer Autorenteam
Anselm Pfeiffer, Constantin Lechner und Alexander Hetzel
Mehr unter **www.medgurus.de - Eine Initiative von und für Studenten**

2 UNTERTEST FIGUREN LERNEN

2.1 ALLGEMEINES UND AUFBAU

Der Untertest „Figuren lernen“ gehört zu den Untertests, in denen Du Dich in kürzester Zeit maßgeblich verbessern kannst. Es handelt sich dabei um einen Merkfähigkeitstest, der Dir nach wenigen Tagen konsequenten Trainings nicht mehr als unerreichbare Gedächtnisleistung erscheinen wird, sondern als kreatives Spiel, bei welchem Du täglich Fortschritte machst.

Aus diesem Grund zählt man diesen Untertest zu Recht zu den „leichteren“ Abschnitten des TMS bzw. EMS und jeder, der genügend Motivation für die Vorbereitung aufbringen kann, wird hier meist mit der vollen Punktzahl belohnt. Also viel Spaß bei den nächsten Schritten.

Der Test wird in zwei Phasen unterteilt,

- ✓ die Einprägephase und
- ✓ die Reproduktionsphase.

Die **Einprägephase**, der erste Test nach der Mittagspause, dauert nur kurze **vier Minuten**. Es liegen 20 Umrisse mit jeweils fünf Feldern vor. Bei jedem Umriss ist immer nur eines der fünf Felder geschwärzt und Deine Aufgabe besteht darin, diese später wiederzuerkennen.

Bei dieser Phase des Tests gilt generelles „Stifte-Verbot“, d.h. man darf in dieser Phase des Tests keine Stifte in den Händen halten.

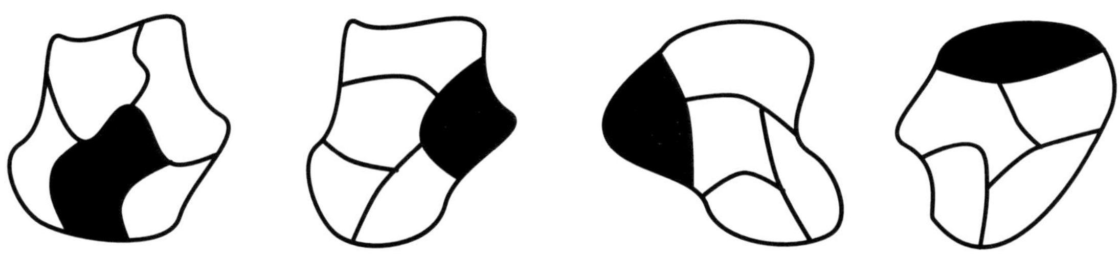

Figuren in der Einprägephase

60 Minuten später folgt die **Reproduktionsphase**, welche ausreichend mit fünf Minuten bemessen ist. Hier finden sich dieselben Umrisse wie in der Einprägephase, aber diesmal ohne die Schwärzung, dafür mit den Buchstaben (A)-(E) in den fünf Feldern. Die Anforderung ist nun, das vorher geschwärzte Feld wieder zu finden.

Vorsicht! Die Umrisse sind nie gedreht, aber in der Reihenfolge vertauscht. Es ist also sinnlos, Dir die Felder jeweils mit Hilfe der Reihenfolge einzuprägen.

Der Test zwischen den beiden Phasen wird übrigens „Zertrümmerungstest“ genannt, da er den Testteilnehmer ablenken und dessen Erinnerungen „zertrümmern“ soll.

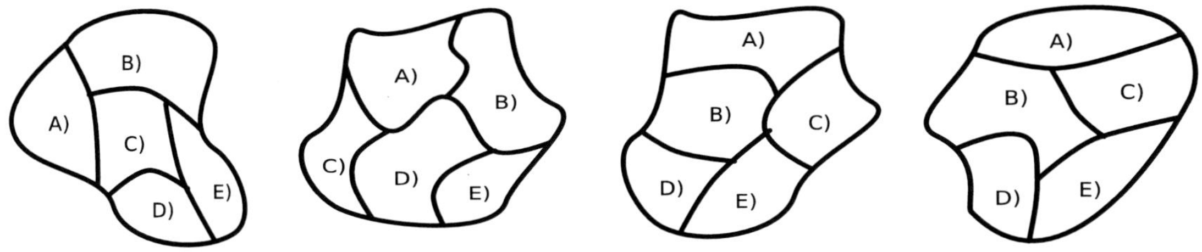

Figuren in der Reproduktionsphase

2.2 BEARBEITUNGSSTRATEGIE

Der effizienteste Weg Dir die Umrisse einzuprägen ist denkbar einfach, allerdings musst Du Dich an ein paar Regeln halten, um häufige Fehler zu vermeiden.

Du solltest Dir für jeden Umriss ein eigenes und einprägsames Bild vorstellen. Wo sich der schwarze Fleck befand, merkst Du Dir am besten, indem Du an das Bild noch eine zusätzliche Verknüpfung anhängst. (Schneider 2011) Diese Verknüpfung sollte die Lage des Flecks eindeutig widerspiegeln, ohne dass Du dabei Richtungsangaben verwenden musst.

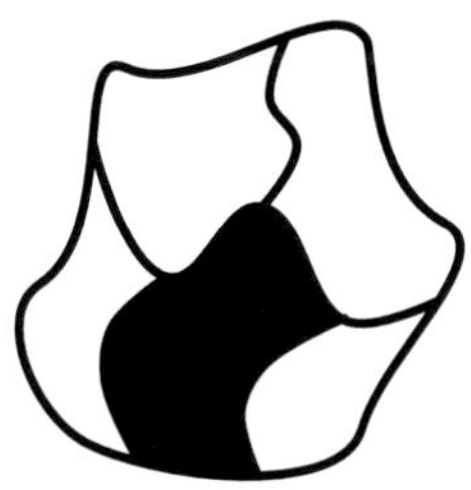

Gebirge mit Tunneleinfahrt = „Umriss" **mit** „Verknüpfung"

Wie oben bereits erwähnt, sollte jeder der 20 Umrisse sein eigenes, neues Merkbild bekommen.

Die einzige Ausnahme wäre, wenn zwei ähnliche Umrisse vorliegen, bei denen auch der schwarze Fleck an der gleichen Stelle liegt.

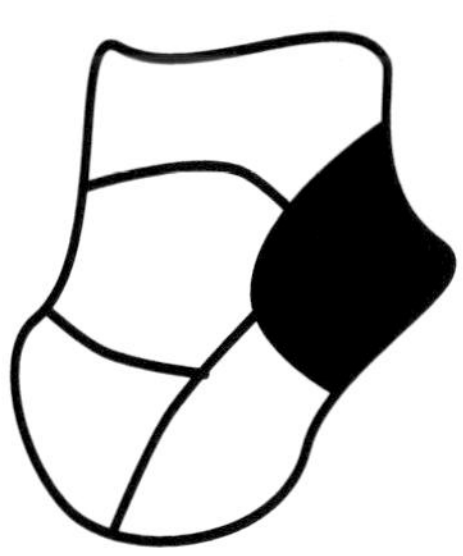

Entlein mit Schnabel

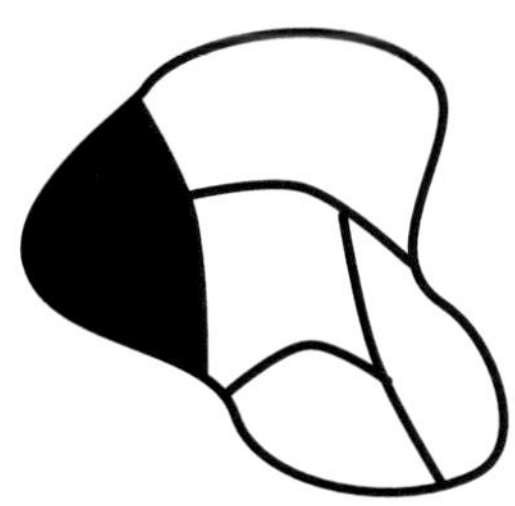

Entlein mit Schnabel

Hier darfst Du Dir selbstverständlich dasselbe Bild zwei Mal merken, da eine Verwechslung keine Auswirkung hätte.

Leider kommt dieser Fall eher selten vor. Häufiger wirst Du auf zwei ähnliche Umrisse stoßen, bei denen der schwarze Fleck an jeweils unterschiedlichen Stellen liegt.

Deshalb solltest Du versuchen, Dir zwei **verschiedene Bilder** zu merken.

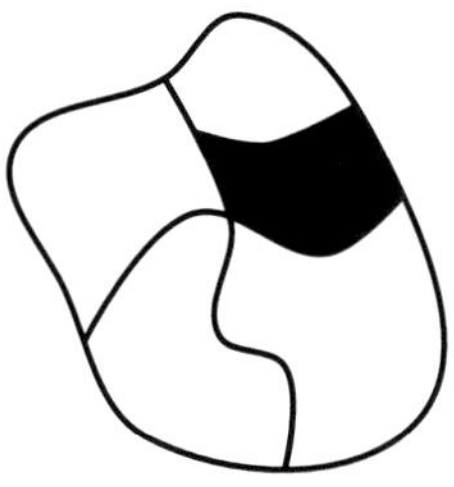

Papagei mit Augenklappe

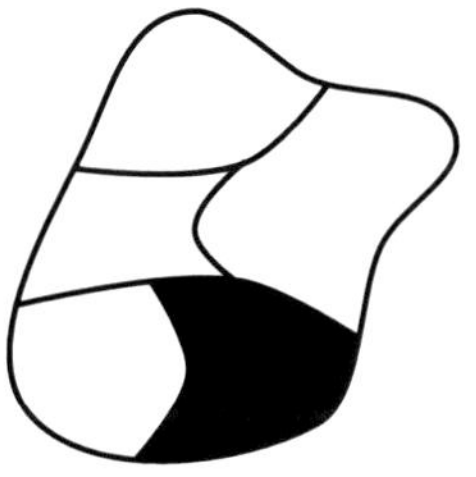

Männchen beim Sackhüpfen

Ähneln sich die Bilder zu sehr oder fällt Dir in der kurzen Zeit einfach nichts Neues ein, kannst Du es mal mit folgendem Trick versuchen:

Wenn Du die Umrisse miteinander vergleichst, solltest Du Dir den ersten markanten Unterschied merken, der Dir ins Auge springt, und ihn in seine Bild-Verknüpfung mit einbauen. In der Reproduktionsphase kannst Du dann mit Hilfe dieses Unterschiedes die beiden Bilder identifizieren und unterscheiden.

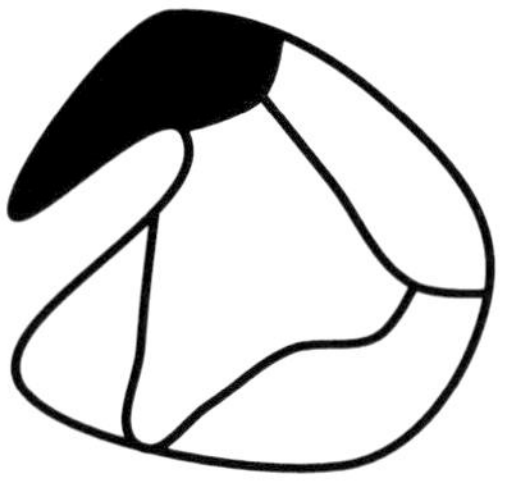

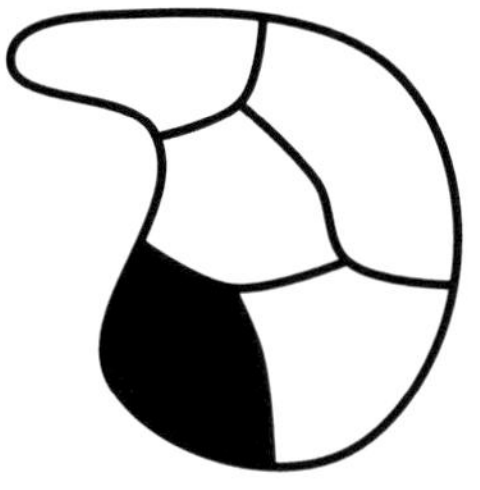

Beide Bilder erinnern an einen Pinguin. Derjenige der auf den Boden schaut, trägt eine Mütze, der andere der in die Luft schaut, stößt sich z.B. das Knie. Bild 1 wäre demnach „der traurige Pinguin mit Mütze" und Bild 2 „der eitle Pinguin mit Knieschoner".

2.3 WEITERE BEARBEITUNGSTIPPS

TIPP! Keine Sorge, wenn es nicht gleich von Anfang an klappt. Es ist noch kein Meister vom Himmel gefallen und diese banale Phrase hat bei diesem Untertest besondere Gültigkeit. Fast alle unsere Kursteilnehmer hatten enorme Schwierigkeiten, zu Beginn einen „Tintenfleck" von dem nächsten zu unterscheiden. Alle bestätigten uns aber enorme Erfolge nach nur ein bis zwei Wochen Training. Dieser Untertest ist eindeutig trainierbar und jeder kann hier mit Übung eine erstaunliche Verbesserung erzielen.

TIPP! Du solltest versuchen Dir amüsante und übertriebene Bilder zu merken. Je witziger und auffälliger Du selbst die Bilder findest, desto einprägsamer sind sie. Die EMS TEST INFO empfiehlt: „Konkrete und prägnante (vielleicht sogar ausgefallene oder absurde) Bedeutungen sind besonders gut als Erinnerungshilfen geeignet. Habe keine Scheu beim Assoziieren; auch sexuell oder emotional gefärbte Gedankenbrücken sind in der Regel sehr einprägsam, und eine Assoziation, die Ihnen dumm vorkommt, ist in jedem Fall hilfreicher als gar keine Assoziation" (Test Info´07 2007, 36)

TIPP! Die Merkbilder müssen nicht zwangsläufig ein Abbild der Realität sein und dem originalen Umriss nur schematisch entsprechen, da Du sie schließlich nur für Dich Selbst wiedererkennen musst. Vereinfachend kommt hinzu, dass in der Reproduktionsphase genau dieselben Ausschnitte wieder vorgelegt werden, die Wiedererkennung ist dann ein Leichtes. Es reicht also, ganz abstrakt zu denken und nur die angedeutete Form oder einen markanten Abschnitt des Umrisses zu nutzen, um Dir daraus Dein Merkbild zu schaffen. Durch Ausprobieren kannst Du entdecken, wie weit Du gehen kannst.

TIPP! Besondere Bedeutung kommt auch der Wiederholung der gelernten Figuren zu. Nachdem Du Dir für die Figuren einen Umriss mit Verknüpfung gemerkt hast, solltest Du die Figuren mindestens noch einmal wiederholen, damit sie sich besser ins Gedächtnis eingraben.

2.4 ZUSATZSTRATEGIE ECKENTRICK

Der Eckentrick ist eine geniale Erfindung von meinem Bruder und mir in der Zeit meiner eigenen TMS-Vorbereitungsphase im Jahre 2007. Er folgt dem Minimax-Prinzip: weniger arbeiten, aber mehr leisten. Mit diesem Trick kannst Du eine Anzahl von Umrissen in der Einprägephase wegfallen lassen und in der Reproduktionsphase trotzdem richtig ankreuzen.

In der **Einprägephase** solltest Du, **bevor** Du mit der Assoziation der einzelnen Figuren beginnst, Dir einen kurzen Überblick verschaffen. Wenn Du Dir die Aufgabe bewusst anschaust, wird Dir auffallen, dass sich viele Schwärzungen in einer bestimmten, eindeutigen Ecke befinden. Zum Beispiel in vier von 20 Figuren befindet sich die Schwärzung eindeutig in der linken unteren Ecke.

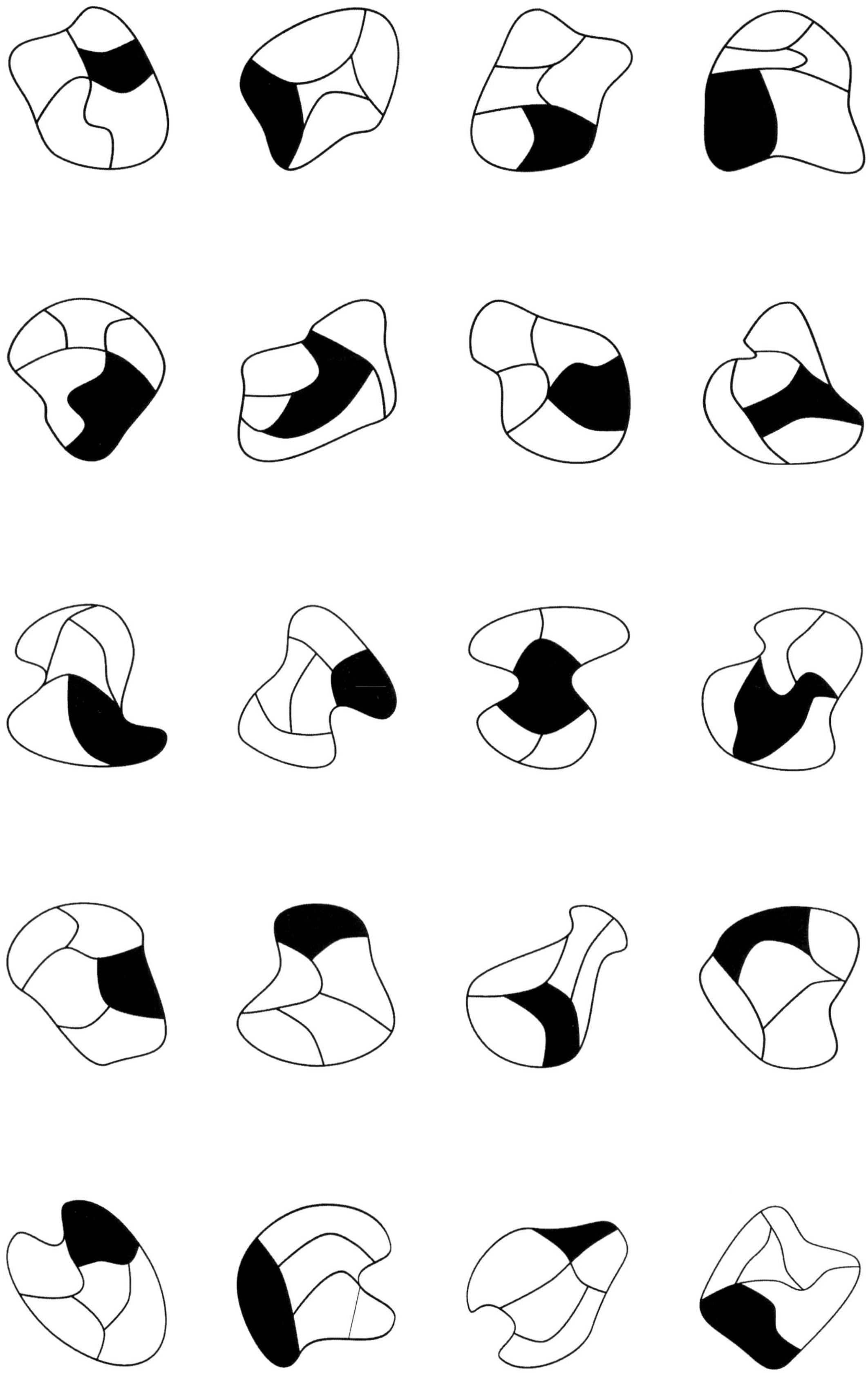

Du merkst Dir also die Anzahl der Figuren und die Lage der eindeutig gefärbten Ecke und lässt diese Figuren dann in der Einprägephase bewusst weg.

In der Reproduktionsphase wirst Du dann nur die Bilder wiedererkennen, die Du Dir zuvor eingeprägt hast. Alle restlichen Figuren (in unserem Bsp. vier Figuren) sind diejenigen, die zuvor weggelassen wurden. Für diese musst Du nur noch den entsprechenden Buchstaben für die gemerkte Ecke ankreuzen.

In diesem Beispiel hättest Du Dich für alle Figuren, die ihre Markierung links unten haben, entscheiden können. Das wären in der ersten wie auch in der letzten Reihe jeweils die zweite und vierte Figur, insgesamt also vier Figuren. Demnach müsstest Du lediglich die restlichen 16 lernen und sparst Dir so 20 % der Arbeit. Die Entscheidung, bei welcher Ecke man die meisten Figuren weg lassen kann, hängt natürlich von der Verteilung im jeweiligen Test ab. Sie sollte aber stets schnell und innerhalb weniger Sekunden getroffen werden.

Wichtig: Zu Hause solltest Du der Übung wegen jede Figur lernen. Erst wenn Du Dich sicher im Umgang mit allen 20 Figuren fühlst, kannst Du die Strategie als zusätzlichen Zeitbooster verwenden.

2.5 TRAININGSPENSUM UND -ANLEITUNG

Bei diesem Untertest kann jeder schnell Fortschritte erreichen, ganz gleich welche Voraussetzungen man mitbringt. Um ausreichend üben zu können, sollte genügend Übungsmaterial vorhanden sein, da Du jede Aufgabe nur einmal machen solltest und eine Wiederholung derselben Aufgabe nicht den gleichen Lernerfolg mit sich bringt. Da in diesem Band genug Übungen vorhanden sind, kannst Du bedenkenlos direkt ins Buch kreuzen.

Wichtig ist, dass Du Dich stetig über einen längeren Zeitraum (mind. fünf Wochen) vorbereitest und in etwa fünf mal pro Woche einen Untertest absolvierst. Allerdings muss das Training drei Tage vor dem Test beendet werden, damit es nicht zu Verwechslungen kommt.

Du solltest Dir in der ersten Woche zehn Minuten Zeit für die Einprägephase nehmen. Dies ist am Anfang immer noch schwer genug. Sobald Du das gemeistert hast, kannst Du es mit neun Minuten versuchen, dann mit acht, sieben, sechs, fünf, bis Du schließlich bei vier Minuten angekommen bist. Du musst nicht bei jedem Üben schneller werden, aber in der letzten Woche vor dem TMS solltest Du Dich bei vier Minuten sicher fühlen. Eine wöchentliche Steigerung wäre sinnvoll. Du kannst Dich an unseren Zeitvorgaben am Anfang jeder Aufgabe orientieren.

Merkbox

- ✓ Hier kann jeder die volle Punktzahl mitnehmen!
- ✓ Nerven und Zeit kann man sich bequem mit dem Eckentrick sparen.
- ✓ Entscheidend ist konstantes Training. Lieber jeden Tag ein bisschen, als alles auf einmal.

3 UNTERTEST FAKTEN LERNEN

3.1 ALLGEMEINES UND AUFBAU

Bei diesem Untertest wird nochmals die Merkfähigkeit getestet. Dieses Mal geht es um Patientendaten, was den Test für das spätere Medizinstudium sinnvoll erscheinen lässt. Er ist dem vorherigem Untertest sehr ähnlich, in manchen Teilen aber komplexer. Fairerweise ist bei diesem Untertest eineinhalb mal so viel Zeit in der Einprägephase vorgesehen, wie bei dem Untertest Figuren lernen. Aber auch dieser Untertest ist durch ausreichendes Training sehr gut zu meistern. Hier dauert die **Einprägephase** diesmal kurze sechs Minuten, in der man mit 15 Patientengeschichten konfrontiert wird. Zu jedem Patient gehört:

Name,	Alter,	Beruf,	Charaktereigenschaft und Diagnose
Wolff:	ca. 17 Jahre,	Kurier,	originell - Quetschwunde

Zuerst solltest Du versuchen, die Merkmale der Aufgabenstellung anhand der ersten Beispielaufgabe nachzuvollziehen.

Beispielaufgabe 1

Baum:	ca. 18 Jahre,	Zahnarzt, ledig - Karies
Strauch:	ca. 18 Jahre,	Arzt-Helferin , nervös - Mundgeruch
Waldner:	ca. 18 Jahre,	Kosmetikerin , überwiesen - Heiserkeit
Schwarzer:	ca. 22 Jahre,	Mechaniker, alleinerziehend - Hautausschlag
Brauner:	ca. 22 Jahre,	Lkw - Führerin, depressiv - Oberschenkelbruch
Dünkel:	ca. 22 Jahre,	Rennfahrer, verheiratet - Bandscheibenschäden
Metzger:	ca. 35 Jahre,	Fussballtrainer, ängstlich - Mittelohrentzündung
Backner:	ca. 35 Jahre,	Radsport-Profi, misstrauisch - Allergie
Kasner:	ca. 35 Jahre,	Masseuse, Notfall - Rückgratverletzung
Vogel:	ca. 50 Jahre,	Schauspieler, wütend - Hodenkrebs
Bleibtreu:	ca. 50 Jahre,	Kameramann, ungestüm - Lungencarzinom
Katterfeldt	ca. 50 Jahre,	Hostess, Ambulanz - Nasenbluten
König:	ca. 70 Jahre,	technische Zeichnerin, pensioniert - Knochenkrebs
Kayser:	ca. 70 Jahre,	Statiker, kontaktarm - Herzversagen
Voigt:	ca. 70 Jahre,	Feinmechanikerin, stupide - Herzinfarkt

Die Daten sind in fünf Dreier-Gruppen sortiert. Alle drei Patienten einer Gruppe haben das gleiche Alter und sind immer nach aufsteigendem Alter sortiert. Auffällig ist auch, dass innerhalb der Gruppen die Namen sehr ähnlich sind und die Berufe alle aus einem Berufsfeld stammen.

Auch hier folgt zunächst ein 60-minütiger Zertrümmerungstest und dann erst folgt die **Reproduktionsphase**, in welcher 20 **Verknüpfungs-Fragen** zu den vorher eingeprägten Patienten gestellt werden. Das heißt in der Frage steht ein Detail, wie z.B. der Beruf eines Patienten, in den Antwortmöglichkeiten steht ein dazugehöriges Detail, wie z.B. die richtige Diagnose. Auffällig ist, dass **keine „neuen" Fakten geschaffen** werden, sondern dass nur Antwortmöglichkeiten aus der Einprägephase vorkommen.

Typische Fragenbeispiele aus der Reproduktionsphase

1) Die Arzt-Helferin ...

(A) ist ledig
(B) ist verheiratet
(C) ist kontaktarm
(D) ist nervös
(E) befindet sich in der Ambulanz

15) Die Patientin mit der Rückgratverletzung ist ...

(A) ca. 18 Jahre
(B) ca. 22 Jahre
(C) ca. 35 Jahre
(D) ca. 50 Jahre
(E) ca. 70 Jahre

3.2 BEARBEITUNGSSTRATEGIE

Hier ist die Mnemotechnik ein klein wenig komplizierter, da auf mehr Details geachtet werden muss. Grundsätzlich arbeiten wir aber, wie in der Regel bei allen Mnemotechniken, wieder mit abstrakten Bildern. Das abstrakte Bild muss hierbei erst **aus den Fakten konstruiert** werden. Dabei gilt: je abstrakter, desto einprägsamer. Zum leichteren Verständnis wird die Vorgehensweise Schritt für Schritt anhand eines Beispiels erklärt.

Beispiel:

Baum: ca 18 Jahre, Zahnarzt, ledig - Karies

Bei diesem Beispiel könntest Du Dir einen *Baum* (Nachname Baum) mit einem *Zahn* (Beruf Zahnarzt), der einen *Schubkarren* (Diagnose Karies) schiebt, vorstellen. Zusätzlich trägt der Baum eine *Lederhose* (ledig).

An dem Beispiel wird deutlich, dass man die Fakten in abstrakte Bilder umwandelt, die man sich leichter vorstellen und merken kann. Dabei solltest Du Folgendes beachten:

✓ Die Bilder sollten sehr vereinfacht und abstrakt sein (z.B. Pinsel für Maler). Für das Vereinfachen der Fakten kannst Du auf Bekanntes, Bekannte oder Prominente zurückgreifen, da man sich diese leichter merkt. Oft genügt es, aus Wortteilen oder dem gleichem Wortanfang der zu lernenden Fakten, Bilder zu bauen (Asthmaanfall vereinfacht: Ast). Es bietet sich auch an, Reime aus Fakten zu bilden, die man sich dann einfacher bildlich abspeichern kann, z.B. Herzinfarkt wird zu Herz im Quark.

- ✓ Jedes zu merkende Patientendetail wird zu einem sichtbaren Detail in einem Bild umgewandelt. Bei der Diagnose Herzinfarkt muss das Bild z.B. schwarzes Herz sichtbar sein und nicht unter der Brust des Patienten „versteckt“ liegen. Der Begriff „kinderlos“ kann z.B. durch ein Kind mit Lotterielos memoriert werden und nicht durch das Fehlen von Kindern. (Vgl. Werner Metzig 2003, 75 ff)
- ✓ Das Bild sollte nur so viel wie nötig, aber so wenig wie möglich Details enthalten. Technische Zeichnerin sollte demnach nicht mit Zirkel, Geodreieck und Bergen von Papierrollen illustriert werden, sondern am besten nur mit einem dieser Bilder: Zirkel. (Vgl. Werner Metzig 2003, 75 ff)
- ✓ Das Alter muss nicht mit gelernt werden (s.u.).
- ✓ Das Geschlecht muss jedoch mitgelernt werden (s.u.).
- ✓ Oft ähneln sich die Patienten in einzelnen Fakten, wie z.B. ähnliche Charaktereigenschaften oder Diagnosen. Fällt Dir das beim Einprägen auf, solltest Du darauf achten sehr präzise Bilder zu basteln, die eine Verwechslung ausschließen. Hast Du Dir die Diagnose Hautausschlag bildlich mit Rötung und eitrigen Pickeln vorgestellt, so solltest Du bei der Diagnose Allergie ein neues Bild verwenden, z.B. einen Alligator.
- ✓ Jeder Patient bekommt ein eigenes Phantasiebild, das aus den Bildern/Gegenständen für den Namen, den Beruf, die Charaktereigenschaft, die Diagnose und evtl. das Geschlecht besteht.

3.2.1 GESCHLECHT

Das Geschlecht ist ein weiterer, sozusagen sechster Fakt, der gelernt werden muss, da in der Reproduktionsphase danach gefragt wird. Welches Geschlecht vorliegt, ist aus der jeweiligen Berufsbezeichnung ersichtlich. Das Geschlecht ist sehr einfach zu merken. Da es immer nur zwei Möglichkeiten (m/w) gibt, solltest Du Dich für **eines** der beiden möglichen Geschlechter **entscheiden**. Das Geschlecht deiner Wahl musst du dann aber auch immer konsequent in das Merkbild einbauen. Das Andere kannst Du dann vernachlässigen. Wenn Du Dich also z.B. für die weibliche Seite entschieden hast, solltest Du immer, wenn der Patient weiblich ist, eine Frau in das Bild einfügen. Du solltest diese Frau dann richtig in Gedanken mit den anderen zugehörigen Objekten verknüpfen. Umgekehrt darf natürlich, wenn der Patient männlich ist, keine Frau in dem Phantasiebild sein. Oft wird das Geschlecht in Zusammenhang mit dem Alter gefragt.

```
11) Der ca. 70jährige Patient leidet
    an ...

(A) Knochenkrebs
(B) Herzversagen
(C) Herzinfarkt
(D) Allergie
(E) Karies
```

In diesem Beispiel gibt es zwei weibliche und nur einen, den gesuchten, männlichen Patienten in der Gruppe der 70-jährigen.

3.2.2 ALTER

Bei Fragen nach dem Alter fällt bei den Antwortmöglichkeiten (A) bis (E) in der Reproduktionsphase auf, dass sie in Reihenfolge und Alter den Altersgruppen in der Einprägephase entsprechen. Das bedeutet, dass Du Dir keinerlei Ziffern und Zahlen merken musst, da die korrekten Zahlen bei den Antwortmöglichkeiten aufgelistet sind.

```
15) Die Patientin mit der
    Rückgratverletzung ist ...

(A) ca. 18 Jahre
(B) ca. 22 Jahre
(C) ca. 35 Jahre
(D) ca. 50 Jahre
(E) ca. 70 Jahre
```

Es reicht also völlig, Dir die Reihenfolge der Gruppen zu merken bzw. die Zugehörigkeit der Patienten zu ihrer Gruppe. Um Dir Reihenfolgen zu merken, gibt es viele Möglichkeiten. Eine einfache Technik ist die **„Loci-Methode“** (lat. locus = „Platz“, Raum). Für diese Aufgabe genügt es, wenn Du Dir fünf Räume (weil es fünf Altersgruppen gibt) vorstellst. Die Räume sollten Dir gut vertraut sein (z.B. Dein eigenes Zuhause) und die Reihenfolge der Räume sollte immer die gleiche bleiben.

Sobald Du Dich auf fünf Räume festgelegt hast, kann es losgehen: Nun legst Du die Patienten-Phantasiebilder in Gedanken im jeweiligen Raum ab. Also die Patienten aus der 1. Gruppe in den 1. Raum, alle Patienten aus der 2. Gruppe in den 2. Raum, und so weiter. Angenommen es wird nach einem Patienten gefragt, den Du gedanklich im 3. Raum abgelegt hast, so entspricht das der 3. Altersgruppe und somit der 3. Antwortmöglichkeit, also Antwort (C).

Falls aber das Alter in der Frage selbst auftaucht, musst Du bei einer anderen Frage, bei der das Alter aufgelistet ist, nachschauen. Dann weißt Du welches Alter zu welcher Gruppe gehört und in welchem der Räume der Patient zu finden ist.

Zusammenfassung

- ✓ Jeder Patient wird also als Merkbild aus vier Objekten (Name, Beruf, Charaktereigenschaft und Diagnose) aufgebaut, mit oder ohne weiblicher Person.
- ✓ Anschließend wird der Patient in dem zugehörigen virtuellen Raum abgelegt
- ✓ Wiederhole nach drei Patienten die Merkbilder, verinnerliche Dir die Bilder innerhalb des dazugehörigen Raumes.
- ✓ Beginne mit der nächsten Patientengruppe und leg diese im nächsten Raum ab.

3.3 WEITERE BEARBEITUNGSTIPPS

TIPP! Es ist völlig ausreichend nur vierzehn der fünfzehn Patienten auswendig zu lernen. Wird nach dem Patienten gefragt, den Du weggelassen hast, kannst Du die Frage mit Hilfe des Ausschlussverfahrens lösen. Da in den Antwortmöglichkeiten nur Fakten vorkommen, die auch in der Einprägephase vorkamen, ist die gesuchte Antwort diejenige, die Du nicht zuordnen kannst.

TIPP! Für wiederkehrende Charaktereigenschaften kannst Du Dir eine Liste erstellen und dazu Bilder festlegen. So kannst Du Dir Zeit beim Erstellen der Bilder sparen.

TIPP! Auch in diesem Untertest gilt der Leitspruch: Repetitio est mater studiorum. Du solltest also nach dem Lernen einer Gruppe diese erst wiederholen, bevor Du zur nächsten Gruppe voran schreitest.

3.4 TRAININGSPENSUM UND -ANLEITUNG

Für Figuren und Fakten gilt hier im Prinzip das Gleiche. Als erstes solltest Du Dich mit einer Technik vertraut machen. Bis Du die Technik wirklich verstanden hast und auch richtig anwenden kannst, brauchst Du im Schnitt eine Woche. Die Strategie ist für Ungeübte sehr zeitaufwendig, daher sollte das Ganze **erst** einmal **ohne Zeitdruck** geschehen. Bald wirst Du merken, dass Du bei jedem Versuch schneller und effektiver wirst. Sobald Du Dich dann mit dem Umgang und den einzelnen Schritten der Techniken sicher fühlst, musst Du sie unter Zeitdruck anwenden. Du kannst Dir aber anfangs getrost mehr Zeit als vorgesehen geben. Dies ist für Ungeübte immer noch sehr schwer. Ein gutes Zeitfenster für Anfänger sind zehn Minuten für die Einprägephase. In der Reproduktionsphase gibt es meist keine Zeitprobleme, Du kannst Dich natürlich trotzdem auch hier langsam an den vorhergesehenen Zeitrahmen herantasten. Sobald Du Dich bei zehn Minuten sicher fühlst, solltest Du Dich steigern und Dir nur noch neun Minuten für die Einprägephase Zeit geben. Nach diesem Schema solltest Du Dich immer weiter steigern, Dir immer eine Minute weniger Zeit lassen, bis Du bei den gewünschten Zeiten (6 Min./Fakten und 4 Min./Figuren) angekommen bist und Dich sicher fühlst. Natürlich solltest Du die einstündige Pause zwischen Einpräge- und Reproduktionsphase einhalten und z.B. einen anderen Untertest üben. Wichtig ist, dass Du möglichst konstant trainierst, d.h. nicht mehr als jeweils eine Übung pro Tag und auch nicht weniger als vier Übungen pro Woche. Mit einem geringen Zeitaufwand von oft weniger als einer halben Stunde pro Übungstag, kannst Du bei den **beiden** Merkfähigkeitstests schon herausragende Verbesserungen erreichen.

Merkbox

- ✓ **Mit der Loci-Methode zu mehr Gedächtnispower.**
- ✓ **Beflügele Dein Gedächtnis mit Deiner Kreativität.**
- ✓ **Nutze den Eckentrick.**
- ✓ **Erstelle Dir einen Trainingsplan und trainiere möglichst konstant.**
- ✓ **Punktebringer! Auf diese Untertests besonders gut vorbereiten.**

AUFGABEN
EINPRÄGEPHASE

4 ÜBUNGSAUFGABEN

4.1 EINPRÄGEPHASE

4.1.1 FIGUREN LERNEN EINPRÄGEPHASE

Dieser Test prüft, wie gut Du dir Einzelheiten von Gegenständen, die Du mit dem Auge wahrnehmen, einprägen und merken kannst.

Es werden Dir 20 Figuren vorgegeben; ein Teil jeder Figur ist geschwärzt.

Beispiel:

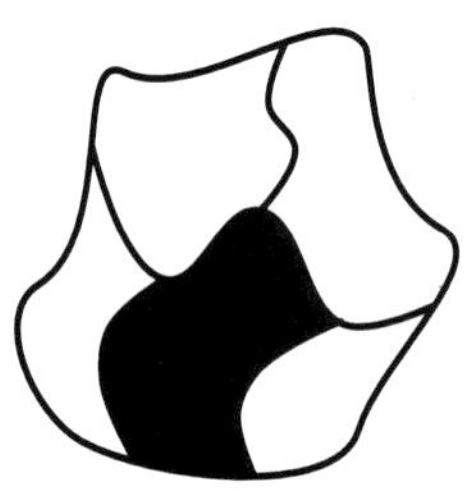

Die Figuren einschließlich der Lage der schwarzen Fläche sollst Du dir nun so einprägen, dass Du später angeben kannst, welcher Teil der Abbildung geschwärzt war.
Die Figuren werden dir jedoch in veränderter Reihenfolge vorgelegt.
Ein Beispiel für die Art, die der Du später abgefragt wirst:

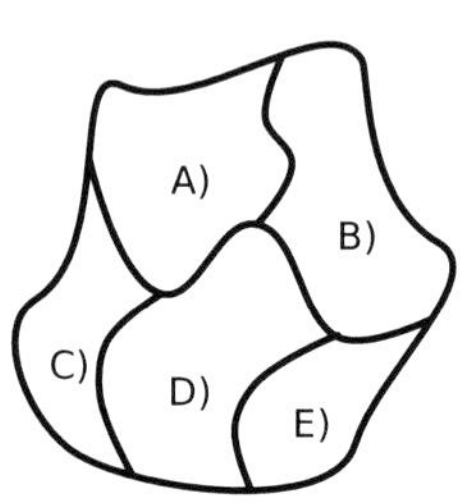

Die Lösung wäre (D).

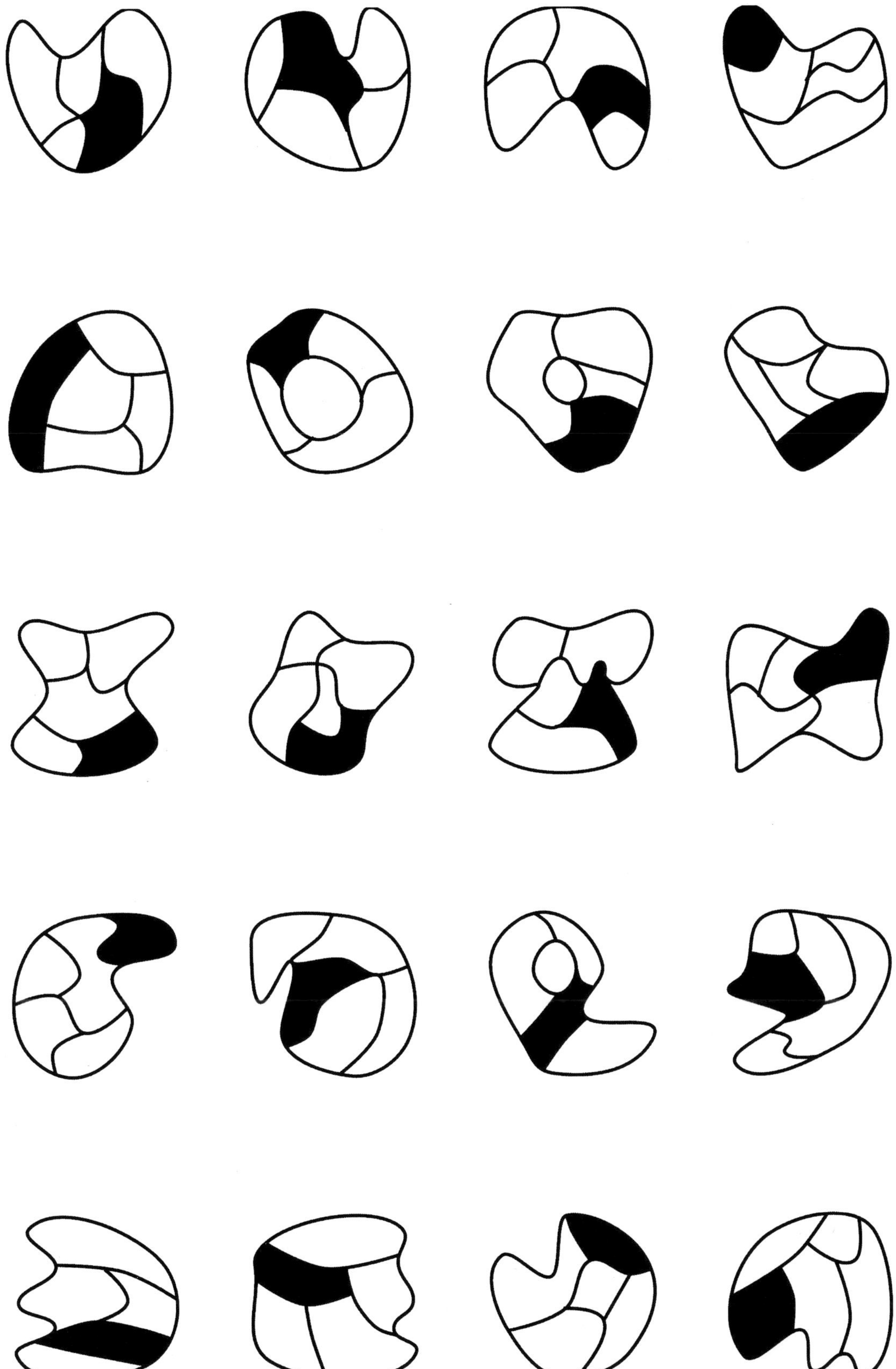

4.1.2 FAKTEN LERNEN EINPRÄGEPHASE

Der folgende Untertest soll prüfen, wie gut Du dir Fakten einprägen und merken kannst.

15 Patienten werden Dir vorgestellt; Du erfährst jeweils den Namen, die Altersgruppe, Beruf und Geschlecht, ein weiteres Beschreibungsmerkmal (z.B. Familienstand) sowie die Diagnose.

Ein Beispiel für eine derartige Fallbeschreibung:

```
Link:        ca. 20 Jahre,        Pizzabäcker, verärgert - Gipswechsel
```

Deine Aufgabe ist es nun, dir die Informationen über jede Person so einzuprägen, dass Du später Fragen nach Details beantworten kannst.

Eine solche Frage könnte lauten:

```
Der Patient mit dem Gipswechsel ist von Beruf...

(A) Staatsanwalt
(B) Lehrer
(C) Pizzabäcker
(D) Manager
(E) Tänzer
```

Die richtige Antwort wäre (C).

FAKTEN LERNEN 1 LERNZEIT 6 MINUTEN

Baum:	ca. 18 Jahre,	Zahnarzt, ledig - Karies
Strauch:	ca. 18 Jahre,	Arzt-Helferin, nervös - Mundgeruch
Waldner:	ca. 18 Jahre,	Kosmetikerin, überwiesen - Heiserkeit
Schwarzer:	ca. 22 Jahre,	Mechaniker, alleinerziehend - Hautausschlag
Brauner:	ca. 22 Jahre,	Lkw-Führerin, depressiv - Oberschenkelbruch
Dünkel:	ca. 22 Jahre,	Rennfahrer, verheiratet - Bandscheibenschäden
Metzger:	ca. 35 Jahre,	Fußballtrainer, ängstlich - Mittelohrentzündung
Backner:	ca. 35 Jahre,	Radsport-Profi, misstrauisch - Allergie
Kasner:	ca. 35 Jahre,	Masseuse, Notfall - Rückratverletzung
Vogel:	ca. 50 Jahre,	Schauspieler, wütend - Hodenkrebs
Bleibtreu:	ca. 50 Jahre,	Kameramann, ungestüm - Lungencarzinom
Katterfeldt	ca. 50 Jahre,	Hostess, Ambulanz - Nasenbluten
König:	ca. 70 Jahre,	technische Zeichnerin, pensioniert - Knochenkrebs
Kayser:	ca. 70 Jahre,	Statiker, kontaktarm - Herzversagen
Voigt:	a. 70 Jahre,	Feinmechanikerin, stupide - Herzinfarkt

FIGUREN LERNEN 2

LERNZEIT 4 MINUTEN

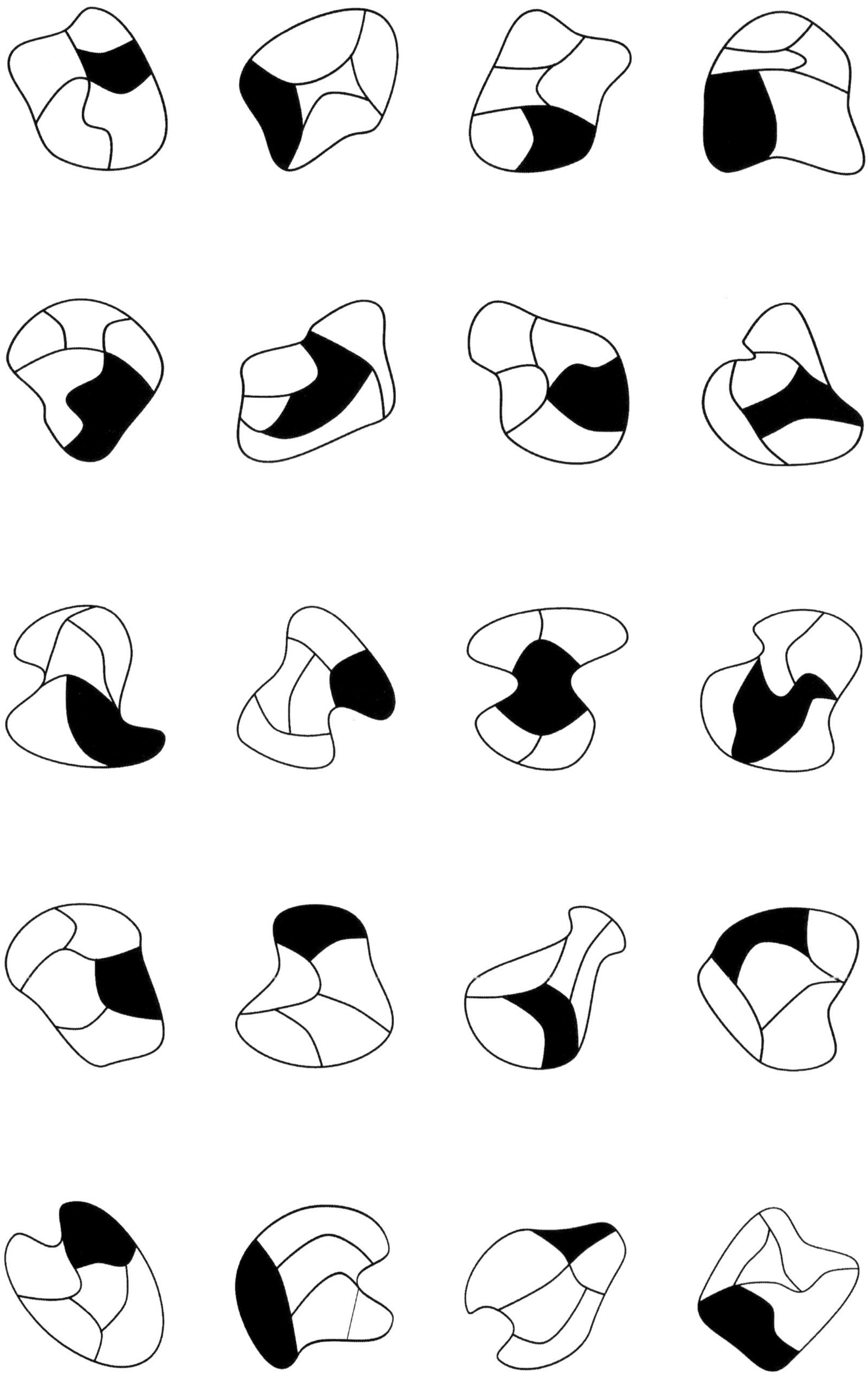

FAKTEN LERNEN 2

LERNZEIT 6 MINUTEN

Boxer:	ca. 22 Jahre,	Praktikantin, wütend - Herzrasen	
Läufer:	ca. 22 Jahre,	Sekretärin, schreckhaft - Synkopen	1°
Kicker:	ca. 22 Jahre,	Café-Besitzer, sauer - Radiusbruch	

Lächner:	ca. 25 Jahre,	Tierärztin, gereizt - Polytrauma	
Ernsd:	ca. 25 Jahre,	Zoowärter, Tagesklinik - Tuberkulose	2°
Freudig:	ca. 25 Jahre,	Tierzüchter, privat versichert - Reizhusten	

Martin:	ca. 35 Jahre,	Wachmann, selbstsicher - Unterschenkelbruch	
Peter:	ca. 35 Jahre,	Berufssoldatin, schüchtern - Herzrhythmusstörungen	
Hermann:	ca. 35 Jahre,	Jäger, Kassenpatient - Asthma	3°

Grüner:	ca. 45 Jahre,	Maler, sprunghaft - Lungenentzündung	
Blauer:	ca. 45 Jahre,	Galeristin, aufgeregt - Kopfschmerzen	4°
Weiß:	ca. 45 Jahre,	Museumswärter, aggressiv - Nasenbluten	

Hausner:	ca. 65 Jahre,	Managerin, betrunken - Darmkrebs	D Zimmer
Schlos:	ca. 65 Jahre,	Politiker, verwirrt - Wahnvorstellungen	Wohnung
Hofer:	ca. 65 Jahre,	Banker, lustig - Prostatakrebs	

FIGUREN LERNEN 3 — LERNZEIT 4 MINUTEN

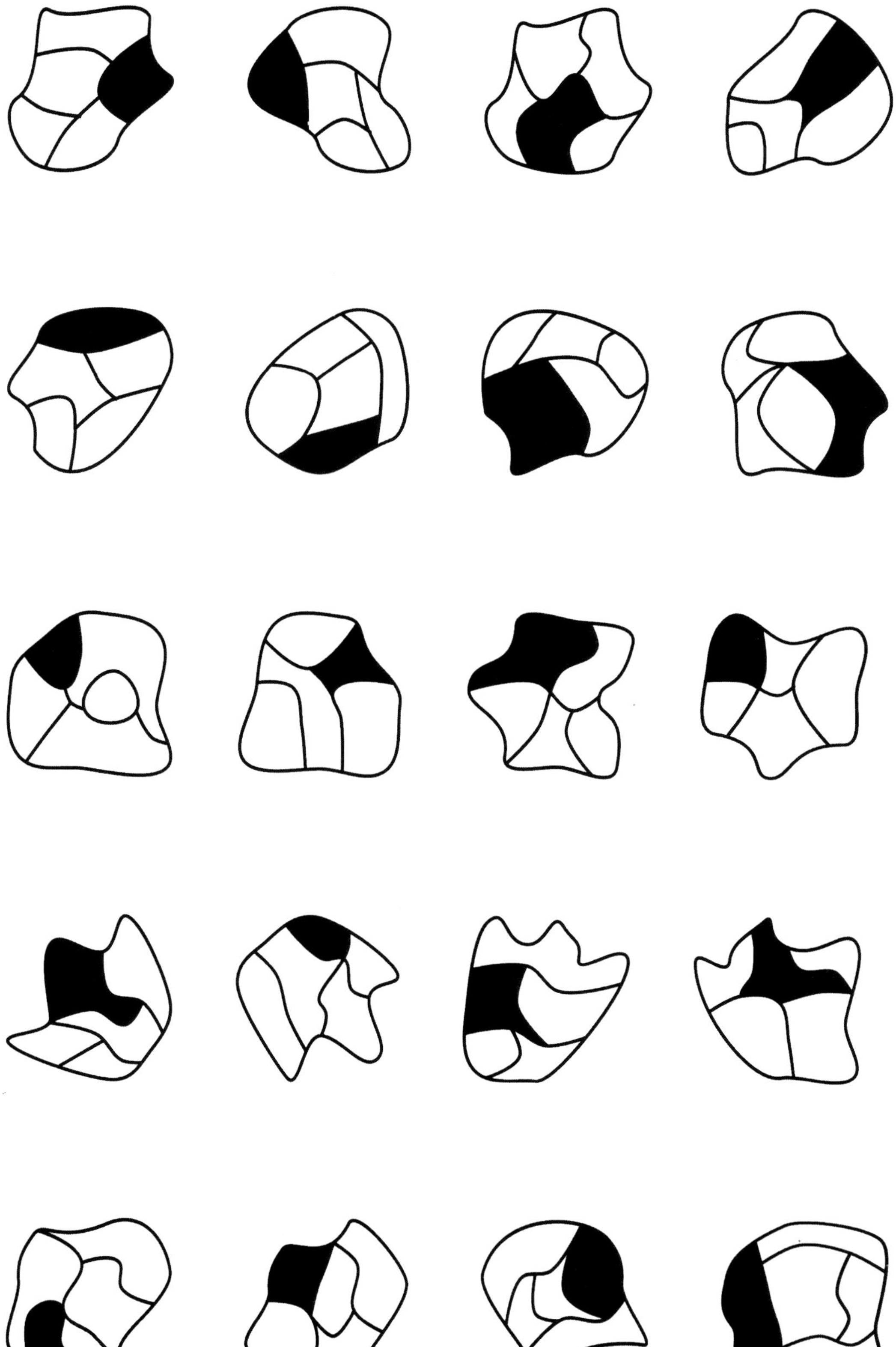

FAKTEN LERNEN 3

LERNZEIT 6 MINUTEN

Link:	ca. 20 Jahre,	Pizzabäcker, verärgert - Gipswechsel
Rechter:	ca. 20 Jahre,	Eisverkäuferin, amüsiert - Schwindel
Gerad:	ca. 20 Jahre,	Gondolieri, verrückt - Migräne
Graf:	ca. 25 Jahre,	Straßenmusikantin, witzig - Spannungskopfschmerz
Voigt:	ca. 25 Jahre,	Jongleur, schmerzfrei - Verbandwechsel
Kayser:	ca. 25 Jahre,	Bettler, nüchtern - Tinnitus
Füssner:	ca. 34 Jahre,	Rechtsanwältin, verheiratet - Polypen
Händli:	ca. 34 Jahre,	Richterin, geschieden - Dünndarmkrebs
Beinig:	ca. 34 Jahre,	Staatsanwalt, unzufrieden - Magenschmerzen
Schmidt:	ca. 44 Jahre,	Zauberer, psychotisch - Demenz
Mustermann:	ca. 44 Jahre,	Dompteur, stabil - Schürfwunde
Maier:	ca. 44 Jahre,	Tänzerin, unterhaltsam - Brustkrebs
Hitzig:	ca. 67 Jahre,	Manager, übergewichtig - Magenverkleinerung
Feucht:	ca. 67 Jahre,	Politikerin, aufdringlich - Brust-OP
Kühlig:	ca. 67 Jahre,	Banker, antriebslos - Burnout-Syndrom

FIGUREN LERNEN 4

LERNZEIT 4 MINUTEN

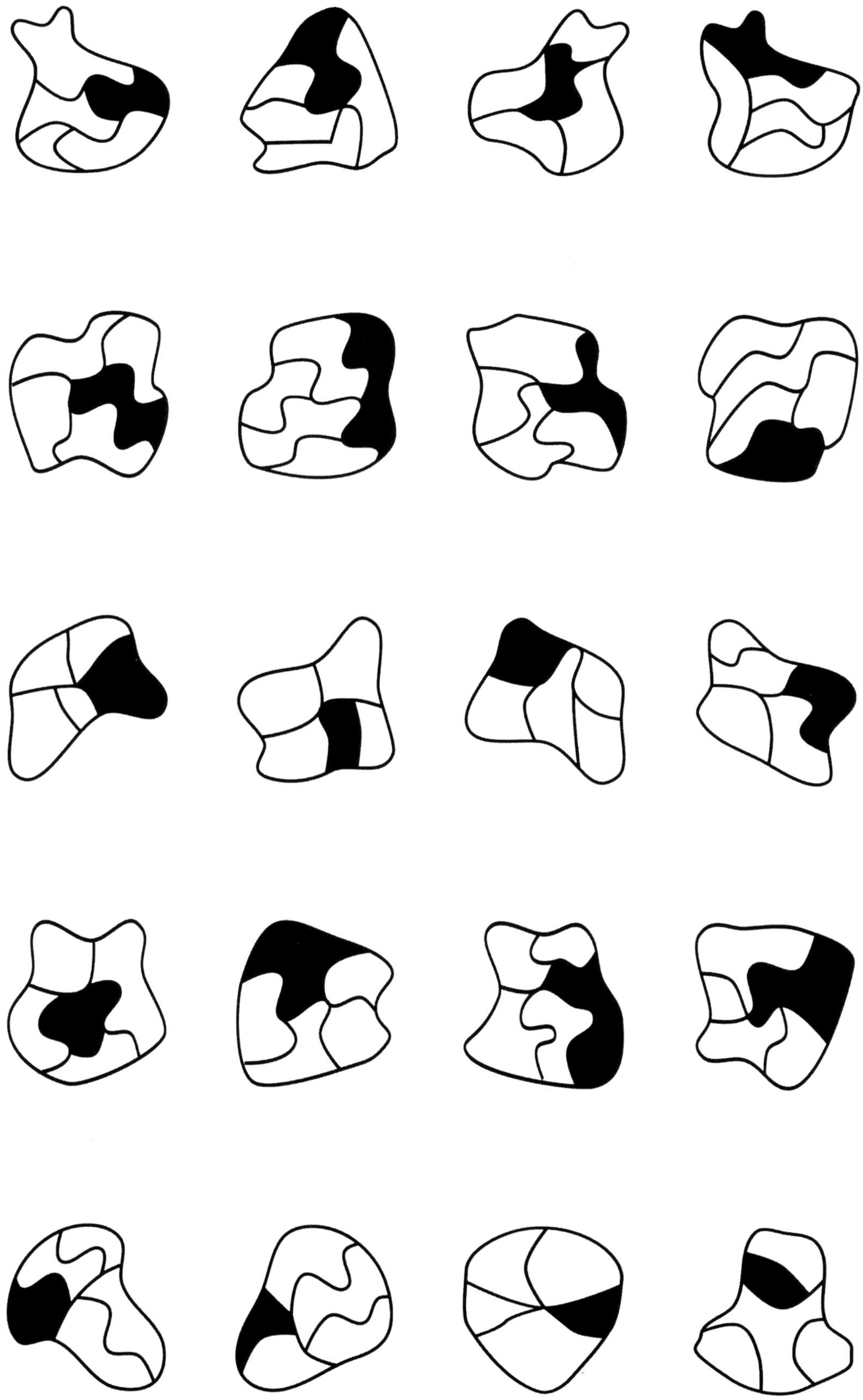

FAKTEN LERNEN 4

LERNZEIT 6 MINUTEN

Krone:	ca. 22 Jahre,	Köchin, abergläubisch - Nikotinabhängigkeit
Mantel:	ca. 22 Jahre,	Bäcker, ideenreich - Alkoholiker
Thronne:	ca. 22 Jahre,	Barkeeperin, ichbezogen - Beckenbruch
Heilig:	ca. 35 Jahre,	Landwirt, einseitig - Rückenschmerzen
Selig:	ca. 35 Jahre,	Forstwirtin, quirlig - Reizdarm
Fromm:	ca. 35 Jahre,	Weinbauer, ehrenhaft - Magenverstimmung
Apfel:	ca. 45 Jahre,	Galeristin, ehrgeizig - Oberschenkelbruch
Birner:	ca. 45 Jahre,	Journalist, intellektuell - Lungenkrebs
Pflaum:	ca. 45 Jahre,	Kolumnistin, ironisch - Osteoporose
Violet:	ca. 50 Jahre,	Lackierer, naiv - Hautausschlag
Grüne:	ca. 50 Jahre,	Mechatronikerin, selbstbewusst - Asthma
Blauer:	ca. 50 Jahre,	Schiffbauer, reizbar - Bluthochdruck
Wintermantl:	ca. 65 Jahre,	Botaniker, selbstsüchtig - Schlaganfall
Kleidig:	ca. 65 Jahre,	Archäologin, einsichtig - Adipositas
Hoser:	ca. 65 Jahre,	Hirte, kämpferisch - Spondylose

FIGUREN LERNEN 5

LERNZEIT 4 MINUTEN

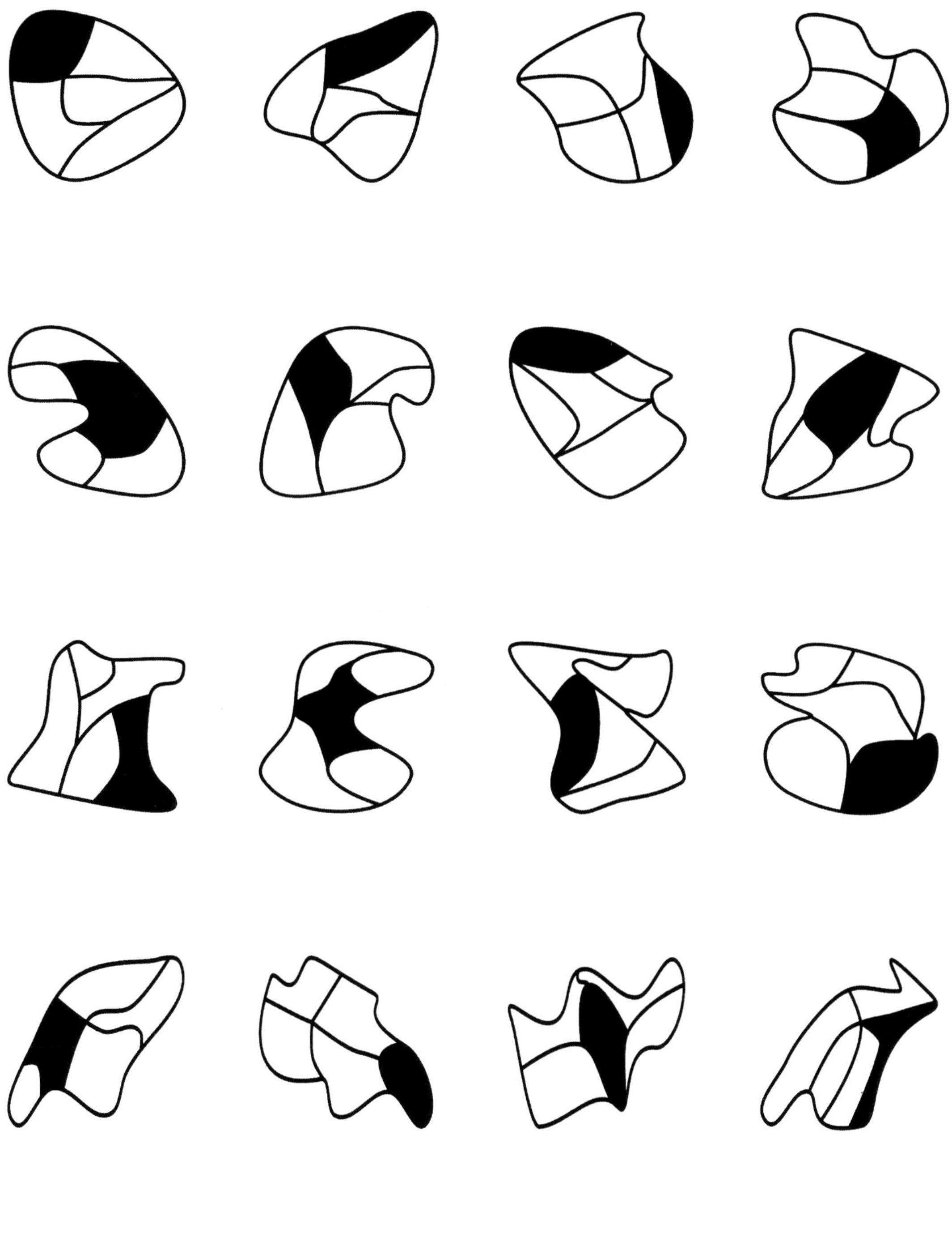

FAKTEN LERNEN 5

LERNZEIT 6 MINUTEN

Müller:	ca. 23 Jahre,	Fahrlehrerin, verbittert - Rückenschmerzen
Schmidt:	ca. 23 Jahre,	Golflehrer, verschwiegen - Vorhautverengung
Becker:	ca. 23 Jahre,	Tennistrainer, aufbrausend - Depressive Episode
Krause:	ca. 35 Jahre,	Biochemiker, ruhig - Bandscheibenvorfall
Glat:	ca. 35 Jahre,	Metallgestalterin, aufgeregt - Handgelenksschmerzen
Wellnig:	ca. 35 Jahre,	Weberin, durcheinander - Blasenentzündung
Krüger:	ca. 45 Jahre,	App-Entwicklerin, schlau - akute Bronchitis
Glass:	ca. 45 Jahre,	Game-Designer, übergewichtig - Diabetes
Bechner:	ca. 45 Jahre,	Informatiker, müde - Durchblutungsstörung
Peter:	ca. 55 Jahre,	Artistin, wütend - Bänderriss
Friedrich:	ca. 55 Jahre,	Tänzer, ängstlich - Grippe
Otto:	ca. 55 Jahre,	Choreograf, Intensivstation - Blasenkrebs
Stein:	ca. 70 Jahre,	Zoologin, pensioniert - Hautkrebs
Kiesel:	ca. 70 Jahre,	Biobauer, misstrauisch - Wundbrand
Ziegel:	ca. 70 Jahre,	Metzger, Ambulanz - Schwindelanfälle

FIGUREN LERNEN 6

LERNZEIT 4 MINUTEN

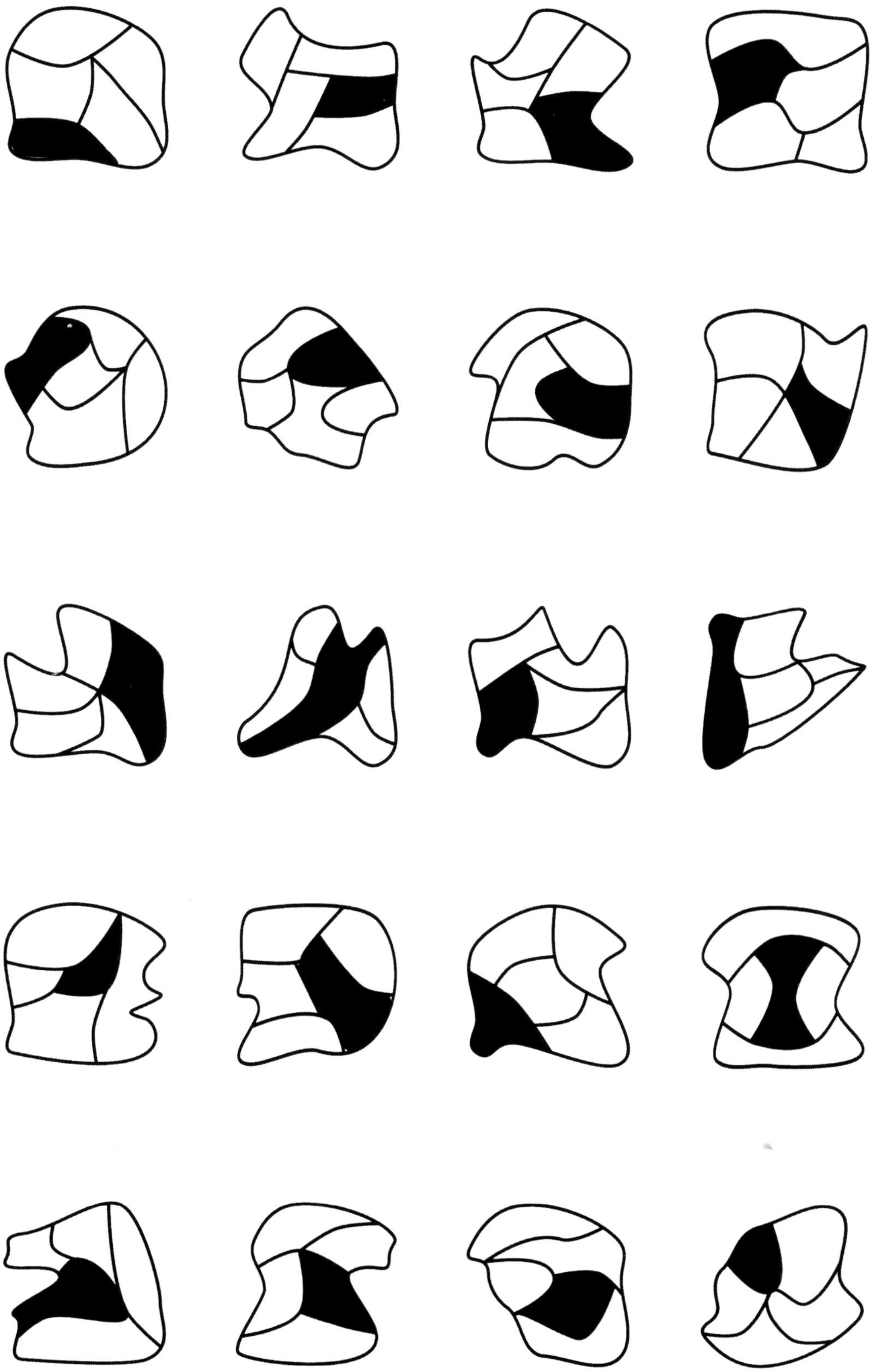

FAKTEN LERNEN 6

LERNZEIT 6 MINUTEN

Hut:	ca. 20 Jahre,	Tierarzt, nervös - Fieber
Helmer:	ca. 20 Jahre,	Reitlehrerin, selbstbewusst - Migräne
Mutz:	ca. 20 Jahre,	Viehhändler, aufgeregt - Bluthochdruck
Koch:	ca. 30 Jahre,	Krankenschwester, redelustig - Schlafstörungen
Kellner:	ca. 30 Jahre,	Assistenzarzt, elegant - Hypotonie
Gasteiger:	ca. 30 Jahre,	Sanitäter, altmodisch - Hämorrhoiden
Adolph:	ca. 40 Jahre,	Jurist, redegewandt - Bauchschmerzen
Himmler:	ca. 40 Jahre,	Sekretärin, hübsch - Durchfall
Goebble:	ca. 40 Jahre,	Richterin, überzeugend - Hautausschlag
Schwarz:	ca. 50 Jahre,	Blumenhändlerin, nervös - Allergie
Grüner:	ca. 50 Jahre,	Förster, muskulös - Rückenschmerzen
Blaus:	ca. 50 Jahre,	Gärtner, ausgeglichen - chronische Entzündung
Pfeiffer:	ca. 60 Jahre,	Frührentner, innovativ - Magenulkus
Schnalzer:	ca. 60 Jahre,	Detektiv, geheimnisvoll - Magenkrebs
Küssner:	ca. 60 Jahre,	Beamtin, faul - Verstopfung

FIGUREN LERNEN 7 LERNZEIT 4 MINUTEN

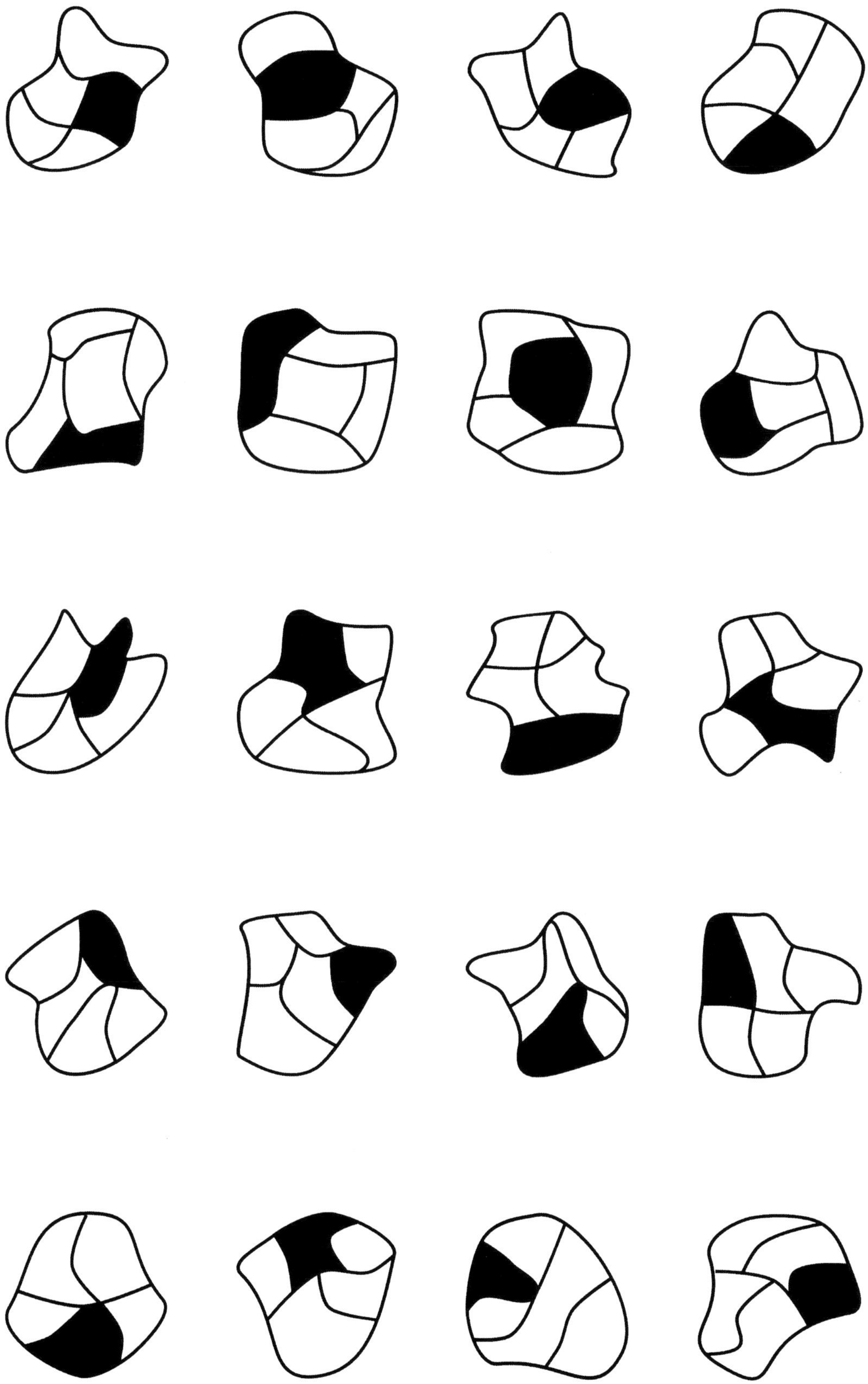

FAKTEN LERNEN 7 — LERNZEIT 6 MINUTEN

Blaurer:	ca. 22 Jahre,	Gärtner, ledig - Thrombose
Gelbner:	ca. 22 Jahre,	Briefträgerin, mollig - Hautkrebs
Roter:	ca. 22 Jahre,	Pizzabäcker, besserwisserisch - Bluthochdruck

Brot:	ca. 32 Jahre,	Lehrer, altklug - Raucherhusten
Backner:	ca. 32 Jahre,	Professor, Isolationszimmer - Tropeninfektion
Tort:	ca. 32 Jahre,	Studentin, neugierig - Pilzinfektion

Metzger:	ca. 45 Jahre,	Mechanikerin, gelangweilt - Darminfektion
Müller:	ca. 45 Jahre,	Mechatroniker, genervt - Psychose
Schmidt:	ca. 45 Jahre,	Lastwagenfahrer, müde - Sehschwäche

Wolpert:	ca. 55 Jahre,	Kellnerin, mager - Lungenkrebs
Tuchner:	ca. 55 Jahre,	Barmann, durcheinander - Alkoholentzug
Seider:	ca. 55 Jahre,	Koch, übergewichtig - Niereninsuffizienz

Schnell:	ca. 70 Jahre,	Plantagenbesitzer, vital - Platzwunde
Lahm:	ca. 70 Jahre,	Vermieterin, verwitwet - Alzheimer
Breitner:	ca. 70 Jahre,	Bankkaufmann, nicht ansprechbar - Schlaganfall

FIGUREN LERNEN 8 — LERNZEIT 4 MINUTEN

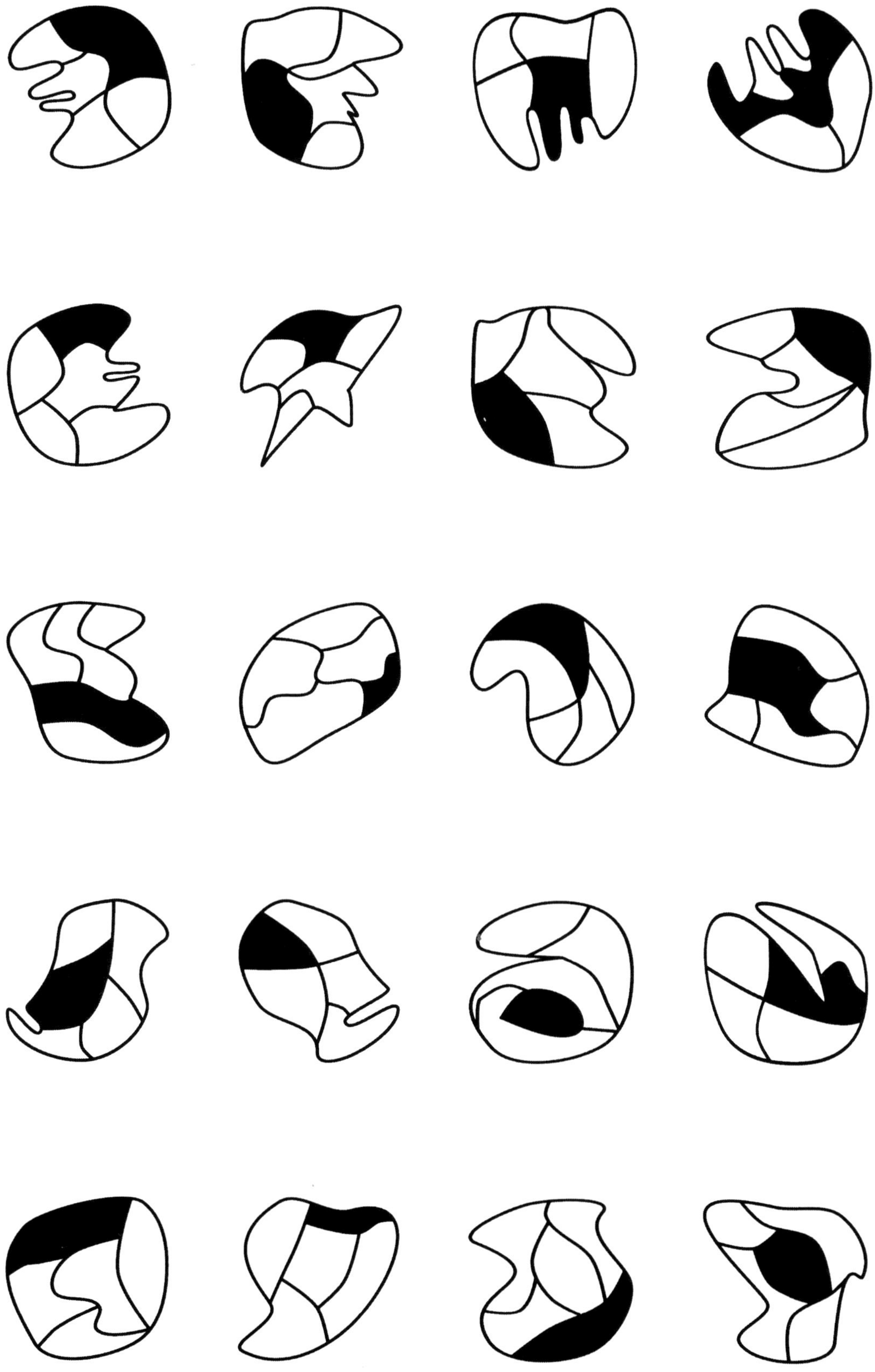

FAKTEN LERNEN 8 — LERNZEIT 6 MINUTEN

Richter:	ca. 22 Jahre,	Altenpflegerin, verbittert - Asthma bronchiale
Henker:	ca. 22 Jahre,	Diätologe, kindlich - Neurodermitis
Galger:	ca. 22 Jahre,	Musiktherapeut, ruhig - Haarausfall
Wolf:	ca. 33 Jahre,	Botaniker, verbissen - Knieschmerzen
Schaf:	ca. 33 Jahre,	Landschaftsgärtnerin, ängstlich - Nasenbeinbruch
Fuchs:	ca. 33 Jahre,	Winzer, betrunken - Krampfadern
Lorenz:	ca. 45 Jahre,	Schilehrerin, gemütlich - Harnsteine
Simon:	ca. 45 Jahre,	Liftwart, aufgewühlt - Gallenstein
Ludwig:	ca. 45 Jahre,	Bergführer, sportlich - Leberzirrhose
Winter:	ca. 55 Jahre,	Atomphysiker, intelligent - Gehirntumor
Sommer:	ca. 55 Jahre,	Patentanwältin, mollig - Zungenkrebs
Herbst:	ca. 55 Jahre,	Ingenieur, gutaussehend - Nasenbluten
Schwab:	ca. 65 Jahre,	Saunawart, frech - bakterielle Entzündung
Böhm:	ca. 65 Jahre,	Fußpflegerin, traurig - viraler Infekt
Frank:	ca. 65 Jahre,	Masseurin, Notfall - Trümmerbruch

FIGUREN LERNEN 9 LERNZEIT 4 MINUTEN

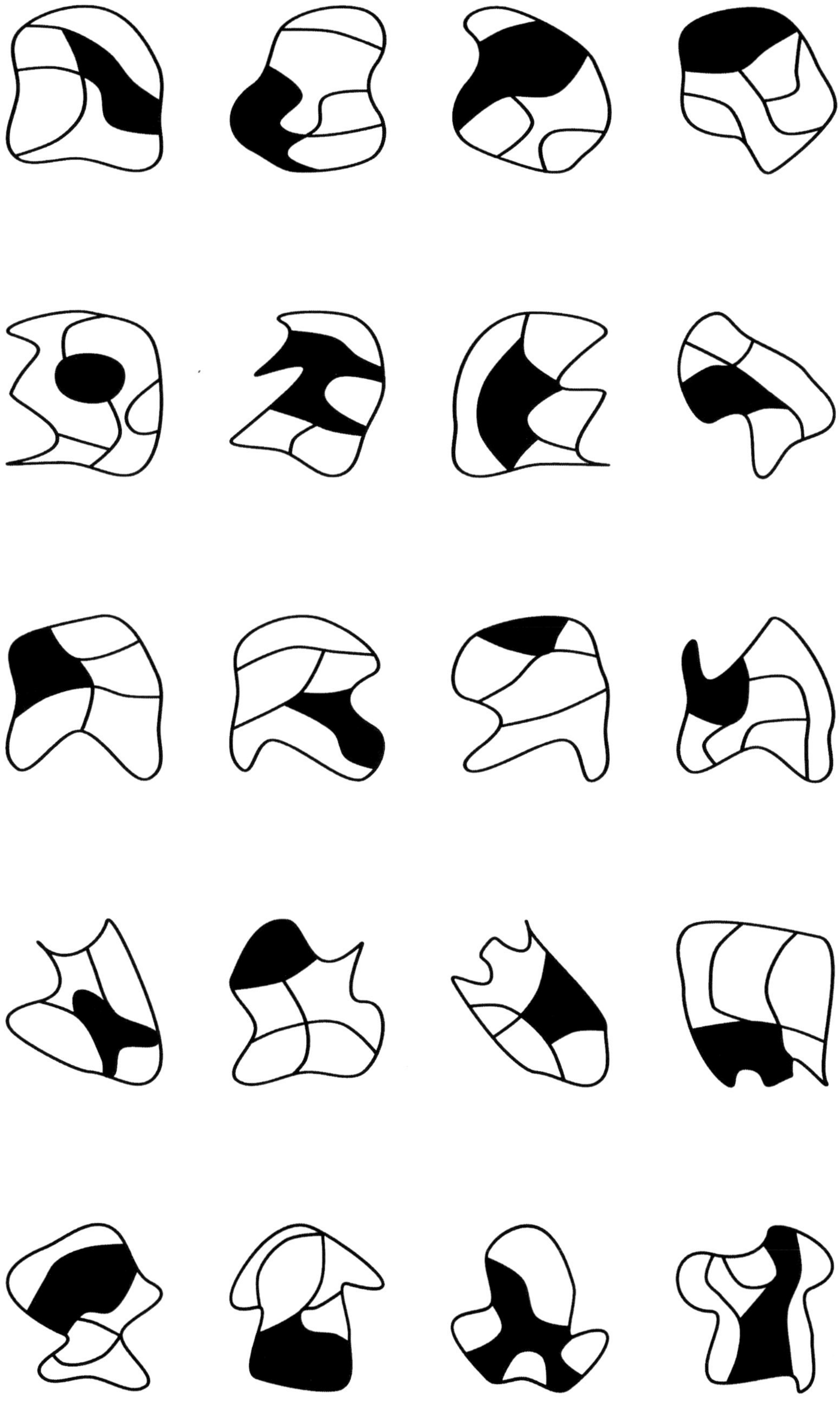

FAKTEN LERNEN 9

LERNZEIT 6 MINUTEN

Gelber:	ca. 18 Jahre,	Kulturtechniker, sachlich - Bänderriss
Grüner:	ca. 18 Jahre,	Verkehrsplaner, kaltschnäuzig - Platzwunde
Blau:	ca. 18 Jahre,	Raumplanerin, schlau - Verbrennung
Bauer:	ca. 25 Jahre,	Außendienstler, kinderlieb - Schürfwunde
Schäfer:	ca. 25 Jahre,	Verkäuferin, scheu - Prellung
Hirte:	ca. 25 Jahre,	Beraterin, fies - Durchfallerkrankung
Wagner:	ca. 30 Jahre,	Kunststofftechnikerin, kleingeistig - Viruserkrankung
Mozart:	ca. 30 Jahre,	Chemielabortechniker, kindisch - Übelkeit
Schubert:	ca. 30 Jahre,	Verbundstofftechniker, klug - Alkoholabusus
Neumann:	ca. 40 Jahre,	Profisportler, faul - Impotenz
Lange:	ca. 40 Jahre,	Sportbetreuerin, abgestumpft - Inkontinenz
Hartmann:	ca. 40 Jahre,	Sportarzt, fleißig - Gehörsturz
König:	ca. 70 Jahre,	Amtsgehilfin, blind - Rippenbruch
Kayser:	ca. 70 Jahre,	Jurist, schwerhörig - Darminfekt
Adel:	ca. 70 Jahre,	Rechtswissenschaftler, gemächlich - Diabetes-Fuß

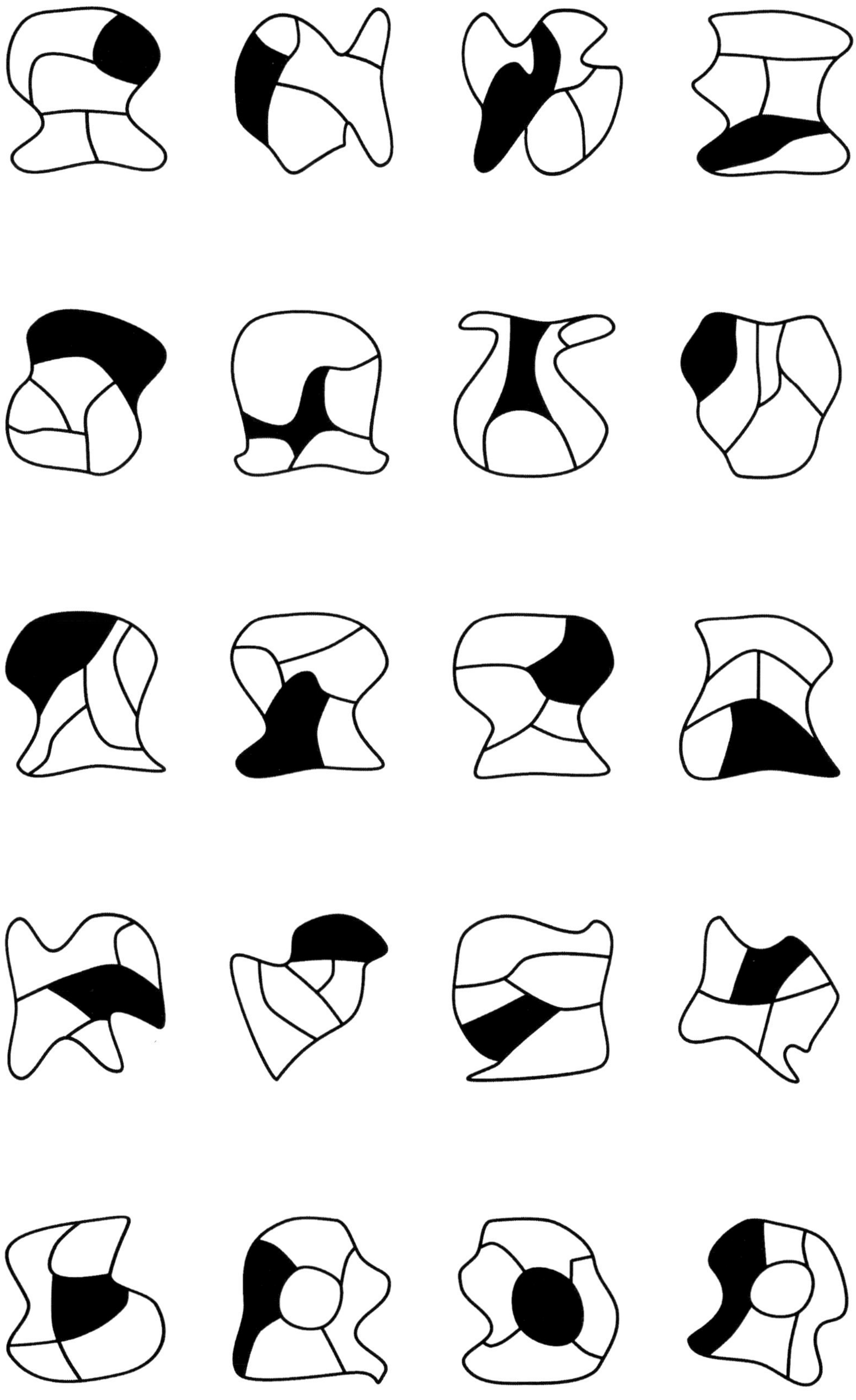

FAKTEN LERNEN 10 — LERNZEIT 6 MINUTEN

Zimmermann:	ca. 25 Jahre,	Bäckerin, sanft - Schielen
Raumer:	ca. 25 Jahre,	Buchbinder, angenehm - Rückenschmerzen
Sallig:	ca. 25 Jahre,	Fassbinderin, feminin - Adipositas
Berger:	ca. 30 Jahre,	Möbelmonteur, angeberisch - Fremdkörper im Auge
Felsig:	ca. 30 Jahre,	Restauratorin, verrückt - Akne
Stein:	ca. 30 Jahre,	Holzdesigner, väterlich - Kniearthrose
Sauer:	ca. 45 Jahre,	Vergolder, verklemmt - Bauchschmerzen
Süß:	ca. 45 Jahre,	Lackierer, sanftmütig - Sehschwäche
Salzig:	ca. 45 Jahre,	Tätowiererin, freundlich - Hämorrhoiden
Schreiber:	ca. 65 Jahre,	Apothekerin, kindlich - Migräne
Drucker:	ca. 65 Jahre,	Ergotherapeut, schweigsam - Phobische Störung
Stifter:	ca. 65 Jahre,	Facharzt, schöngeistig - Schulterläsion
Dietrich:	ca. 80 Jahre,	Filmaufnahmeleiter,verschroben - Entzündung des Auges
Schlüssel:	ca. 80 Jahre,	Kostümbildnerin, schreckhaft - Osteoporose
Schloß:	ca. 80 Jahre,	Komponist, vergesslich - Fraktur des Unterarmes

FIGUREN LERNEN 11 LERNZEIT 4 MINUTEN

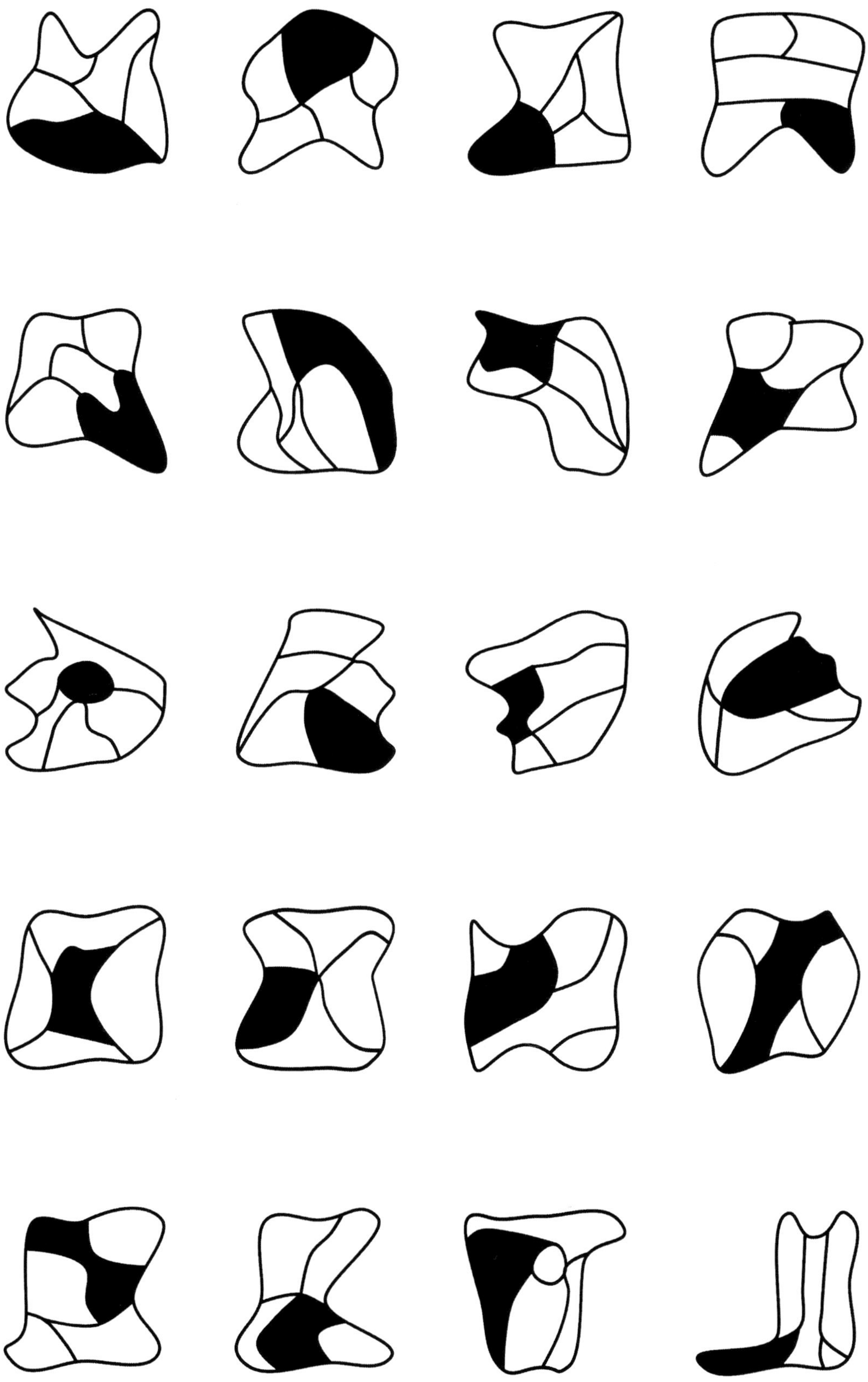

FAKTEN LERNEN 11 LERNZEIT 6 MINUTEN

Vogel:	ca. 20 Jahre,	Intendantin, abergläubisch - Mandelentzündung
Mauser:	ca. 20 Jahre,	Regisseur, feindselig - Lungenentzündung
Ross:	ca. 20 Jahre,	Schauspieler, behaart - Husten
Gelb:	ca. 25 Jahre,	Zoowärter, gewieft - Epilepsie
Roser:	ca. 25 Jahre,	Dompteur, fordernd - Kniescheibenbruch
Grünne:	ca. 25 Jahre,	Tierärztin, flexibel - Wirbelgleiten
Wollpert:	ca. 30 Jahre,	Automechaniker, großspurig - Schwindel und Taumel
Fell:	ca. 30 Jahre,	Rennfahrerin, freundlich - Schizophrenie
Seider:	ca. 30 Jahre,	Streckenwart, frustriert - Gelenkentzündung
Lippe:	ca. 40 Jahre,	Schulbusfahrerin, abgedreht - Blasenentzündung
Hahr:	ca. 40 Jahre,	LKW-Fahrer, exzentrisch - Herzinfarkt
Fuß:	ca. 40 Jahre,	Chauffeur, Notfall - Schädelbasisbruch
Thomas:	ca. 66 Jahre,	Pfarrer, auf Warteliste - Lebertransplantation
Jürgens:	ca. 66 Jahre,	Orgelspielerin, folgsam - Bandscheibenschäden
Petermann:	ca. 66 Jahre,	Kardinal, sanftmütig - vaskuläre Demenz

FIGUREN LERNEN 12

LERNZEIT 4 MINUTEN

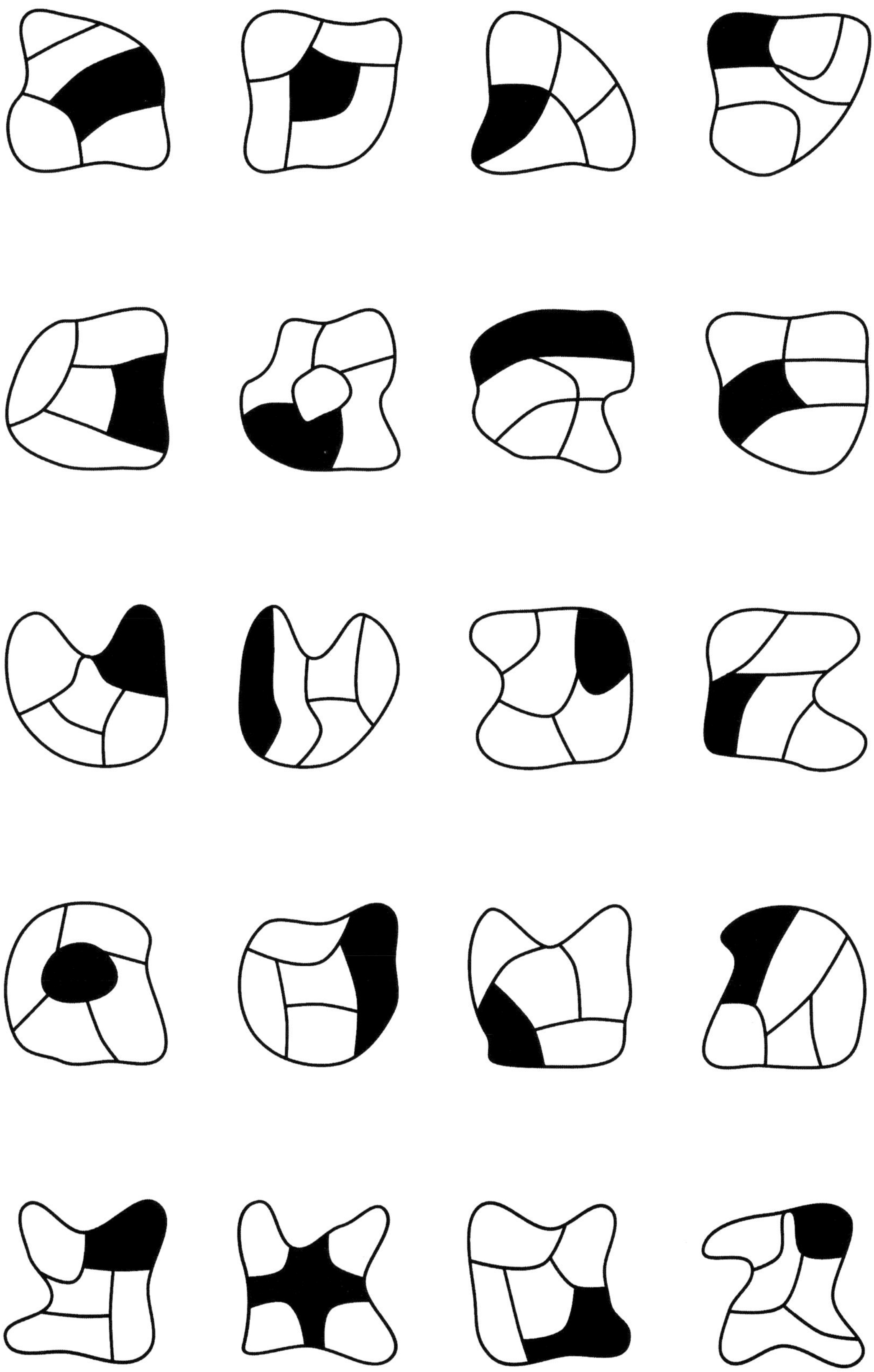

Sailer:	ca. 21 Jahre,	Tierpflegerin, verständnislos - Pilzinfektion
Bänder:	ca. 21 Jahre,	Milchbauer, verantwortungslos - Kopfschmerzen
Schnur:	ca. 21 Jahre,	Hundedresseur, rebellisch - Fieber
Kurtz:	ca. 35 Jahre,	Erzieherin, redelustig - Übelkeit
Lang:	ca. 35 Jahre,	Grundschullehrer, klug - Ausschlag
Wehniger:	ca. 35 Jahre,	Hausfrau, religiös - Erkältungsschnupfen
Pohl:	ca. 45 Jahre,	Marktschreier, kindisch - Schlafstörung
Finne:	ca. 45 Jahre,	Obsthändler, faul - Angststörung
Deutsch:	ca. 45 Jahre,	Bäuerin, abwertend - Rundrücken
Busch:	ca. 55 Jahre,	Bergführer, sportlich - Gelenksentzündungen
Baum:	ca. 55 Jahre,	Hundestaffelführer, aggressiv - Parkinson-Syndrom
Grasser:	ca. 55 Jahre,	Hubschrauberpilotin, ängstlich - Herzinfarkt
Braun:	ca. 67 Jahre,	Pizzabäcker, konservativ - Persönlichkeitsstörung
Weiß:	ca. 67 Jahre,	Lebensmittelkontrolleur, still - Lungenembolie
Roth:	ca. 67 Jahre,	Kellnerin, lebensfroh - Lungentumor

FIGUREN LERNEN 13 LERNZEIT 4 MINUTEN

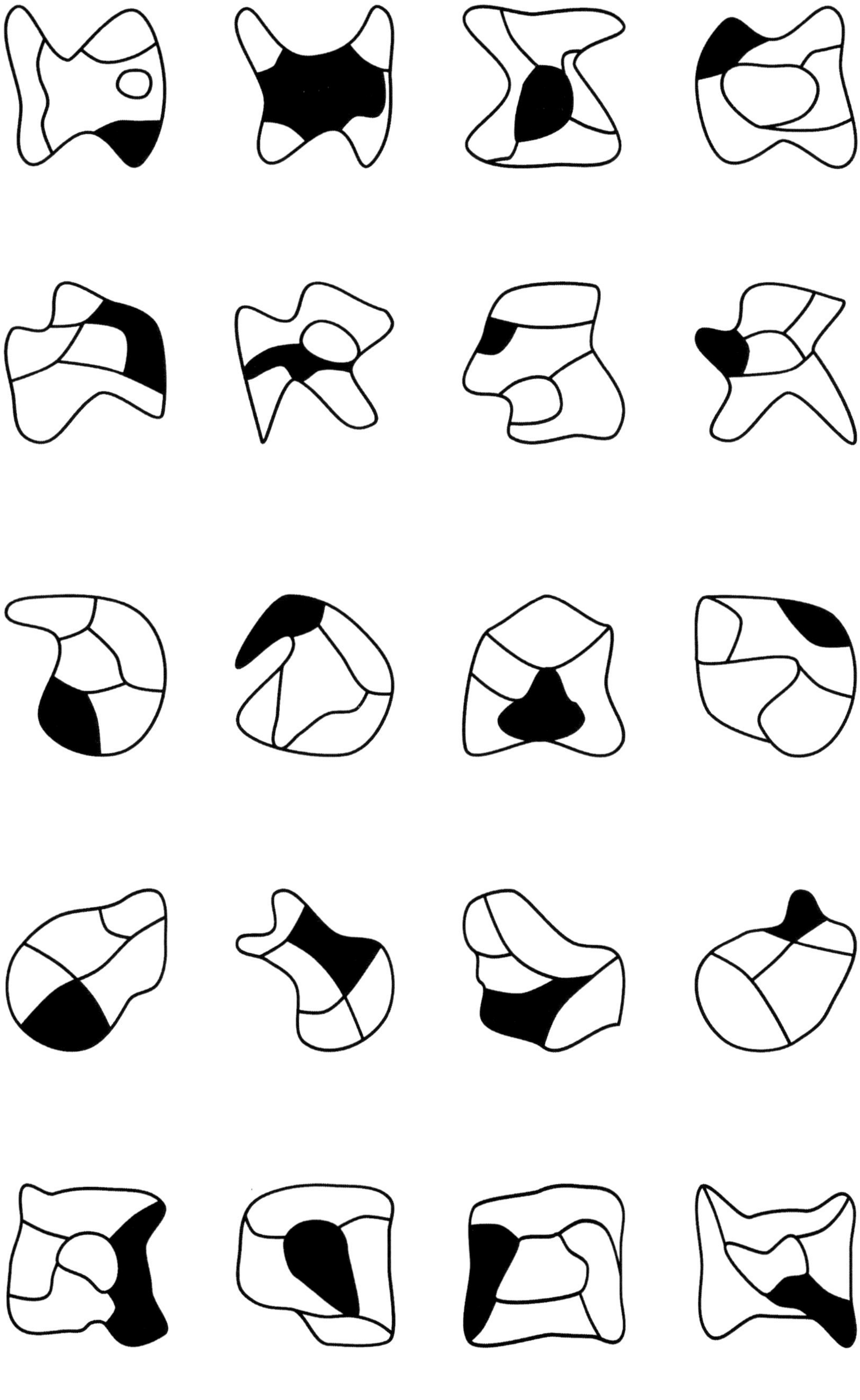

FAKTEN LERNEN 13 — LERNZEIT 6 MINUTEN

Pfeffer:	ca. 23 Jahre,	Bademeister, ahnungslos - Warzen
Salzer:	ca. 23 Jahre,	Zeitungsjunge, reizbar - Akne
Süß:	ca. 23 Jahre,	Kellnerin, verklemmt - Mandelentzündung
Groß:	ca. 33 Jahre,	Matrose, schüchtern - Hühneraugen
Klein:	ca. 33 Jahre,	Kapitän, lebensfroh - Haarausfall
Hoch:	ca. 33 Jahre,	Kajütenköchin, launisch - Angina pectoris
Schnee:	ca. 43 Jahre,	Architektin, geizig - Hypotonie
Flocke:	ca. 43 Jahre,	Statiker, ausgelassen - Husten
Schauer:	ca. 43 Jahre,	Maurer, gelassen - Herzrhythmusstörung
Gast:	ca. 65 Jahre,	Spengler, bedürfnislos - Augenentzündung
Zimmer:	ca. 65 Jahre,	Dachdeckerin, gewissenhaft - Ohrentzündung
Urlaub:	ca. 65 Jahre,	Kranführer, maßlos - Herzinfarkt
Schröder:	ca. 70 Jahre,	Journalist, zufrieden - Alzheimer-Krankheit
Kohl:	ca. 70 Jahre,	Künstler, vulgär - Hirninfarkt
Merkel:	ca. 70 Jahre,	Galeristin, sarkastisch - Herzversagen

FIGUREN LERNEN 14

LERNZEIT 4 MINUTEN

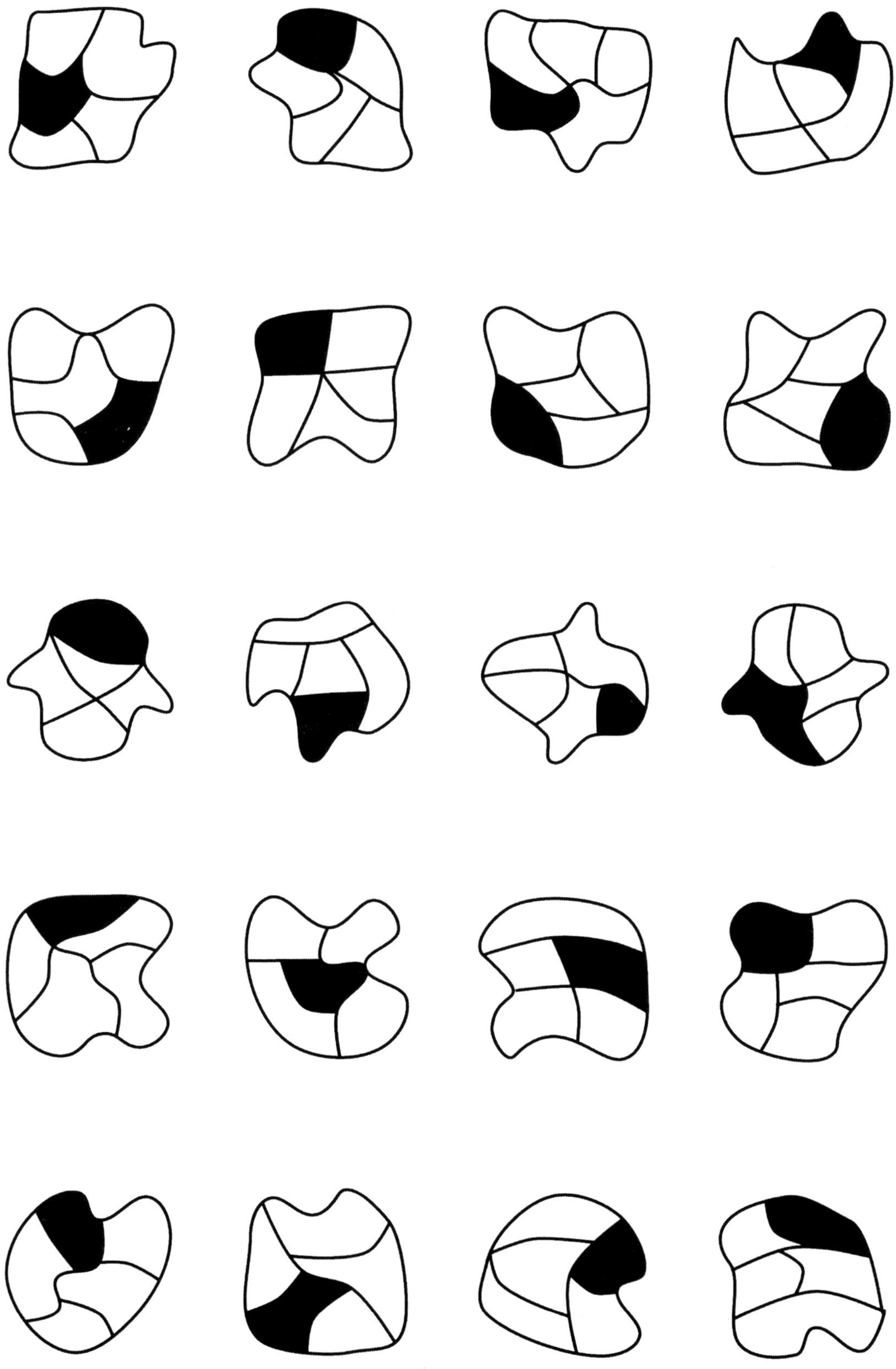

FAKTEN LERNEN 14

LERNZEIT 6 MINUTEN

Handschuh:	ca. 25 Jahre,	Ernährungsberater, wagemutig - Mundgeruch
Helmer:	ca. 25 Jahre,	Küchengehilfe, garstig - Tuberkulose
Hoser:	ca. 25 Jahre,	Diätologin, aufbrausend - Lungenentzündung
Winkler:	ca. 30 Jahre,	Drucker, gefühlskalt - Polypen
Ecke:	ca. 30 Jahre,	Papierhersteller, herrisch - Heroinintoxikation
Nische:	ca. 30 Jahre,	Copyshopbesitzerin, willenlos - Bewusstseinsverlust
Freud:	ca. 37 Jahre,	Schriftstellerin, zartbesaitet - Hepatitis
Glück:	ca. 37 Jahre,	Verlagslektorin, bedacht - Gallensteine
Frohsinn:	ca. 37 Jahre,	Dolmetscher, locker - Leberzirrhose
Vogel:	ca. 45 Jahre,	Bildhauer, zäh - Kammerflattern
Schaf:	ca. 45 Jahre,	Dekorateurin, skeptisch - Dehydratation
Wolf:	ca. 45 Jahre,	Grafiker, smart - Lebertumor
Brücker:	ca. 65 Jahre,	Devisenhändler, gespannt - akutes Lungenversagen
Flüssner:	ca. 65 Jahre,	Einkäuferin, hilfsbereit - Vorhofflimmern
Bächling:	ca. 65 Jahre,	Schatzmeister, boshaft - Tumor der Gallenblase

FIGUREN LERNEN 15 LERNZEIT 4 MINUTEN

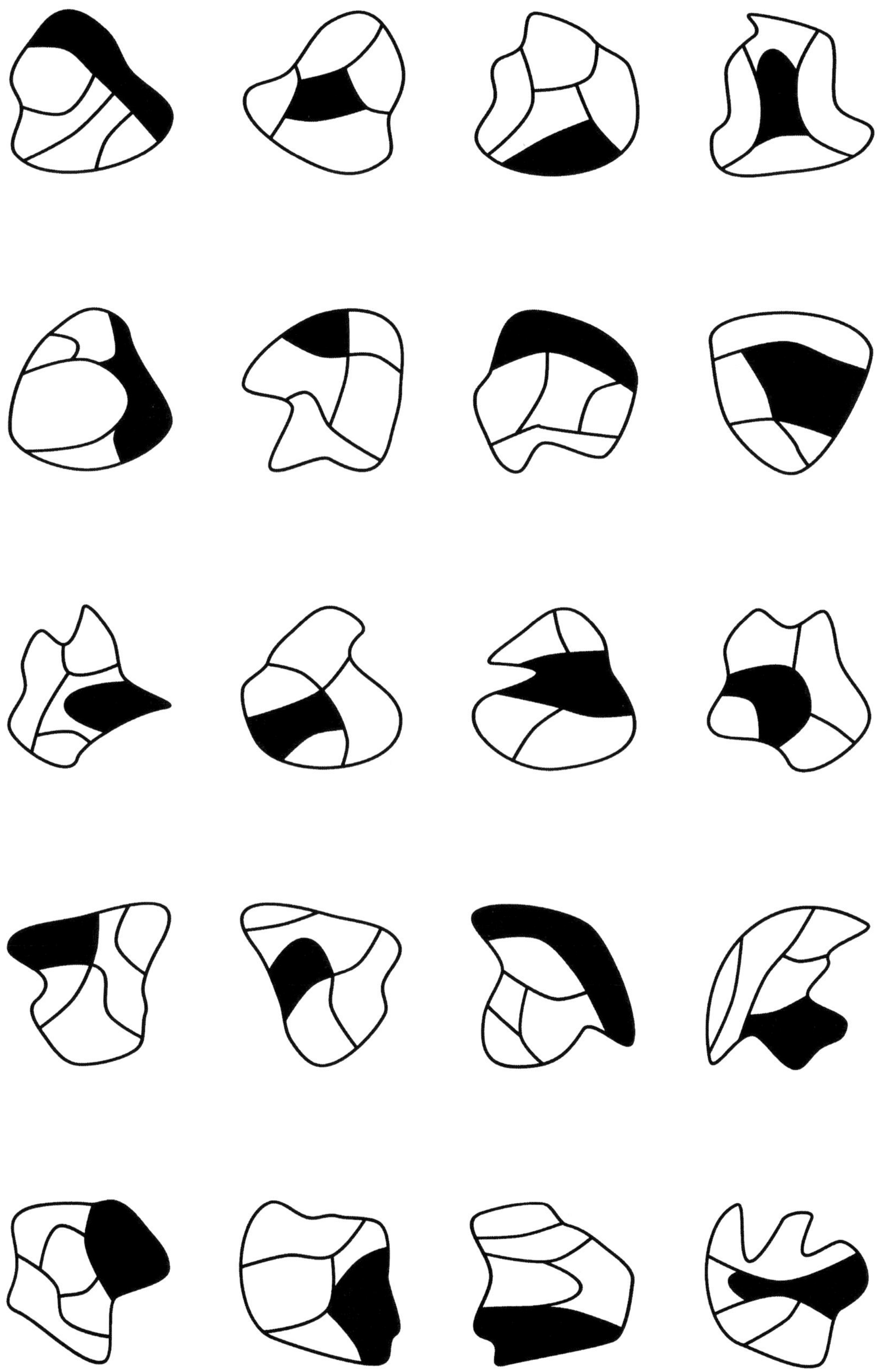

FAKTEN LERNEN 15

LERNZEIT 6 MINUTEN

Stahl:	ca. 25 Jahre,	Maschinenführer, religiös - Alkoholvergiftung
Krupp:	ca. 25 Jahre,	Ingenieur, sachlich - Schädel-Hirn-Trauma
Eisner:	ca. 25 Jahre,	Schichtleiterin, vegetarisch - unterernährt
Graf:	ca. 35 Jahre,	Goldschmied, scheinheilig - Pusteln
Adel:	ca. 35 Jahre,	Juwelier, zuversichtlich - Hodentumor
Herzog:	ca. 35 Jahre,	Minenarbeiterin, sportlich - Prellung
Wiener:	ca. 45 Jahre,	Restaurator, kommunikativ - Nasenbluten
Bozner:	ca. 45 Jahre,	Schirmmacherin, empfindlich - Unterkieferbruch
Tölz:	ca. 45 Jahre,	Tischlerin, geschieden - Muskelfaserriss
Waldmann:	ca. 60 Jahre,	Zeichner, Aufwach-Station - Blinddarm-OP
Rathmann:	ca. 60 Jahre,	Tätowiererin, engstirnig - Gicht
Herrmann:	ca. 60 Jahre,	Architekt, entschlossen - Sehschwäche
Müller:	ca. 65 Jahre,	Verkäufer, eitel - Nasenbeinbruch
Schmied:	ca. 65 Jahre,	Firmenbesitzer, Endstadium - Lungen-Metastasen
Bauer:	ca. 65 Jahre,	Arzt, humorlos - Grippe

FIGUREN LERNEN 16

LERNZEIT 4 MINUTEN

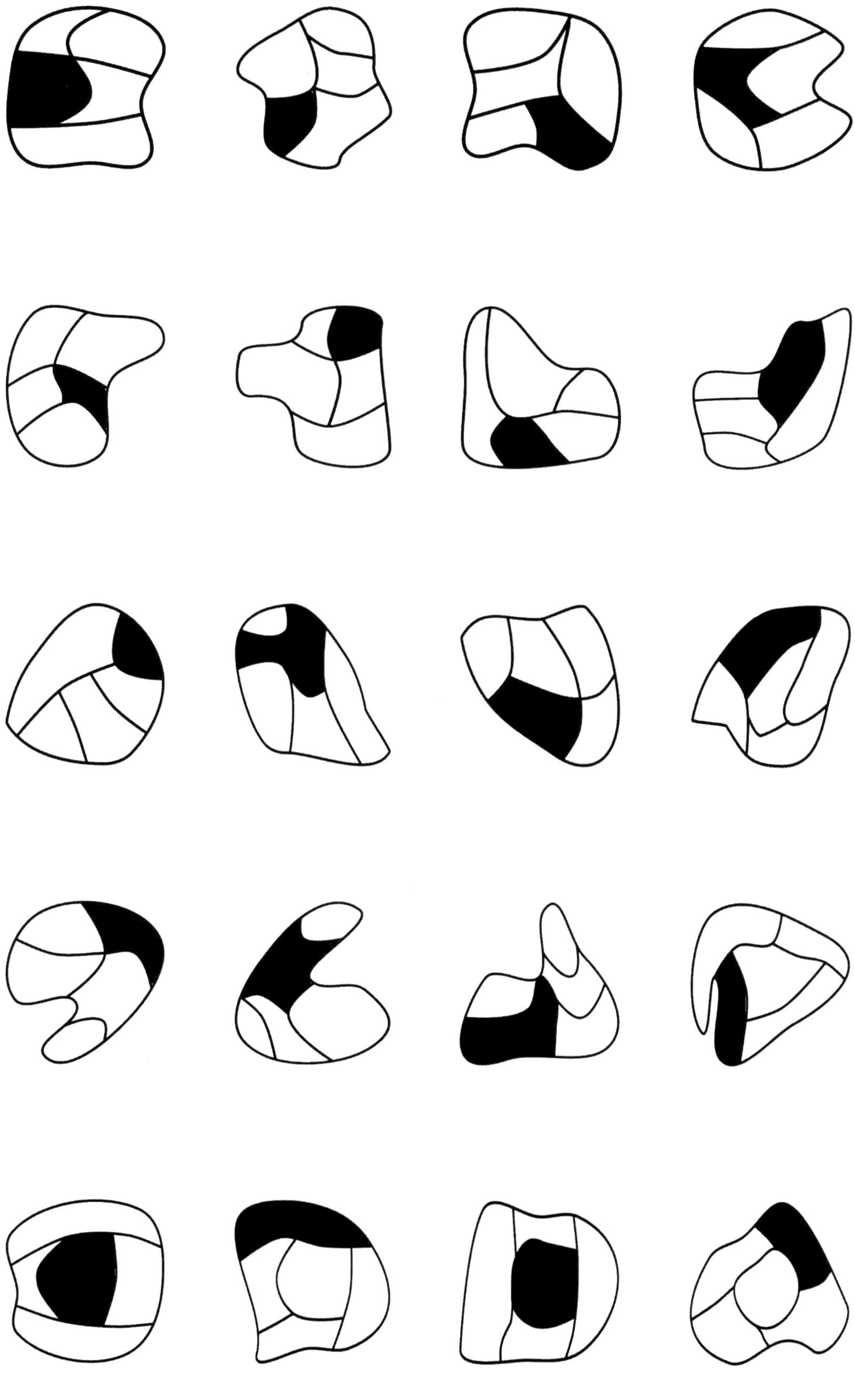

FAKTEN LERNEN 16 LERNZEIT 6 MINUTEN

Käfer:	ca. 26 Jahre,	Polizistin, unausgeglichen - Schwindel
Fuchs:	ca. 26 Jahre,	Feuerwehrmann, furchtlos - Hirnhautentzündung
Vogel:	ca. 26 Jahre,	Straßenkehrer, argwöhnisch - formale Denkstörung
Kreuzer:	ca. 36 Jahre,	Optiker, aufbrausend - Hörsturz
Heilig:	ca. 36 Jahre,	Augenärztin, gehorsam - Hautausschlag
Krist:	ca. 36 Jahre,	Blindenführer, frech - Knieschmerzen
Hitzig:	ca. 42 Jahre,	Pilotin, freundlich - Alkoholismus
Kalter:	ca. 42 Jahre,	Busfahrer, Notfall - Koma
Voicht:	ca. 42 Jahre,	Zugführer, glücklich - Wirbelgleiten
Zaar:	ca. 52 Jahre,	Reiseleiter, bedürfnislos - Halswirbelverletzung
Lordt:	ca. 52 Jahre,	Animateur, griesgrämig - Schwerhörigkeit
Herzog:	ca. 52 Jahre,	Touristikfachangestellte, bedrückt - Keuchhusten
Ballack:	ca. 62 Jahre,	Frührentnerin, kumpelhaft - Gedächtnislücken
Wiese:	ca. 62 Jahre,	Beamter, stabil - Schleudertrauma
Torh:	ca. 62 Jahre,	Invalide, kontaktfreudig - AIDS

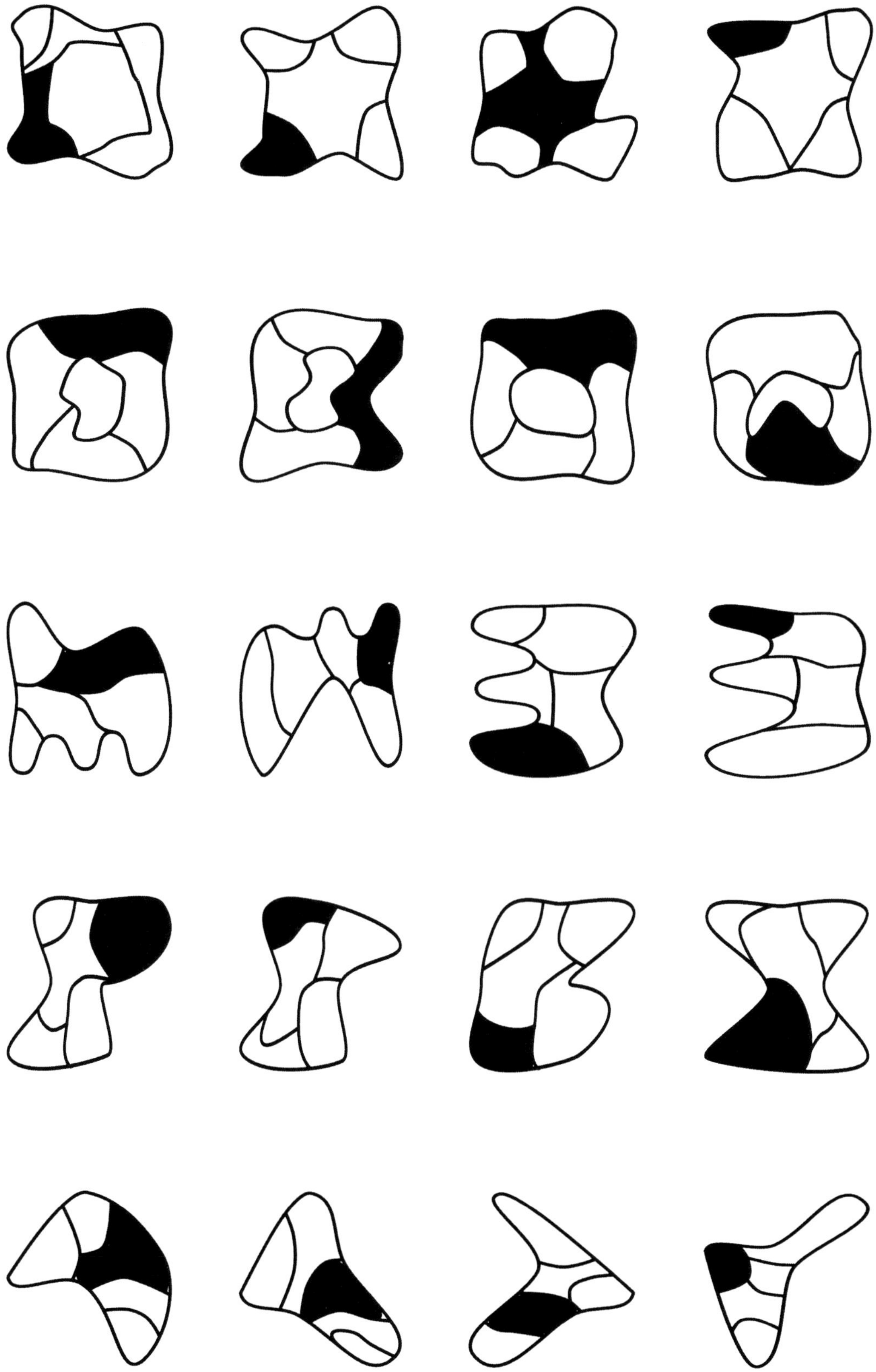

FAKTEN LERNEN 17 — LERNZEIT 6 MINUTEN

Ritter:	ca. 29 Jahre,	Küchengehilfe, neidisch - Schlafstörungen
Adel:	ca. 29 Jahre,	Kellnerin, herzlich - Hautausschlag
Ross:	ca. 29 Jahre,	Koch, dankbar - Beckenschmerzen
Fladen:	ca. 32 Jahre,	Hebamme, chaotisch - Mandelentzündung
Semmler:	ca. 32 Jahre,	Krankenschwester, boshaft - Heuschnupfen
Brodt:	ca. 32 Jahre,	Notarzt, nachdenklich - Sodbrennen
Manner:	ca. 52 Jahre,	Biologin, musikalisch - Jodmangel
Weible:	ca. 52 Jahre,	Chemiker, gutgläubig - Allergie
Kindle:	ca. 52 Jahre,	Mathematiker, bestimmend - Migräne
Ohnesorg:	ca. 62 Jahre,	Kaffeeröster, zufrieden - Fettleibigkeit
Fröhle:	ca. 62 Jahre,	Plantagenarbeiterin, stark - Glaukom
Munter:	ca. 62 Jahre,	Händler, motiviert - grauer Star
Metzger:	ca. 72 Jahre,	Mediengestalterin, grimmig - Sehstörung
Fleischer:	ca. 72 Jahre,	Informatikerin, besonnen - Osteoporose
Wurst:	ca. 72 Jahre,	Software-Entwickler, faul - Kopfschmerzen

FIGUREN LERNEN 18 — LERNZEIT 4 MINUTEN

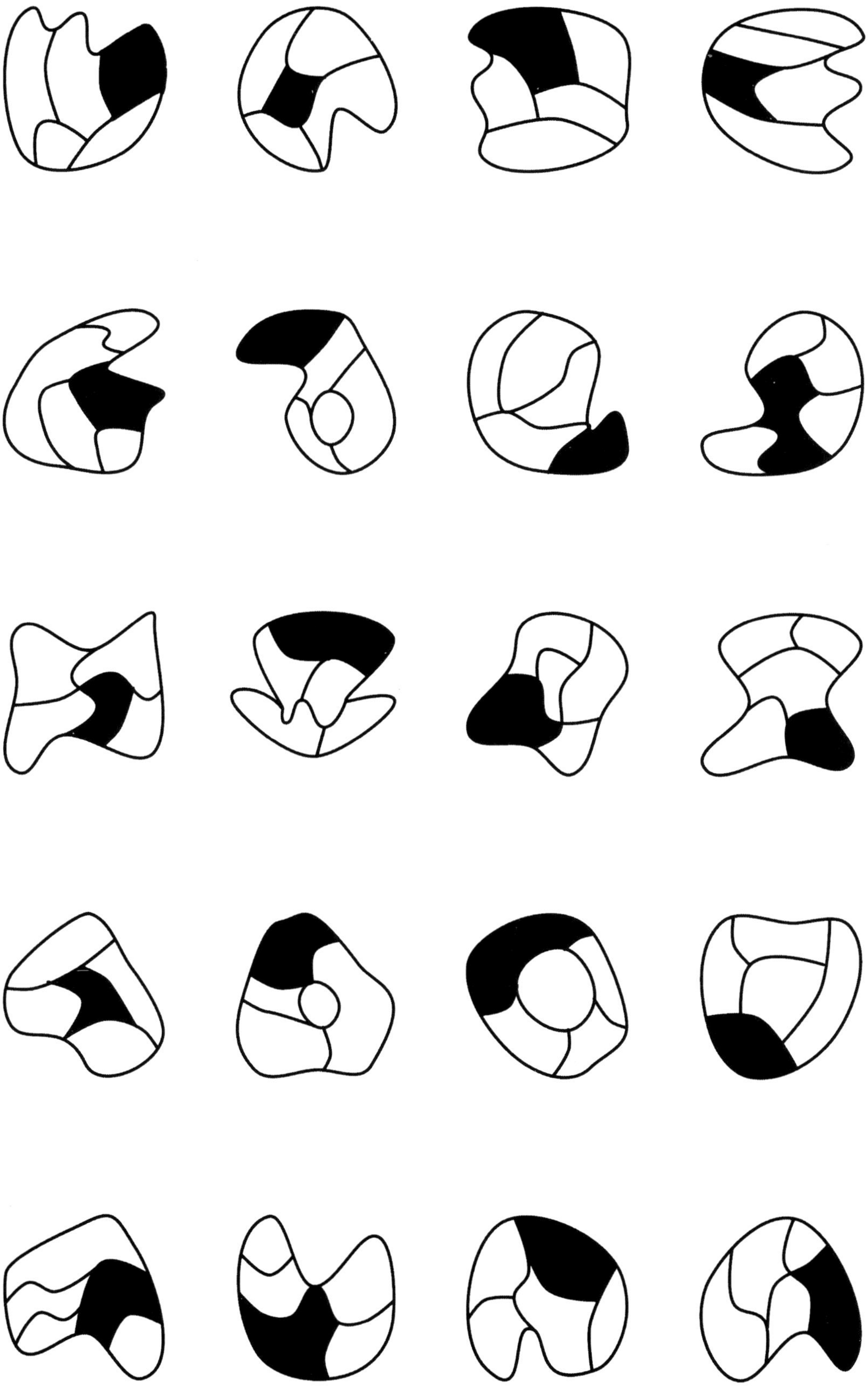

FAKTEN LERNEN 18

LERNZEIT 6 MINUTEN

Maier:	ca. 22 Jahre,	Kranführer, abgedreht - Bluthochdruck
Juli:	ca. 22 Jahre,	Bauleiterin, feminin - Stoffwechselstörung
Dezember:	ca. 22 Jahre,	Stuckateurin, verbittert - Rückenschmerzen
Schneider:	ca. 30 Jahre,	Eheberaterin, launisch - Brustschmerzen
Weber:	ca. 30 Jahre,	Psychologin, gelassen - Gewebsneubildung
Wolle:	ca. 30 Jahre,	Scheidungsanwalt, leise - akute Bronchitis
Krüger:	ca. 40 Jahre,	Immobilienmakler, seltsam - Impfung
Glasser:	ca. 40 Jahre,	Hausmeister, selbstverliebt - Magenentzündung
Becher:	ca. 40 Jahre,	Vermieterin, zappelig - Krummrücken
Hartmann:	ca. 50 Jahre,	Friseurin, sexy - Fettleibigkeit
Neumann:	ca. 50 Jahre,	Masseur, bescheiden - Zuckerkrank
Hofmann:	ca. 50 Jahre,	Kosmetikerin, ängstlich - Besenreißer
Schmitt:	ca. 60 Jahre,	Bootsbauerin, optimistisch - Blasenkrebs
Schmidt:	ca. 60 Jahre,	Kapitän, höflich - Verwirrtheit
Schmitz:	ca. 60 Jahre,	Matrose, hilfsbereit - Bluterkrankheit

FIGUREN LERNEN 19 — LERNZEIT 4 MINUTEN

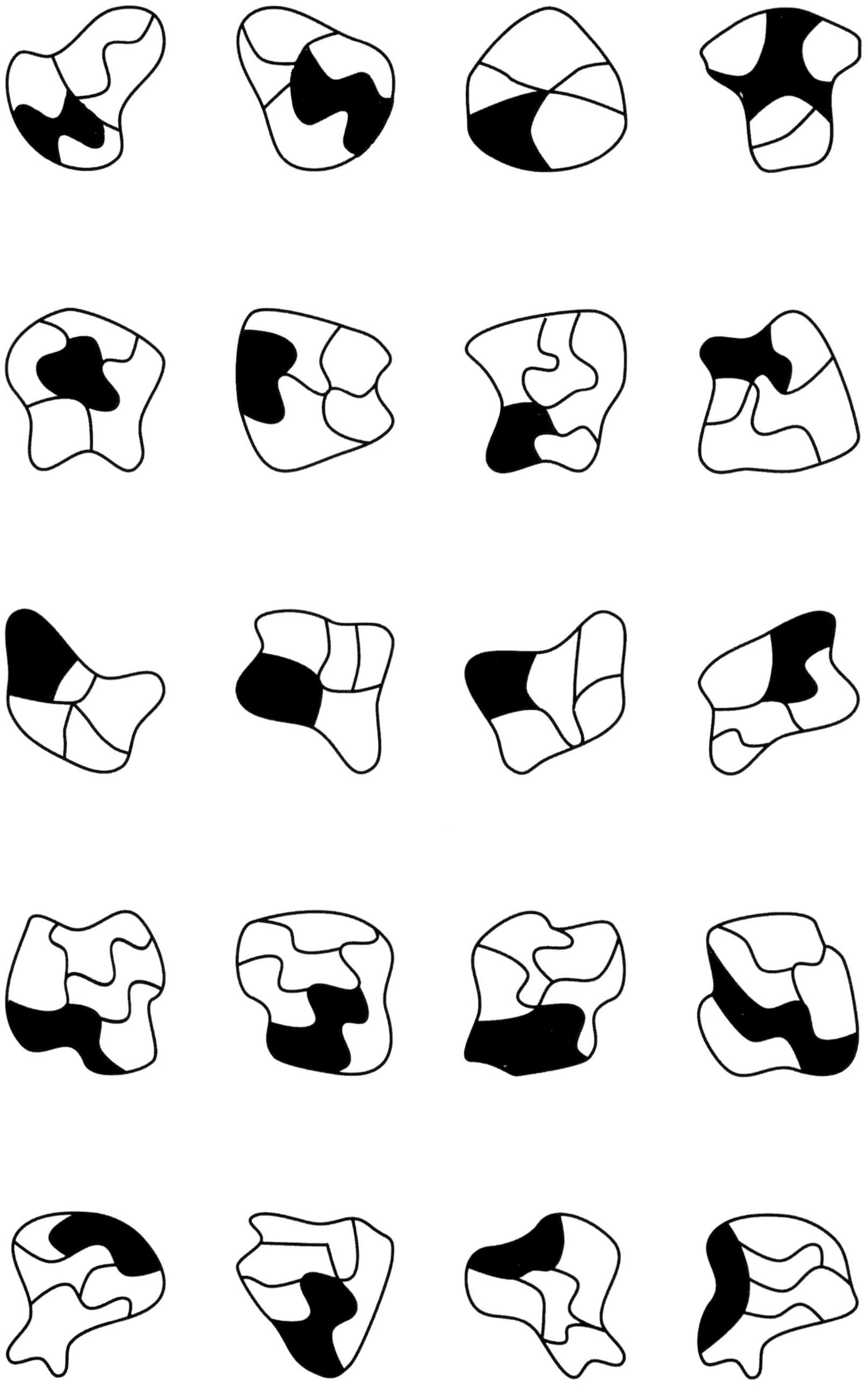

FAKTEN LERNEN 19 — LERNZEIT 6 MINUTEN

Treppe:	ca. 19 Jahre,	Model, abgebrüht - akuter Infekt
Leiter:	ca. 19 Jahre,	Bodybuilder, fleißig - Verbrennung
Stiege:	ca. 19 Jahre,	Hostess, verlogen - Herzattacken
Worter:	ca. 29 Jahre,	Floristin, kleinlich - Raucherhusten
Bucher:	ca. 29 Jahre,	Gärtnerin, jähzornig - Thrombose
Hefter:	ca. 29 Jahre,	Biologielaborant, unentschlossen - COPD
Schnell:	ca. 39 Jahre,	Fluglotse, verheiratet - Lungenembolie
Lahm:	ca. 39 Jahre,	Pilotin, schwanger - Krampfadern
Flink:	ca. 39 Jahre,	Stewardess, Single - niederer Blutdruck
Schwarzkopf:	ca. 50 Jahre,	Maurer, unfair - Gicht
Blond:	ca. 50 Jahre,	Fliesenlegerin, ironisch - Gallensteine
Braun:	ca. 50 Jahre,	Dachdecker, ohne Kinder - Depression
Peters:	ca. 60 Jahre,	Winzer, kindlich - Hautausschlag
Günther:	ca. 60 Jahre,	Sommelier, tollpatschig - Venenkrankheit
Lorenz:	ca. 60 Jahre,	Weinverkäuferin, humorlos - Schilddrüsenstörung

FIGUREN LERNEN 20

LERNZEIT 4 MINUTEN

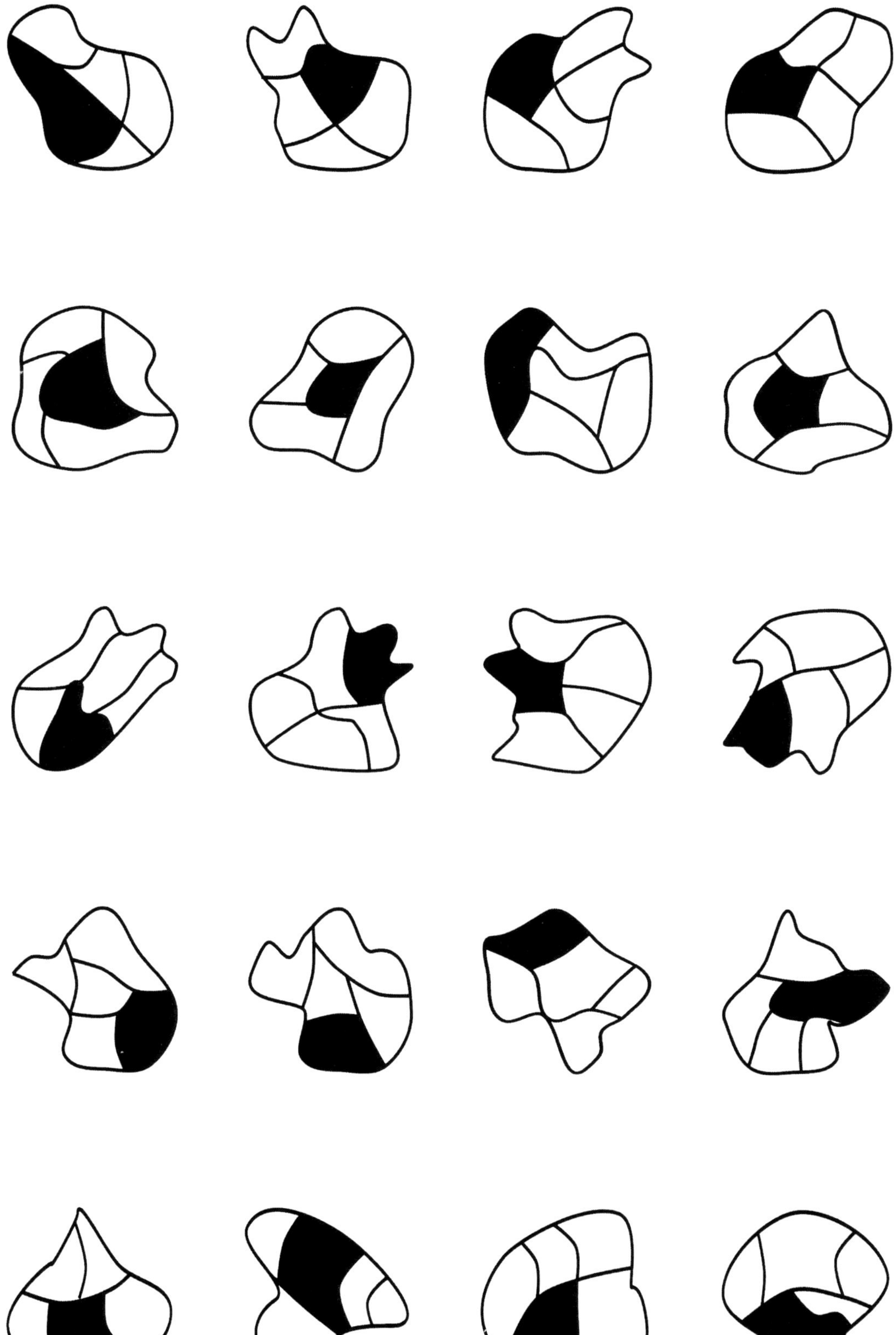

FAKTEN LERNEN 20 LERNZEIT 6 MINUTEN

Wolff:	ca. 17 Jahre,	Kurier, originell - Quetschwunde
Fuchs:	ca. 17 Jahre,	Postbote, umtriebig - Kopfverletzung
Dachs:	ca. 17 Jahre,	Päckchenlieferantin, unbekümmert - Mandel-OP
Otto:	ca. 30 Jahre,	Heilpraktikerin, putzig - Vergiftung
Heinrich:	ca. 30 Jahre,	Pharmazeutin, pflichtbewusst - Burnout
Dietrich:	ca. 30 Jahre,	Psychotherapeut, unbeirrbar - Warzen
Schuhmacher:	ca. 42 Jahre,	Fitnesstrainer, ordentlich - Ohrenschmalz
Schubert:	ca. 42 Jahre,	Physiotherapeutin, ungläubig - hormonelle Störung
Schulze:	ca. 42 Jahre,	Orthopäde, gespannt - Schluckbeschwerden
Böhm:	ca. 52 Jahre,	Kosmetikerin, überwiesen - Nasenpolyp
Frank:	ca. 52 Jahre,	Maskenbildner, eitel - Trommelfellriss
Pohl:	ca. 52 Jahre,	Visagistin, Dauerpatientin - Schwangerschaft
Berger:	ca. 72 Jahre,	Schornsteinfeger, Ambulant - Schnittwunde
Bergmann:	ca. 72 Jahre,	Minenarbeiter, humorlos - Leukämie
Stein:	ca. 72 Jahre,	Bohrinselarbeiterin, trotzig - Leukozytose

Unterschiede zu den original Testaufgaben

In der 2. Auflage dieses Buches wurden die Fragen in der Reproduktionsphase von zwei Seiten auf nur eine Seite kompakter zusammen gesetzt. Das hat folgende Gründe:

- ✓ Für die Lernenden macht es keinen Unterschied im Lerneffekt
- ✓ Günstigere Produktion, diese wird direkt an die Kunden weitergegeben (1. Auflage 20,00 € → 2. Auflage nur 15,90 €)
- ✓ Leichteres Gewicht → weniger Porto

AUFGABEN
REPRODUKTIONSPHASE

4.2 REPRODUKTIONSPHASE

FIGUREN LERNEN 1

LERNZEIT 5 MINUTEN

1.

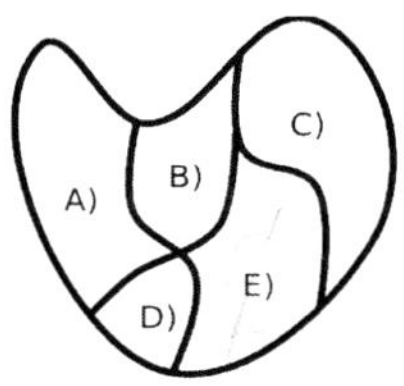

2.

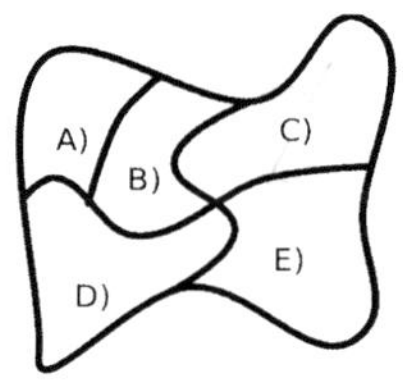

3.

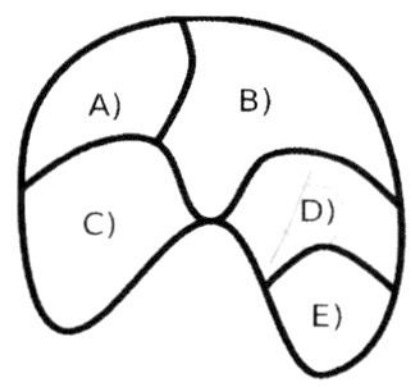

4.

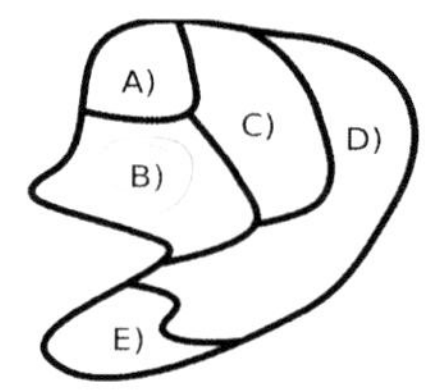

5.

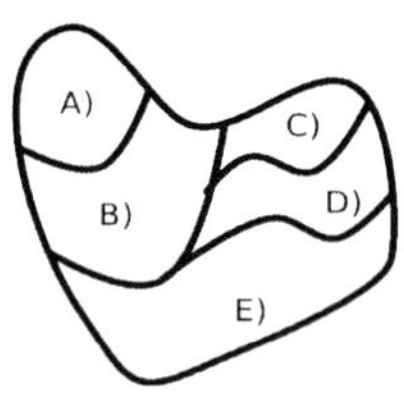

6.

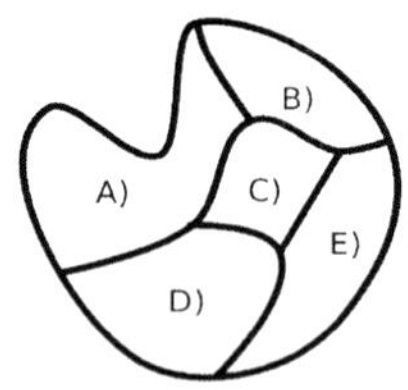

7.

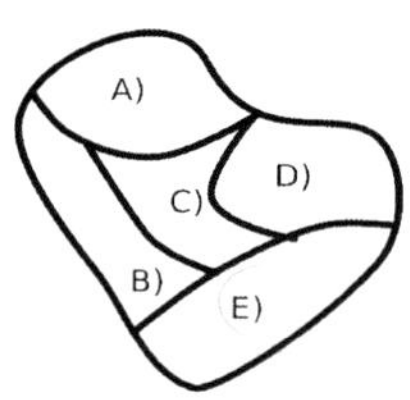

8.

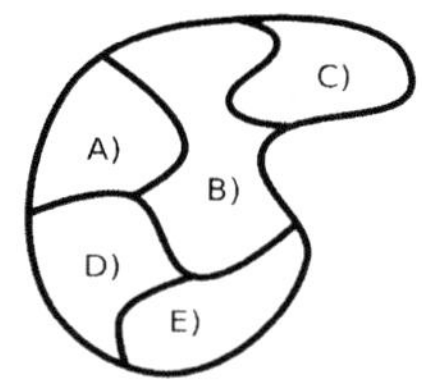

9.

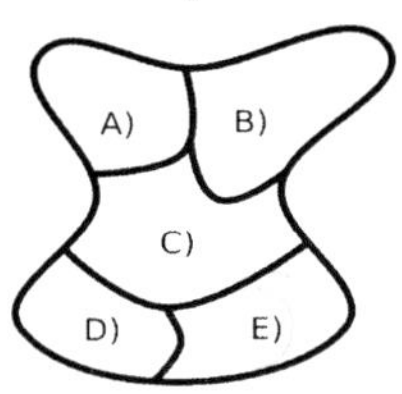

10.

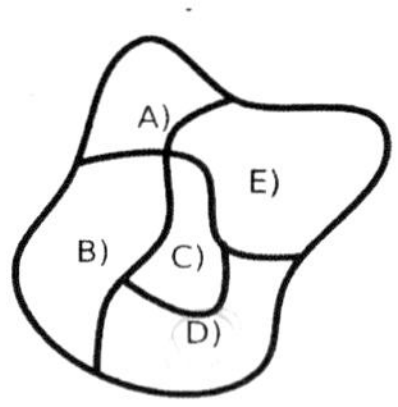

11.

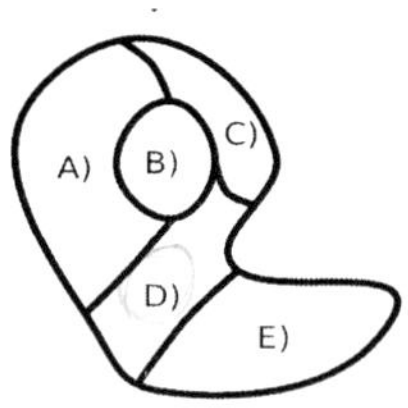

12.

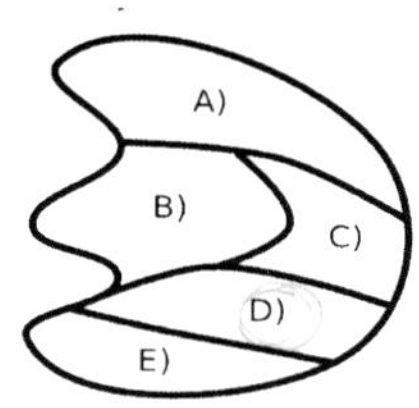

13.

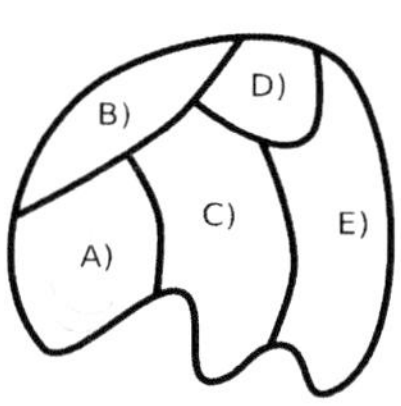

14.

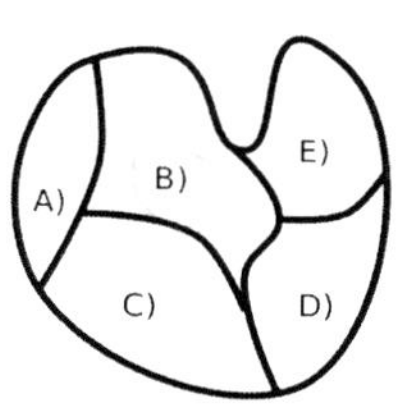

15.

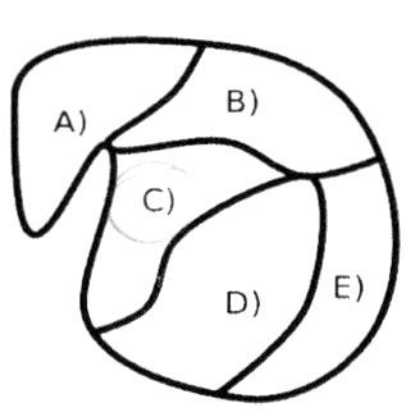

16.

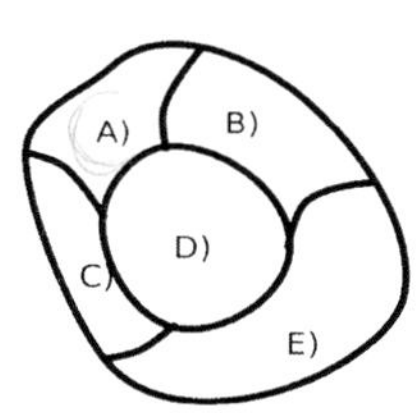

17.

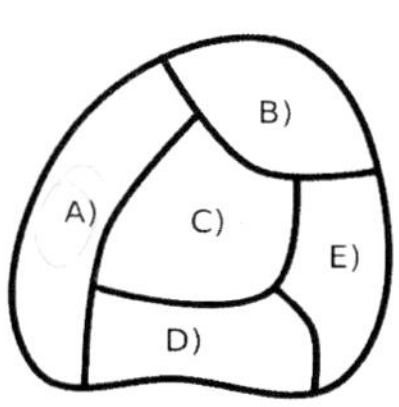

18.

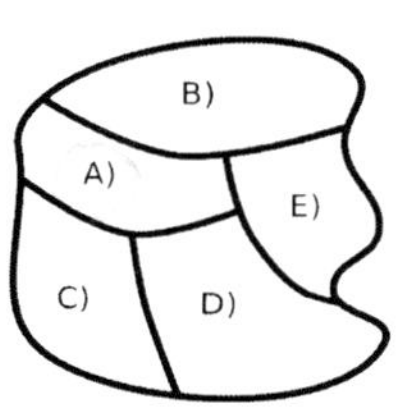

19.

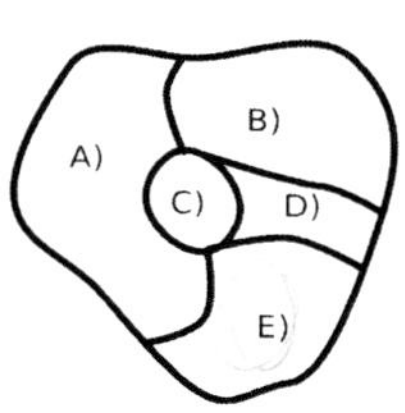

20.

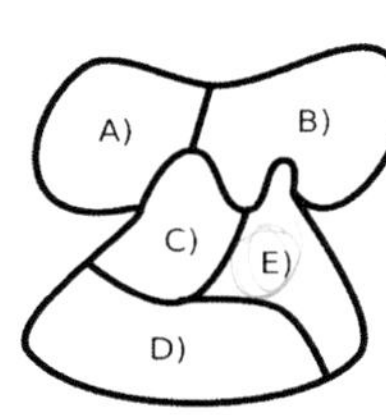

1) Der ledige Patient ist von Beruf ...

(A) Mechaniker
(B) Rennfahrer
(C) Zahnarzt
(D) Schauspieler
(E) Kameramann

2) Die Kosmetikerin ...

(A) ist nervös
(B) wurde überwiesen
(C) ist depressiv
(D) ist misstrauisch
(E) ist ungestüm

3) Das Alter des Radsport-Profis beträgt ...

(A) ca. 18 Jahre
(B) ca. 22 Jahre
(C) ca. 35 Jahre
(D) ca. 50 Jahre
(E) ca. 70 Jahre

4) Der Schauspieler leidet an ...

(A) Lungenkarzinom
(B) Nasenbluten
(C) Herzversagen
(D) Hodenkrebs
(E) Herzinfarkt

5) Der Patient mit Herzversagen ist von Beruf...

(A) Statiker
(B) Feinmechaniker
(C) Fußballtrainer
(D) Zahnarzt
(E) Kameramann

6) Die Arzt-Helferin ...

(A) ist ledig
(B) ist verheiratet
(C) ist kontaktarm
(D) ist nervös
(E) befindet sich in der Ambulanz

7) Die Diagnose für die Lkw-Führerin lautet ...

(A) Knochenkrebs
(B) Oberschenkelbruch
(C) Hautausschlag
(D) Allergie
(E) Nasenbluten

8) Die an Heiserkeit erkrankte Patientin ist ...

(A) überwiesen
(B) pensioniert
(C) misstrauisch
(D) ungestüm
(E) stupide

9) Der Radsport-Profi heißt ...

(A) Brauner
(B) Schwarzer
(C) Backner
(D) Kasner
(E) Vogel

10) Die Diagnose für den Notfallpatienten lautet:

(A) Rückgratverletzung
(B) Lungenkarzinom
(C) Mundgeruch
(D) Herzinfarkt
(E) Nasenbluten

11) Der ca. 70-jährige Patient leidet an ...

(A) Knochenkrebs
(B) Herzversagen
(C) Herzinfarkt
(D) Allergie
(E) Karies

12) Der verheiratet Patient heißt ...

(A) Waldner
(B) Strauch
(C) Kasner
(D) Bleibtreu
(E) Dünkel

13) Frau Kasner ist von Beruf ....

(A) Masseuse
(B) Hostess
(C) Technische Zeichnerin
(D) Feinmechanikerin
(E) Lkw - Führerin

14) Der Patient mit dem Hodenkrebs ist ...

(A) wütend
(B) ein Notfall
(C) ängstlich
(D) kontaktarm
(E) stupide

15) Die Patientin mit der Rückgratverletzung ist ...

(A) ca. 18 Jahre
(B) ca. 22 Jahre
(C) ca. 35 Jahre
(D) ca. 50 Jahre
(E) ca. 70 Jahre

16) Frau Strauch ...

(A) ist ledig
(B) wurde überwiesen
(C) ist depressiv
(D) ist nervös
(E) ist verheiratet

17) Die Diagnose für die Kosmetikerin lautet ...

(A) Mundgeruch
(B) Karies
(C) Knochenkrebs
(D) Heiserkeit
(E) Allergie

18) Die Patientin in der Ambulanz ist von Beruf ...

(A) Hostess
(B) technische Zeichnerin
(C) Feinmechanikerin
(D) Masseuse
(E) Kosmetikerin

19) Die Diagnose für Herrn Vogel lautet ...

(A) Mittelohrentzündung
(B) Hodenkrebs
(C) Knochenkrebs
(D) Oberschenkelbruch
(E) Mundgeruch

20) Der Patient mit der Mittelohrentzündung ...

(A) ist verheiratet
(B) ist depressiv
(C) ist nervös
(D) ist ängstlich
(E) wurde überwiesen

FIGUREN LERNEN 2

LERNZEIT 5 MINUTEN

1.

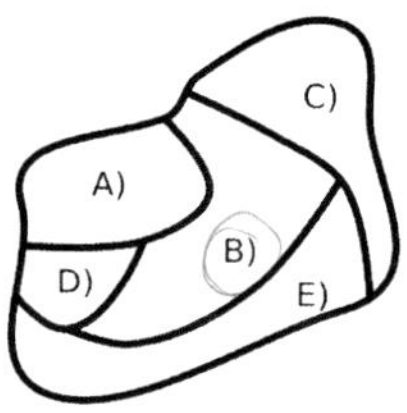

2.

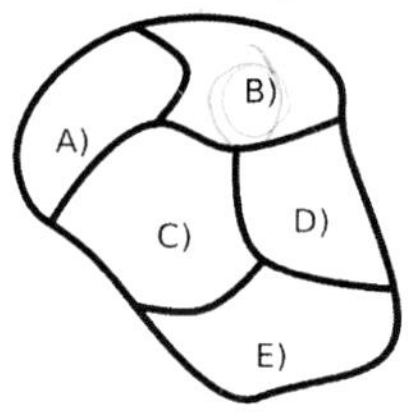

3.

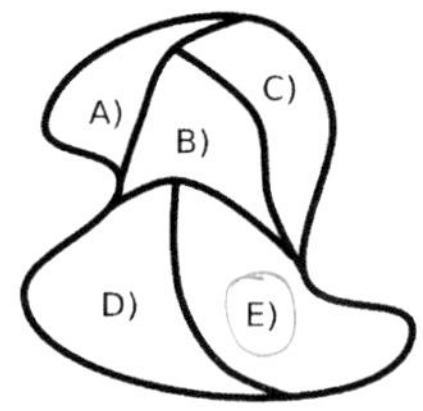

4.

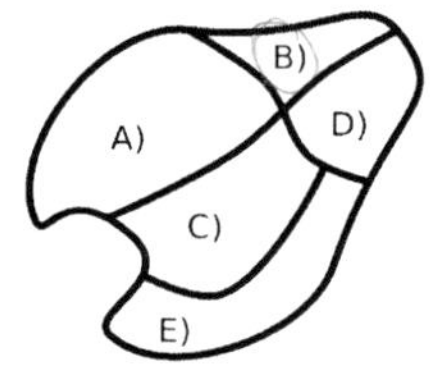

5.

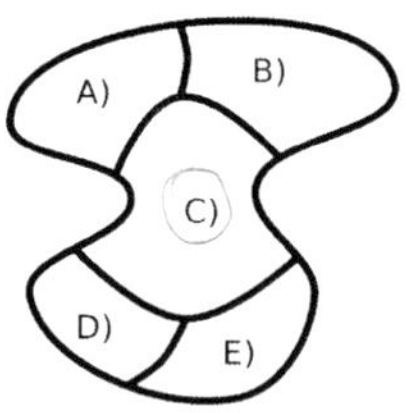

6.

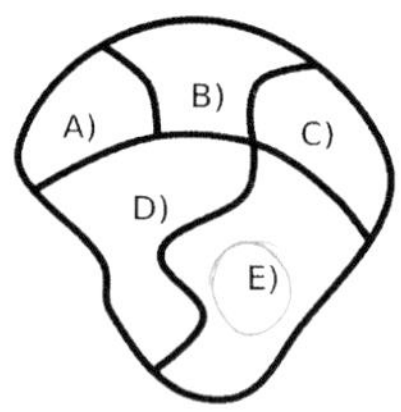

7.

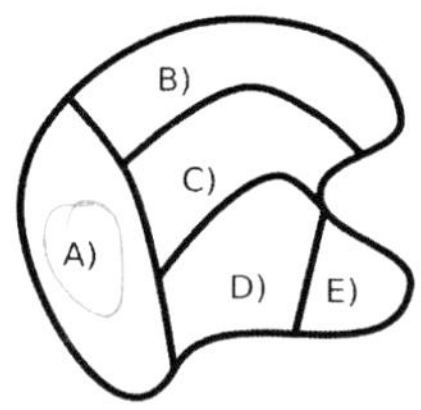

8.

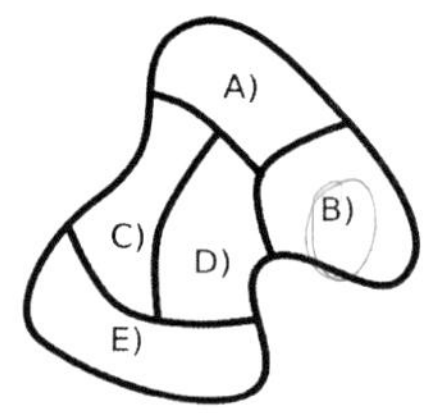

9.

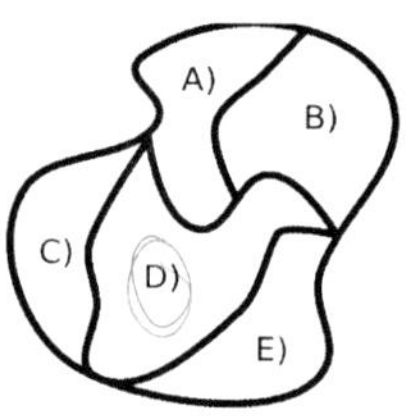

10.

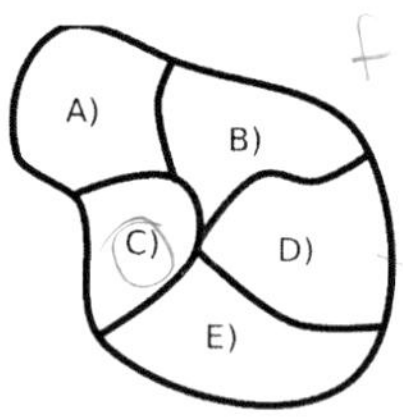

11.

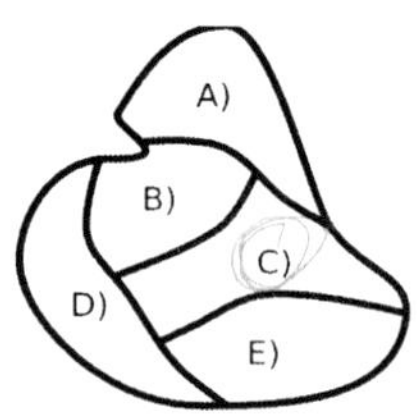

12.

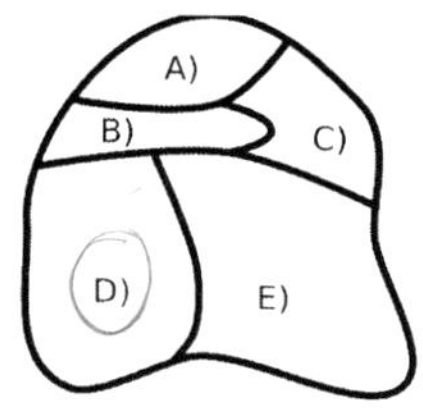

13.

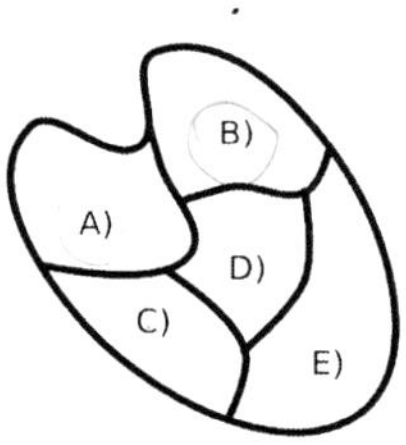

14.

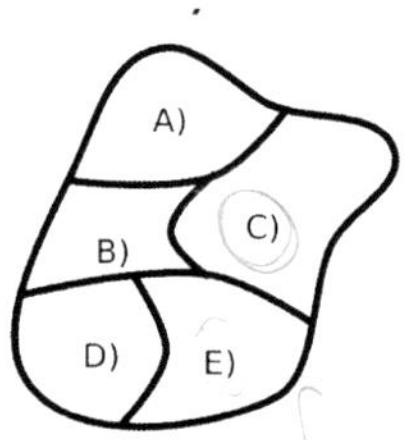

15.

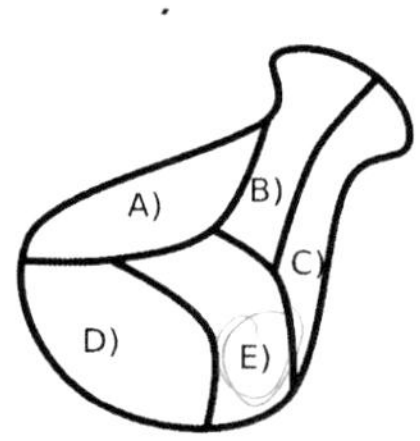

16.

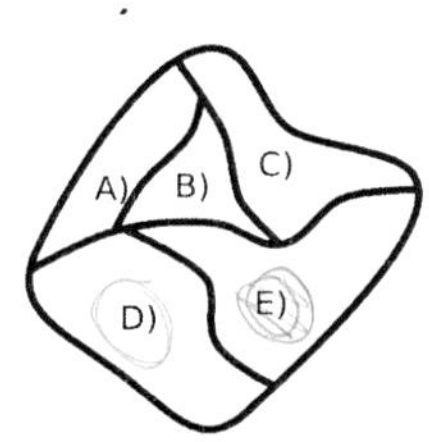

17.

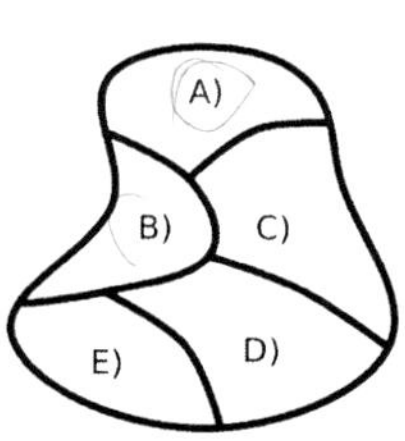

18.

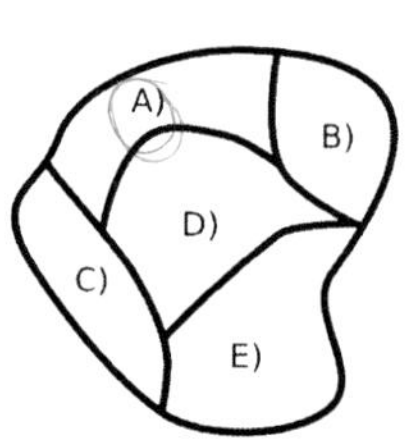

19.

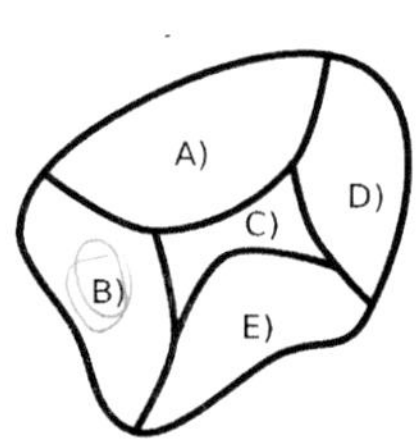

20.

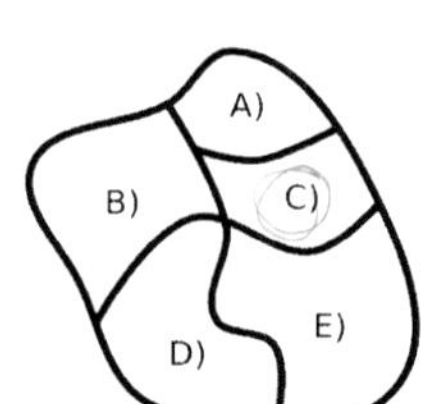

FAKTEN LERNEN 2 LERNZEIT 7 MINUTEN

1) Die aufgeregte Patientin ist von Beruf ...

(A) Sekretärin
(B) Tierärztin
(C) Praktikantin
(D) Galeristin
(E) Managerin

2) Der Wachmann ist ...

(A) sauer
(B) in der Tagesklink
(C) selbstsicher
(D) sprunghaft
(E) betrunken

3) Das Alter des Zoowärters beträgt ...

(A) ca. 22 Jahre
(B) ca. 25 Jahre
(C) ca. 35 Jahre
(D) ca. 45 Jahre
(E) ca. 65 Jahre

4) Der Banker leidet an ...

(A) Prostatakrebs
(B) Wahnvorstellungen
(C) Kopfschmerzen
(D) Nasenbluten
(E) Asthma

5) Der Patient mit dem Reizhusten ist von Beruf ...

(A) Jäger
(B) Banker
(C) Wachmann
(D) Tierzüchter
(E) Café-Besitzer

6) Die Berufssoldatin ist ...

(A) selbstsicher
(B) schüchtern
(C) aufgeregt
(D) in der Tagesklink
(E) sauer

7) Die Diagnose für den Zoowärter lautet ...

(A) Herzrhythmusstörungen
(B) Polytrauma
(C) Asthma
(D) Kopfschmerzen
(E) Tuberkulose

8) Der an Nasenbluten erkrankte Patient ist ...

(A) betrunken
(B) verwirrt
(C) lustig
(D) aufgeregt
(E) aggressiv

9) Der Maler heißt ...

(A) Grüner
(B) Martin
(C) Ernsd
(D) Blauer
(E) Schlos

10) Die Diagnose für den Politiker lautet ...

(A) Prostatakrebs
(B) Kopfschmerzen
(C) Wahnvorstellungen
(D) Polytrauma
(E) Herzrasen

11) Die ca. 25-jährige Patientin leidet an ...

(A) Tuberkulose
(B) Polytrauma
(C) Herzrasen
(D) Synkopen
(E) Radiusbruch

12) Der privat versicherte Patient heißt ...

(A) Boxer
(B) Ernsd
(C) Martin
(D) Peter
(E) Freudig

13) Herr Weiß ist von Beruf ...

(A) Museumswärter
(B) Maler
(C) Banker
(D) Jäger
(E) Wachmann

14) Die Patientin mit Kopfschmerzen ist ...

(A) sprunghaft
(B) verwirrt
(C) lustig
(D) aufgeregt
(E) gereizt

15) Die Patientin, die das Herzrasen hat, ist ...

(A) selbstsicher
(B) wütend
(C) sauer
(D) Kassenpatient
(E) privat versichert

16) Frau Boxer ist ...

(A) selbstsicher
(B) wütend
(C) sauer
(D) Kassenpatient
(E) privat versichert

17) Die Diagnose für die Praktikantin lautet ...

(A) Herzrhythmusstörungen
(B) Polytrauma
(C) Herzrasen
(D) Kopfschmerzen
(E) Tuberkulose

18) Die gereizte Patientin ist von Beruf ...

(A) Sekretärin
(B) Tierärztin
(C) Praktikantin
(D) Galeristin
(E) Managerin

19) Die Diagnose für Frau Hausner lautet ...

(A) Tuberkulose
(B) Polytrauma
(C) Darmkrebs
(D) Synkopen
(E) Radiusbruch

20) Der Patient mit Reizhusten ist ...

(A) selbstsicher
(B) wütend
(C) sauer
(D) Kassenpatient
(E) privat versichert

12/20

FIGUREN LERNEN 3

LERNZEIT 5 MINUTEN

1.

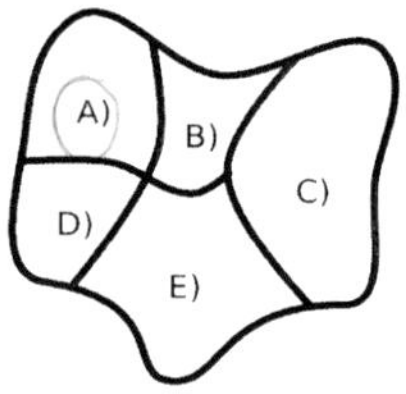

2.

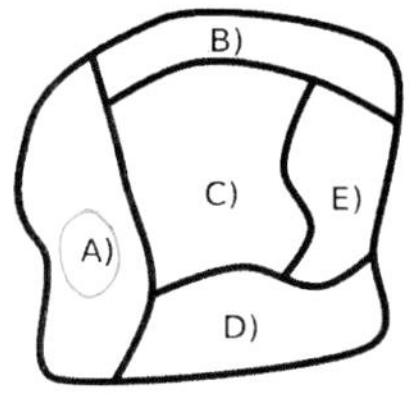

3.

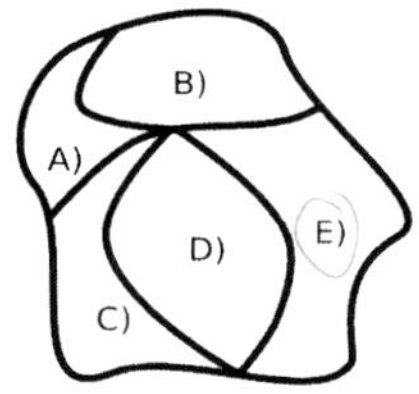

4.

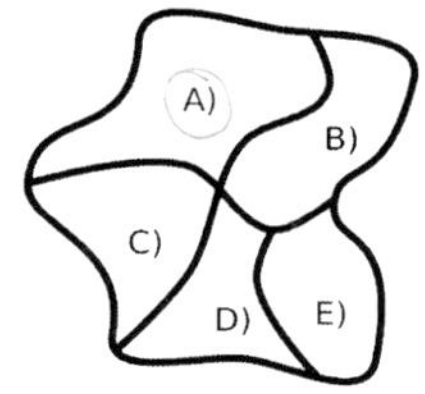

5.

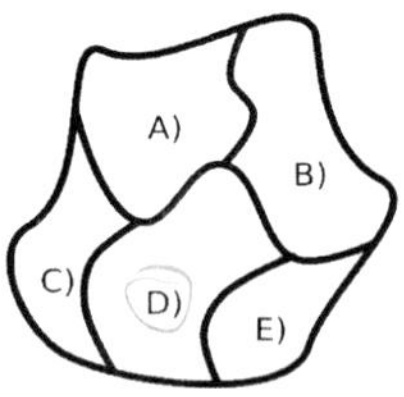

6.

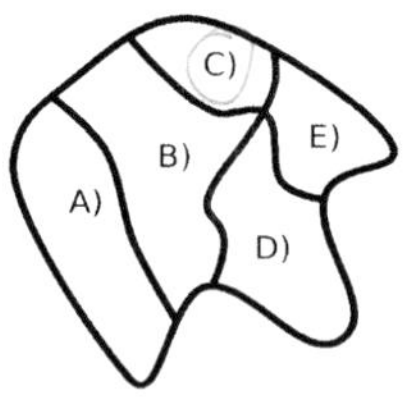

7.

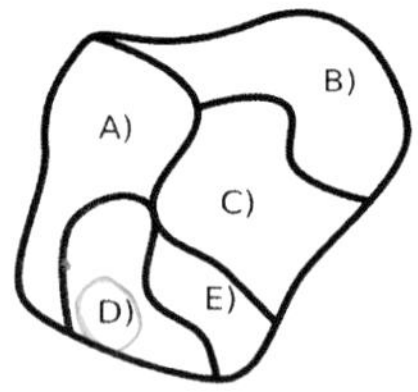

8.

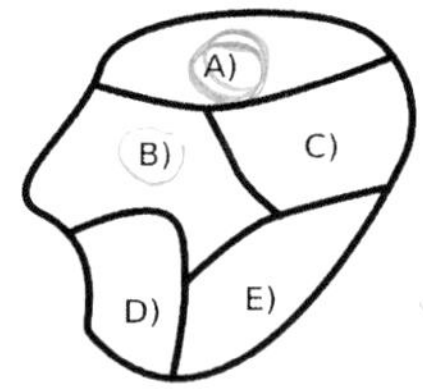

9.

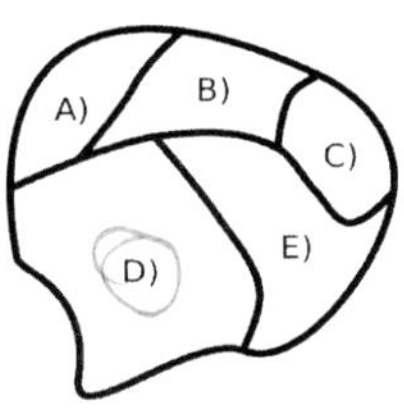

10.

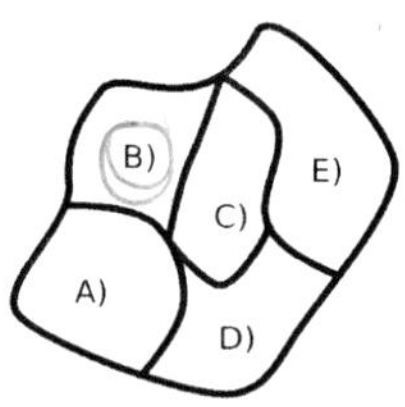

11.

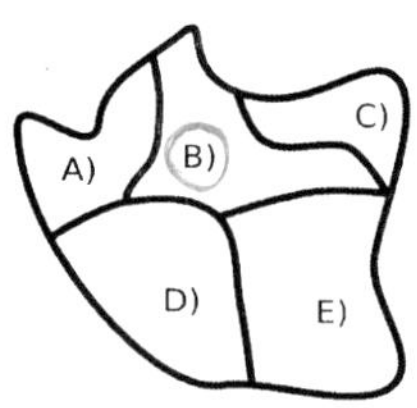

12.

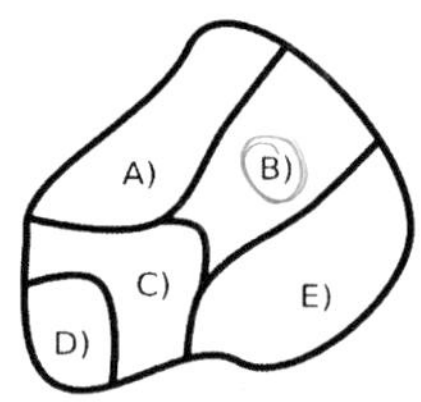

13.

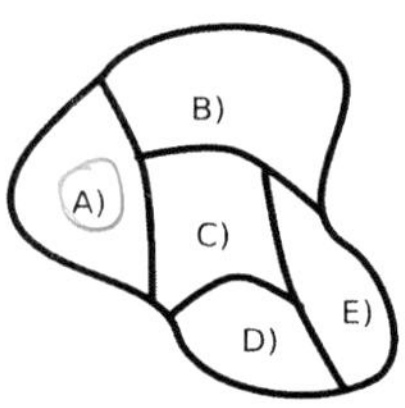

14.

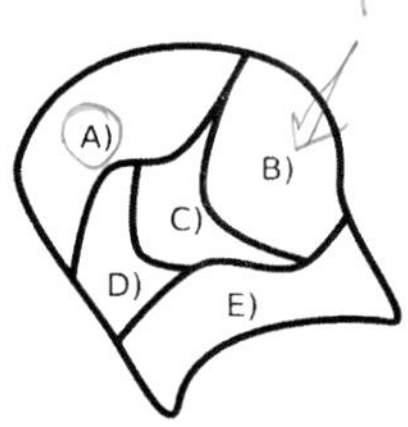

15.

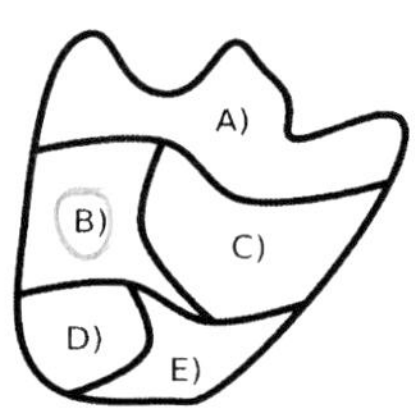

16.

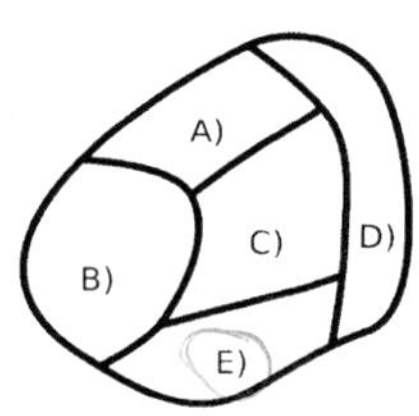

17.

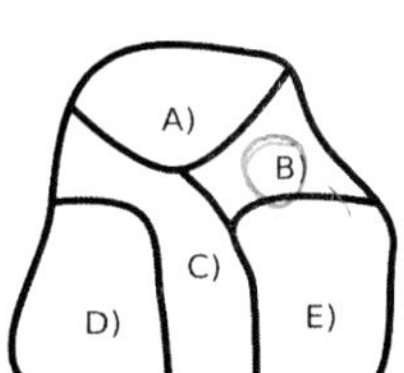

18.

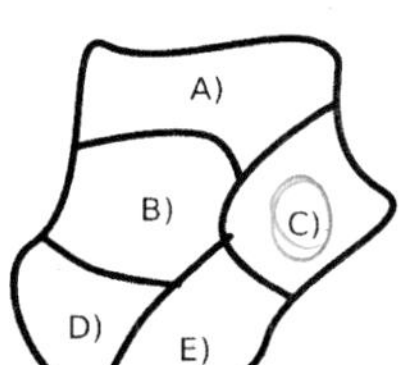

19.

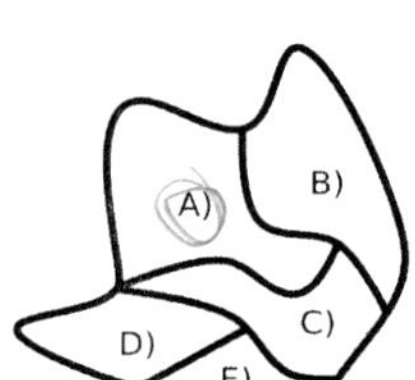

20.

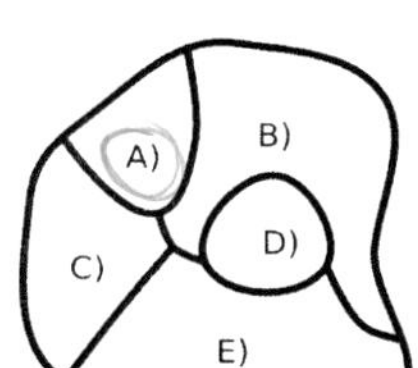

1) Die verheiratete Patientin ist von Beruf ...

(A) Straßenmusikantin
(B) Eisverkäuferin
(C) Rechtsanwältin
(D) Richterin
(E) Politikerin

2) Der Pizzabäcker ist ...

(A) witzig
(B) verärgert
(C) aufdringlich
(D) schmerzfrei
(E) verrückt

3) Das Alter des Jongleurs beträgt ...

(A) ca. 20 Jahre
(B) ca. 25 Jahre
(C) ca. 34 Jahre
(D) ca. 44 Jahre
(E) ca. 67 Jahre

4) Der Zauberer leidet an ...

(A) Burnout-Syndrom
(B) Migräne
(C) Dünndarmkrebs
(D) Magenschmerzen
(E) Demenz

5) Der Patient mit dem Tinnitus ist von Beruf ...

(A) Manager
(B) Dompteur
(C) Bettler
(D) Jongleur
(E) Pizzabäcker

6) Die Politikerin ist ...

(A) antriebslos
(B) verärgert
(C) aufdringlich
(D) schmerzfrei
(E) verrückt

7) Die Diagnose für den Staatsanwalt lautet ...

(A) Burnout-Syndrom
(B) Migräne
(C) Dünndarmkrebs
(D) Magenschmerzen
(E) Demenz

8) Der an Demenz erkrankte Patient ist ...

(A) psychotisch
(B) verärgert
(C) aufdringlich
(D) amüsiert
(E) verrückt

9) Der übergewichtige Patient heißt ...

(A) Hitzig
(B) Maier
(C) Mustermann
(D) Händli
(E) Schmidt

10) Die Diagnose für den Gondolieri lautet ...

(A) Bournout-Syndrom
(B) Migräne
(C) Dünndarmkrebs
(D) Magenschmerzen
(E) Demenz

11) Die ca. 20-jährige Patientin leidet an ...

(A) Dünndarmkrebs
(B) Polypen
(C) Magenschmerzen
(D) Schwindel
(E) Brustkrebs

12) Der schmerzfreie Patient heißt ...

(A) Voigt
(B) Linker
(C) Rechter
(D) Gerad
(E) Kayser

13) Herr Beinig ist von Beruf ...

(A) Staatsanwalt
(B) Jongleur
(C) Pizzabäcker
(D) Manager
(E) Zauberer

14) Die Patientin mit Spannungskopfschmerz ist...

(A) ca. 20 Jahre
(B) ca. 25 Jahre
(C) ca. 34 Jahre
(D) ca. 44 Jahre
(E) ca. 67 Jahre

15) Die Patientin, die Schwindel hat, ist ...

(A) antriebslos
(B) verärgert
(C) amüsiert
(D) schmerzfrei
(E) verrückt

16) Frau Händli ist ...

(A) unzufrieden
(B) verärgert
(C) aufdringlich
(D) geschieden
(E) verrückt

17) Die Diagnose für die Richterin lautet ...

(A) Dünndarmkrebs
(B) Polypen
(C) Magenschmerzen
(D) Brust-OP
(E) Schwindel

18) Die Patientin mit Dünndarmkrebs ist von Beruf ...

(A) Straßenmusikantin
(B) Eisverkäuferin
(C) Rechtsanwältin
(D) Richterin
(E) Politikerin

19) Die Diagnose für Frau Füssner lautet ...

(A) Dünndarmkrebs
(B) Polypen
(C) Magenverkleinerung
(D) Burnout-Syndrom
(E) Brustkrebs

20) Der Patient mit Magenschmerzen ...

(A) ist aufdringlich
(B) ist stabil
(C) ist witzig
(D) ist antriebslos
(E) ist unzufrieden

15/20

1.

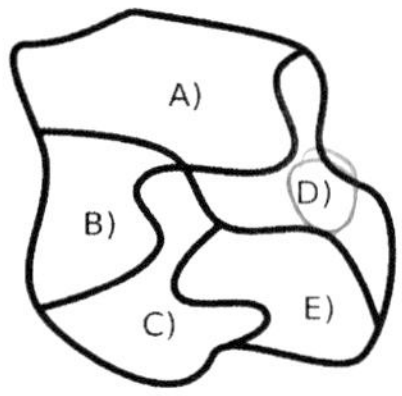

2.

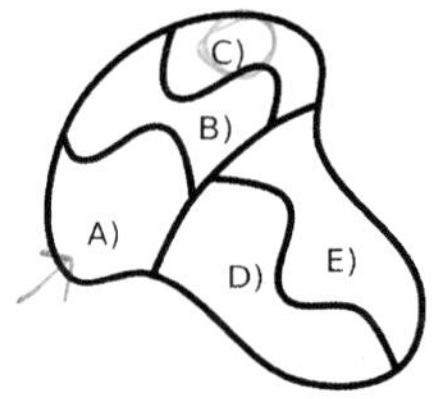

3.

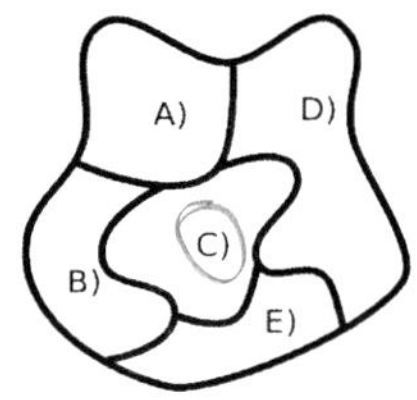

4.

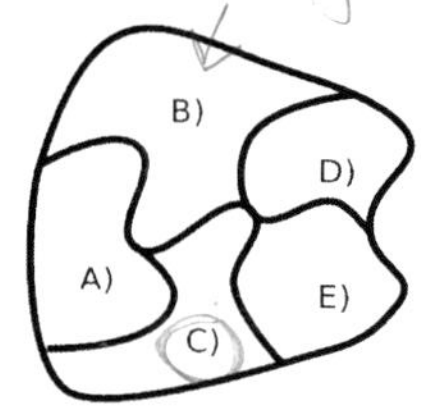

5.

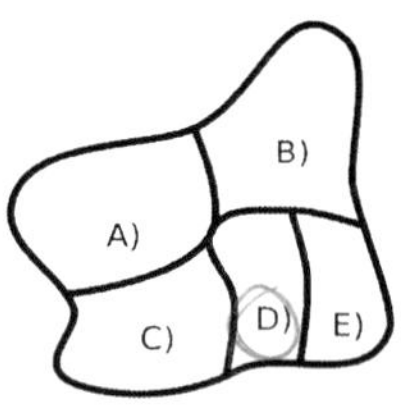

6.

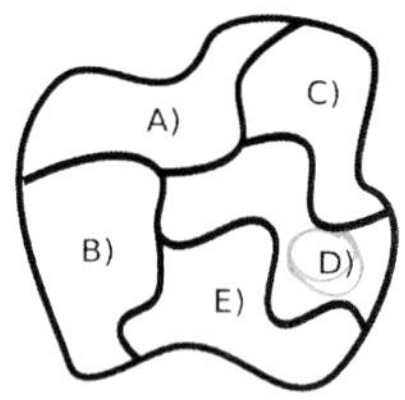

7.

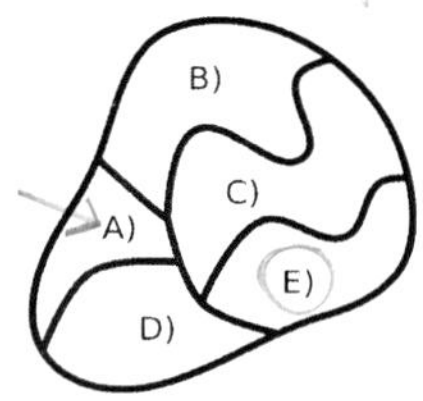

8.

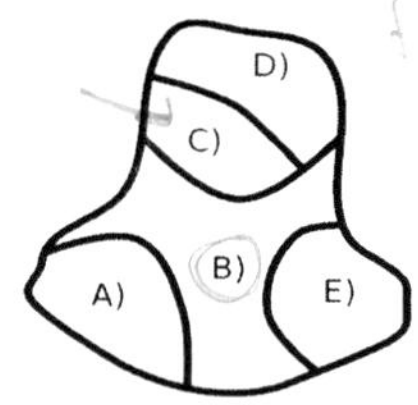

9.

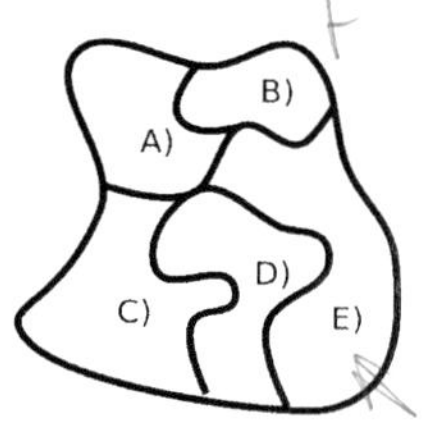

10.

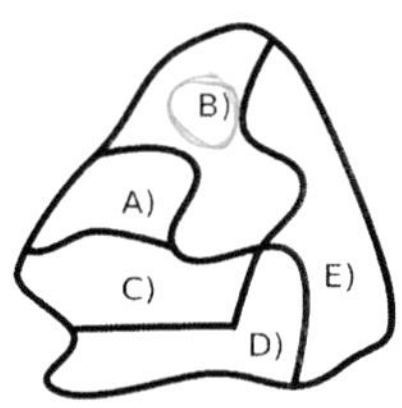

11.

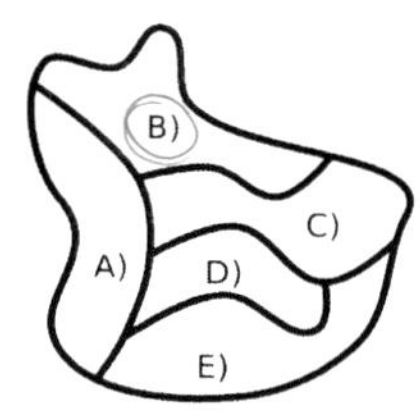

12.

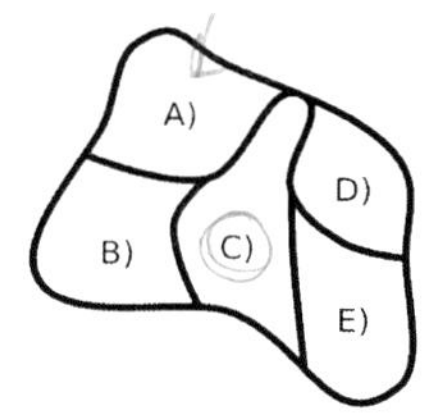

13.

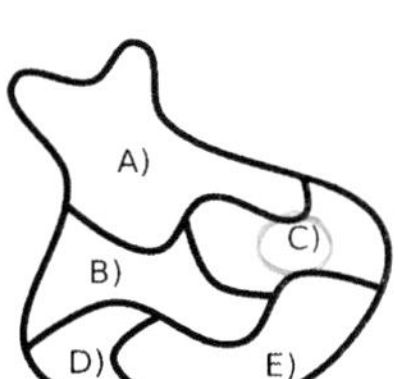

14.

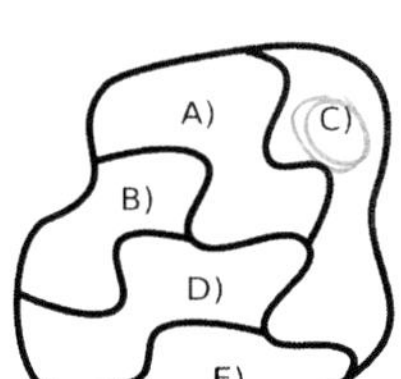

15.

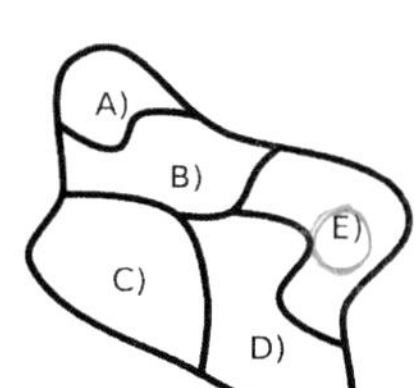

16.

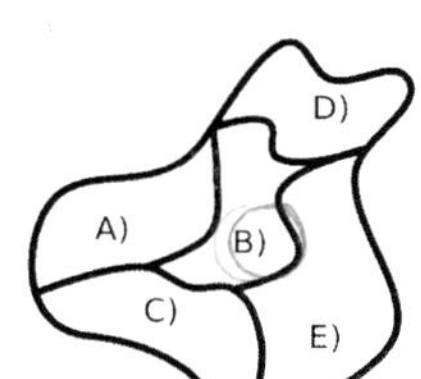

17.

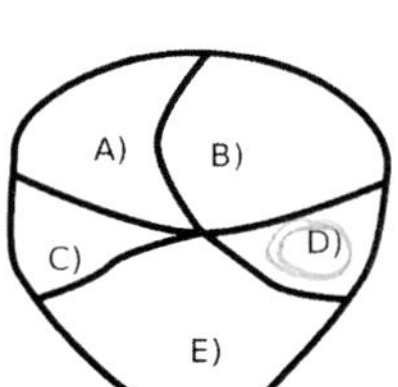

18.

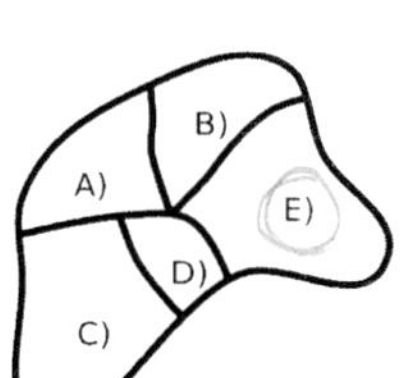

19.

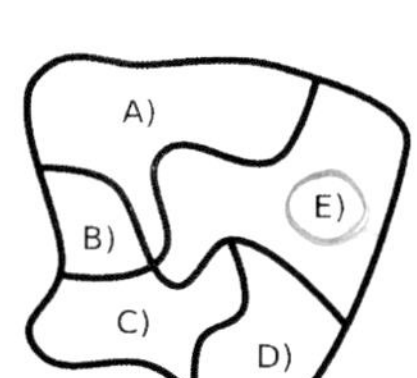

20.

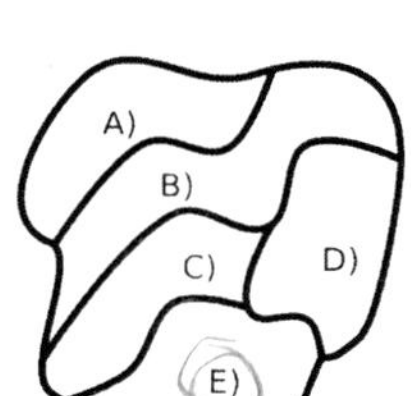

FAKTEN LERNEN 4

LERNZEIT 7 MINUTEN

1) Die abergläubische Patientin ist von Beruf ...

(A) Archäologin
(B) Forstwirtin
(C) Galeristin
(D) Köchin
(E) Kolumnistin

2) Der Journalist ist ...

(A) quirlig
(B) ehrenhaft
(C) intellektuell
(D) reizbar
(E) kämpferisch

3) Das Alter des Botanikers beträgt ...

(A) ca. 22 Jahre
(B) ca. 35 Jahre
(C) ca. 45 Jahre
(D) ca. 50 Jahre
(E) ca. 65 Jahre

4) Der Lackierer leidet an ...

(A) Lungenkrebs
(B) Rückenschmerzen
(C) Bluthochdruck
(D) Adipositas
(E) Hautausschlag

5) Der Patient mit dem Schlaganfall ist von Beruf ...

(A) Botaniker
(B) Hirte
(C) Schiffbauer
(D) Lackierer
(E) Weinbauer

6) Die Barmixerin ist ...

(A) quirlig
(B) ichbezogen
(C) selbstbewusst
(D) reizbar
(E) kämpferisch

7) Die Diagnose für den Weinbauer lautet ...

(A) Magenverstimmung
(B) Rückenschmerzen
(C) Spondylose
(D) Adipositas
(E) Hautausschlag

8) Der an Hautausschlag erkrankte Patient ist ...

(A) naiv
(B) einsichtig
(C) selbstsüchtig
(D) reizbar
(E) kämpferisch

9) Der ehrenhafte Patient heißt ...

(A) Hoser
(B) Wintermantel
(C) Violet
(D) Fromm geraten
(E) Heilig

10) Die Diagnose für den Weinbauer lautet ...

(A) Reizdarm
(B) Rückenschmerzen
(C) Bluthochdruck
(D) Magenverstimmung
(E) Spondylose

11) Die ca. 65-jährige Patientin leidet an ...

(A) Lungenkrebs
(B) Rückenschmerzen
(C) Bluthochdruck
(D) Adipositas
(E) Hautausschlag

12) Der einseitige Patient heißt ...

(A) Hoser
(B) Wintermantel
(C) Violet geraten
(D) Fromm
(E) Heilig

13) Herr Blauer ist von Beruf ...

(A) Botaniker
(B) Hirte
(C) Schiffbauer
(D) Lackierer
(E) Weinbauer

14) Der Patient mit dem Beckenbruch ist...

(A) ca. 22 Jahre
(B) ca. 35 Jahre
(C) ca. 45 Jahre
(D) ca. 50 Jahre
(E) ca. 65 Jahre

15) Die Patientin, die Nikotinabhängigkeit hat, ist ...

(A) ideenreich
(B) ehrenhaft
(C) reizbar
(D) einsichtig
(E) abergläubisch

16) Frau Grüne ist ...

(A) quirlig
(B) selbstbewusst
(C) intellektuell
(D) reizbar
(E) kämpferisch

17) Die Diagnose für die Archäologin lautet ...

(A) Lungenkrebs
(B) Rückenschmerzen
(C) Bluthochdruck
(D) Adipositas
(E) Hautausschlag

18) Die Patientin mit Oberschenkelbruch ist von Beruf ...

(A) Archäologin
(B) Forstwirtin
(C) Galeristin
(D) Köchin
(E) Kolumnistin

19) Die Diagnose für Frau Apfel lautet ...

(A) Lungenkrebs
(B) Oberschenkelbruch
(C) Bluthochdruck
(D) Asthma
(E) Reizdarm

20) Der Patient mit Lungenkrebs ist ...

(A) quirlig
(B) ehrenhaft
(C) intellektuell
(D) reizbar
(E) kämpferisch

18/20

1.

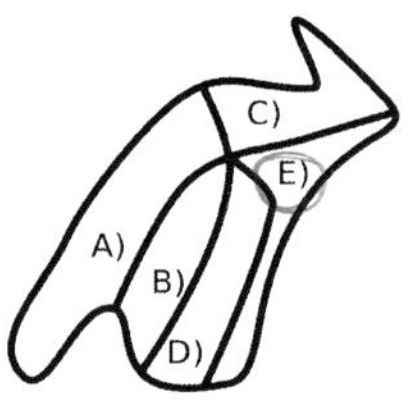

2.

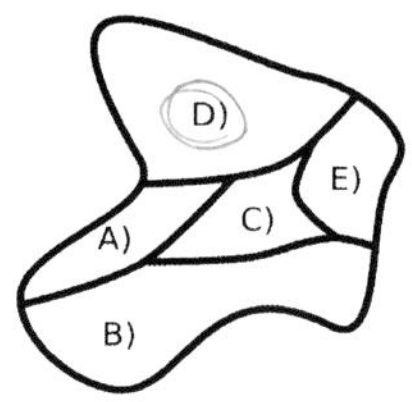

3.

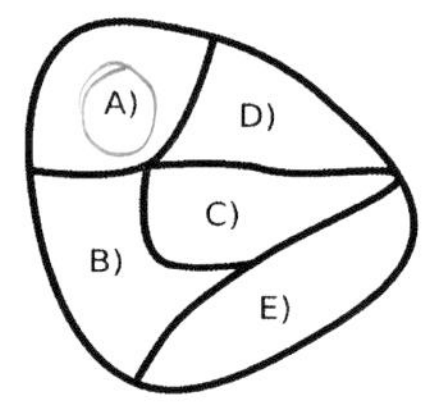

4.

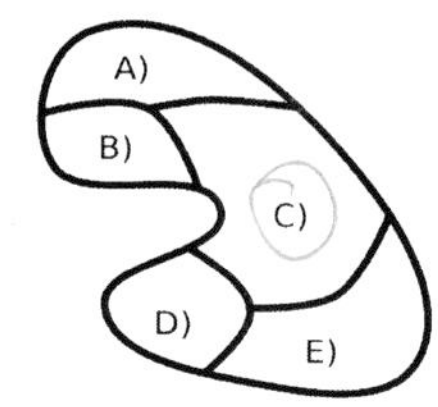

5.

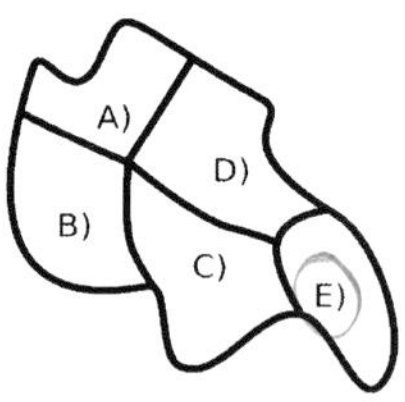

6.

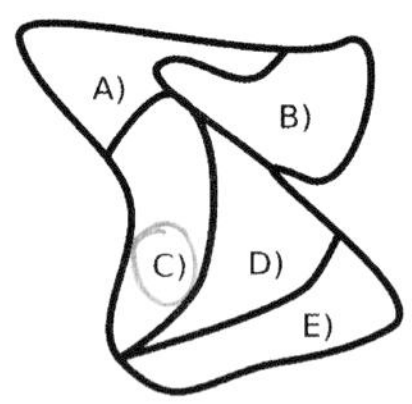

7.

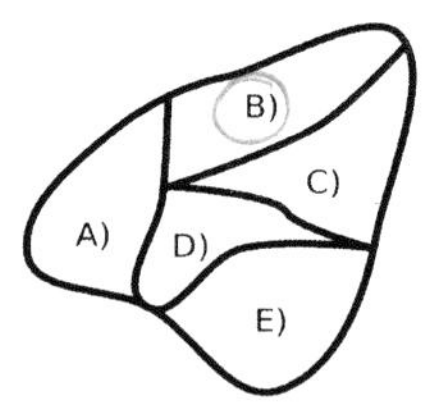

8.

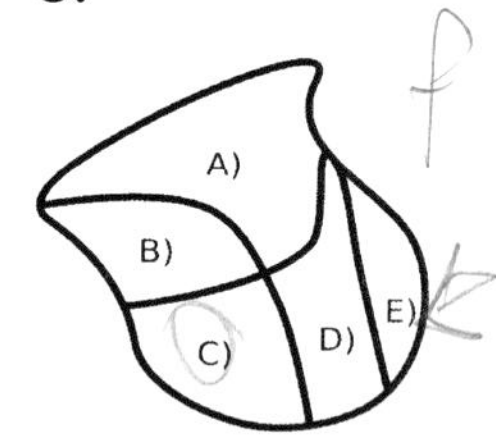

9.

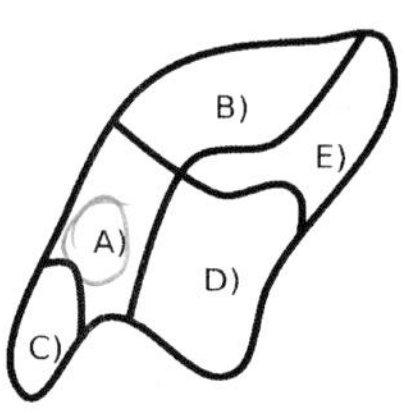

10.

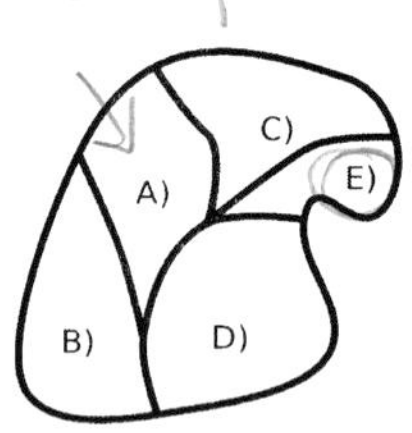

11.

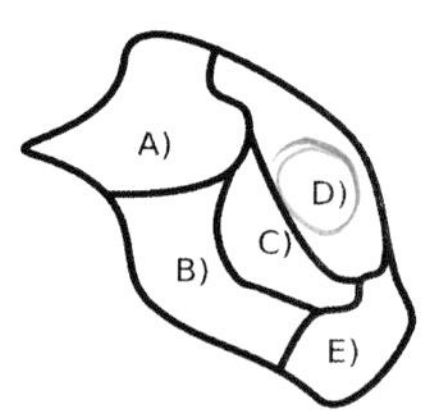

12.

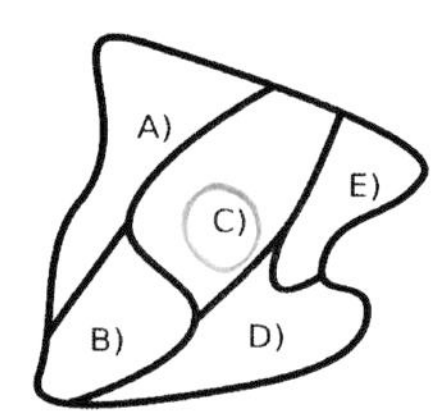

13.

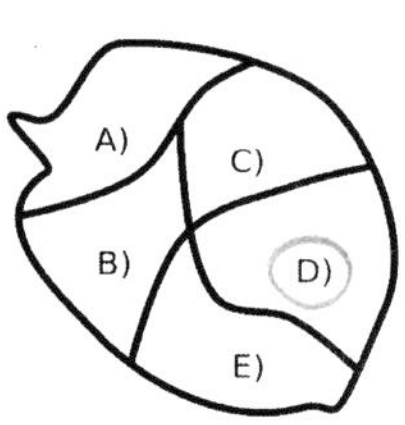

14.

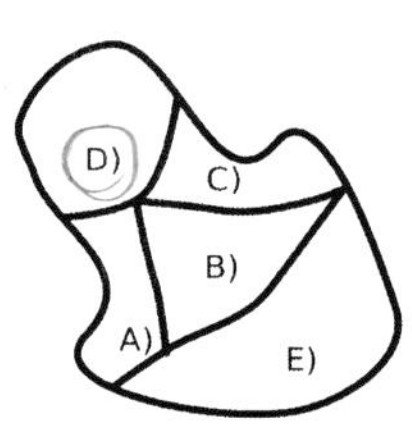

15.

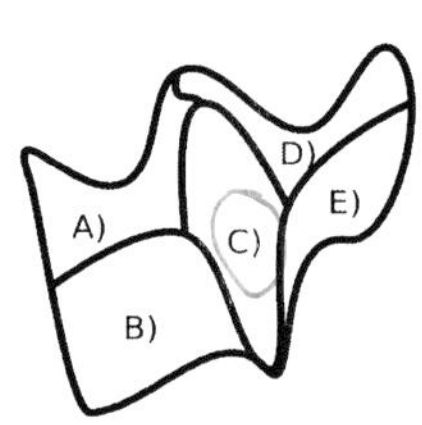

16.

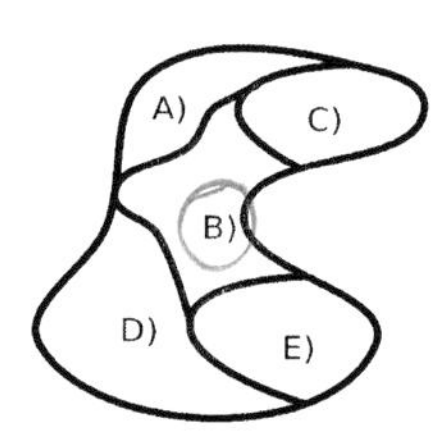

17.

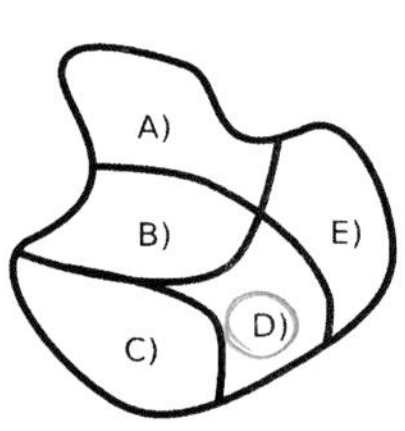

18.

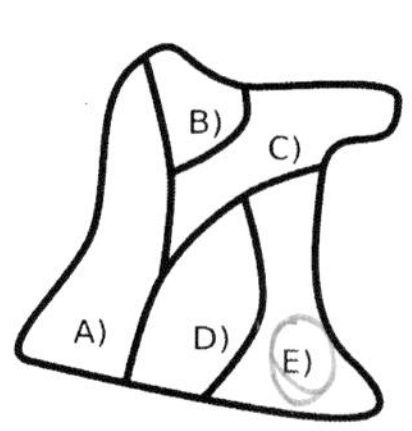

19.

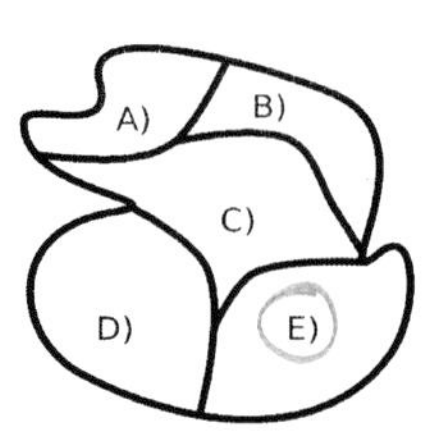

20.

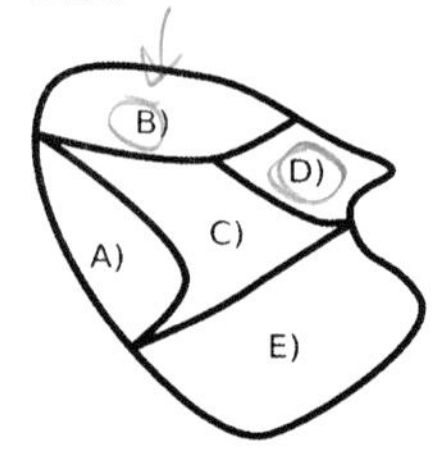

FAKTEN LERNEN 5

LERNZEIT 7 MINUTEN

1) Die aufgeregte Patientin ist von Beruf ...

(A) Fahrlehrerin
(B) Zoologin
(C) App-Entwicklerin
(D) Metallgestalterin
(E) Artistin

2) Der Golflehrer ist...

(A) verbittert
(B) verschwiegen
(C) aufbrausend
(D) ruhig
(E) aufgeregt

3) Das Alter des Biobauern beträgt ...

(A) ca. 23 Jahre
(B) ca. 35 Jahre
(C) ca. 45 Jahre
(D) ca. 55 Jahre
(E) ca. 70 Jahre

4) Der Informatiker leidet an ...

(A) Vorhautverengung
(B) Schwindelanfälle
(C) Blasenkrebs
(D) Durchblutungsstörung
(E) Depressive Episode

5) Der Patient mit dem Blasenkrebs ist von Beruf ...

(A) Choreograf
(B) Game-Designer
(C) Informatiker
(D) Metzger
(E) Tänzer

6) Die Fahrlehrerin ist ...

(A) verbittert
(B) verschwiegen
(C) aufbrausend
(D) ruhig
(E) aufgeregt

7) Die Diagnose für den Tennistrainer lautet ...

(A) Vorhautverengung
(B) Durchblutungsstörung
(C) Depressive Episode
(D) Diabetes
(E) Hautkrebs

8) Der an Diabetes erkrankte Patient ist ...

(A) ängstlich
(B) wütend
(C) durcheinander
(D) übergewichtig
(E) schlau

9) Der aufbrausende Patient heißt ...

(A) Krause
(B) Glat
(C) Becker
(D) Friedrich
(E) Otto

10) Die Diagnose für den Metzger lautet ...

(A) Grippe
(B) Schwindelanfälle
(C) Blasenkrebs
(D) Durchblutungsstörung
(E) Depressive Episode

11) Der ca. 35-jährige Patient leidet an ...

(A) Depressive Episode
(B) Bandscheibenvorfall
(C) Blasenentzündung
(D) Diabetes
(E) akute Bronchitis

12) Der übergewichtige Patient heißt ...

(A) Krüger
(B) Bechner
(C) Friedrich
(D) Glass
(E) Ziegel

13) Herr Krause ist von Beruf ...

(A) Biochemiker
(B) Tennistrainer
(C) Game-Designer
(D) Biobauer
(E) Metzger

14) Der Patient mit dem Wundbrand ist ...

(A) ca. 23 Jahre
(B) ca. 35 Jahre
(C) ca. 45 Jahre
(D) ca. 55 Jahre
(E) ca. 70 Jahre

15) Die Patientin, die Hautkrebs hat, ist ...

(A) ängstlich
(B) wütend
(C) müde
(D) pensioniert
(E) durcheinander

16) Die Weberin ist...

(A) durcheinander
(B) aufgeregt
(C) verschwiegen
(D) verbittert
(E) aufbrausend

17) Die Diagnose für die Zoologin lautet ...

(A) Grippe
(B) Hautkrebs
(C) Diabetes
(D) Vorhautverengung
(E) Bandscheibenvorfall

18) Der an einer Grippe erkrankte Patient ist ...

(A) wütend
(B) müde
(C) pensioniert
(D) durcheinander
(E) ängstlich

19) Der misstrauische Patient heißt ...

(A) Krüger
(B) Kiesel
(C) Friedrich
(D) Glass
(E) Ziegel

20) Die Diagnose für den Biobauer lautet ...

(A) Bänderriss
(B) Durchblutungsstörung
(C) Hautkrebs
(D) Wundbrand
(E) Rückenschmerzen

1.
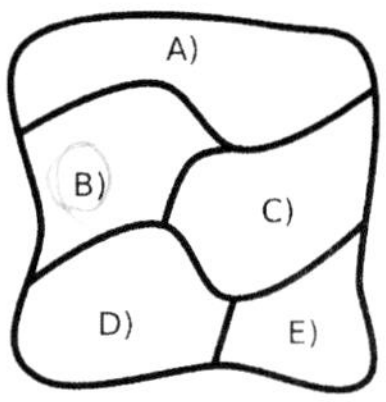

2.
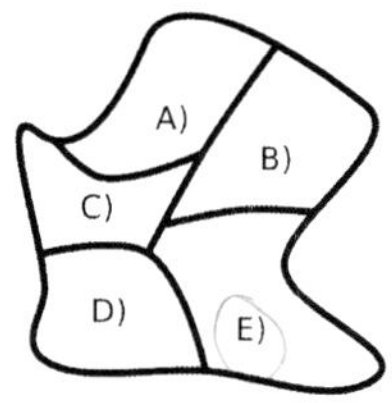

3.
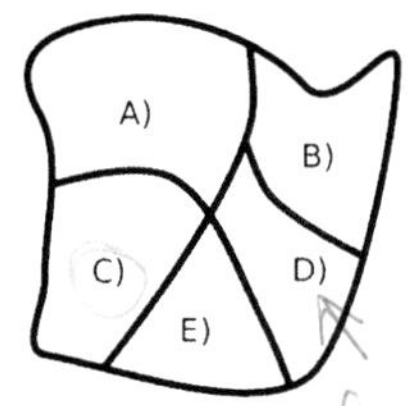

4.
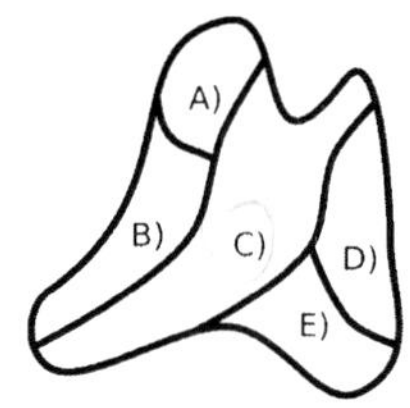

5.
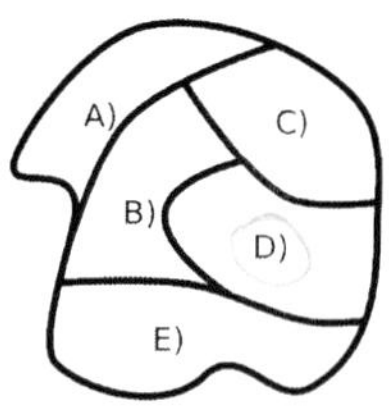

6.
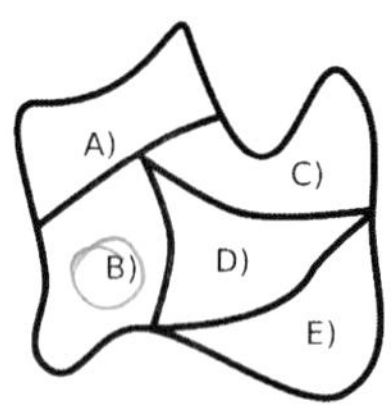

7.
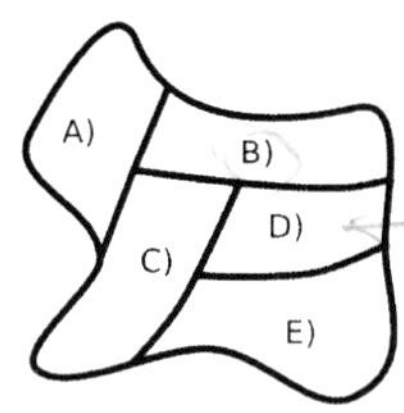

8.
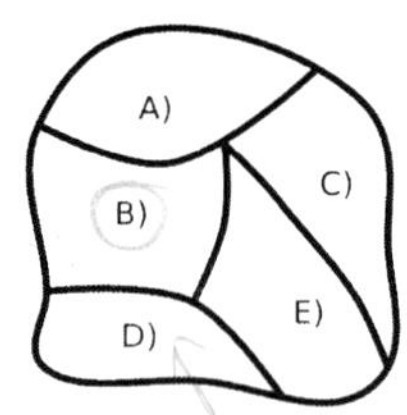

9.
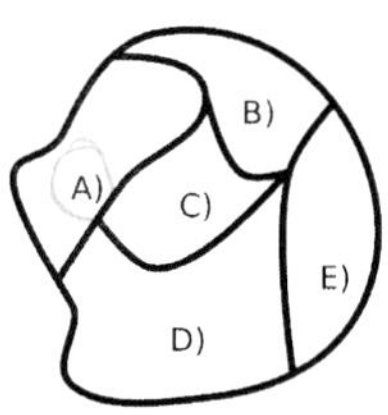

10.
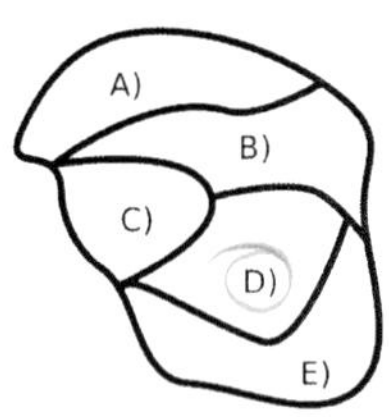

11.
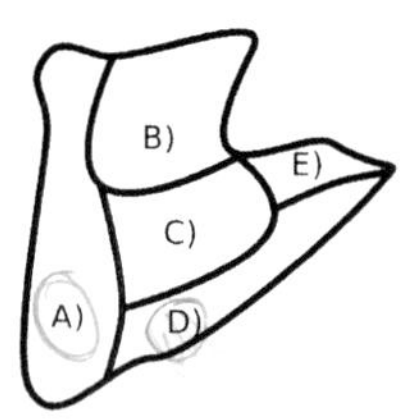

12.
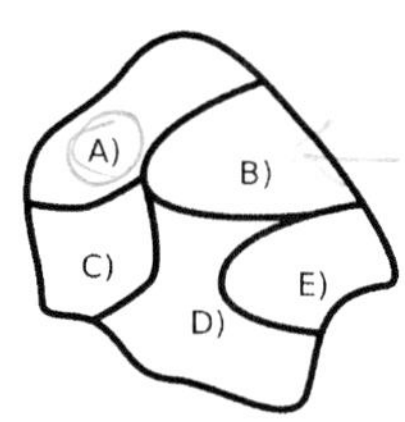

13.
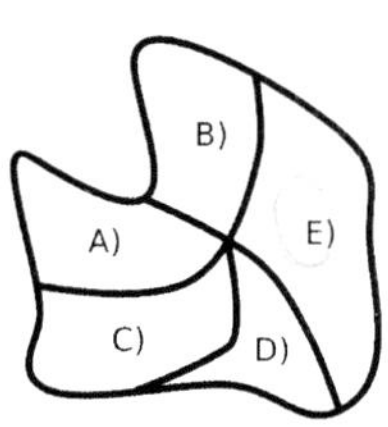

14.
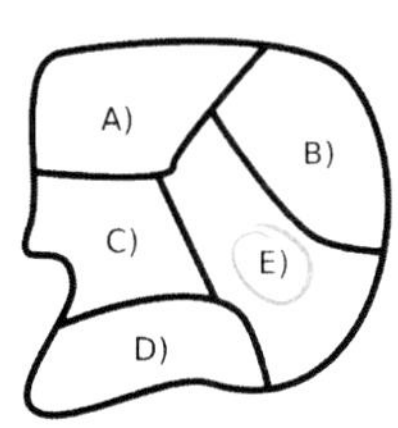

15.
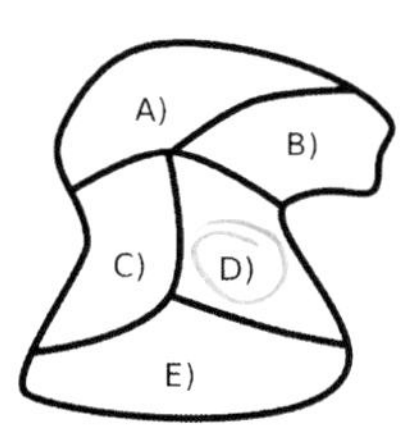

16.
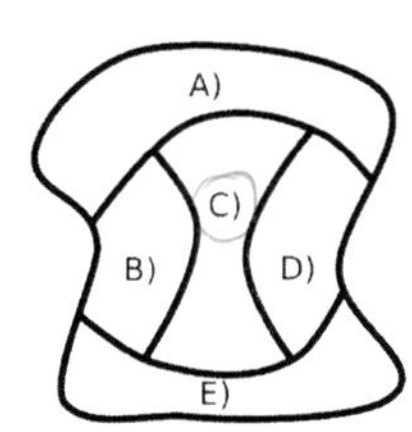

17.
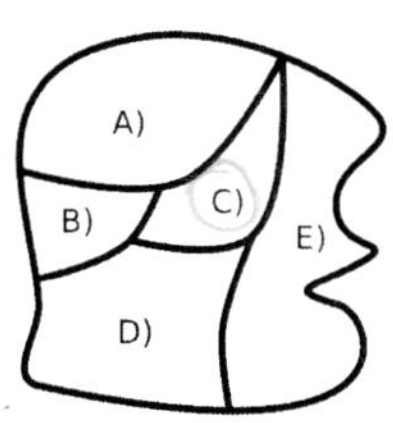

18.
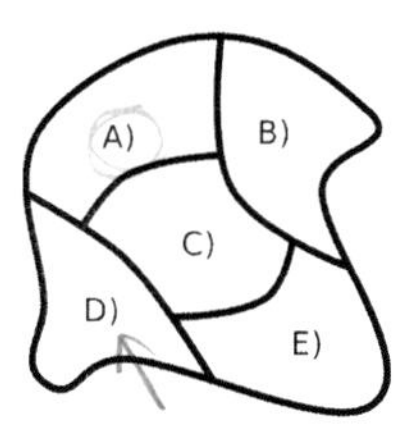

19.
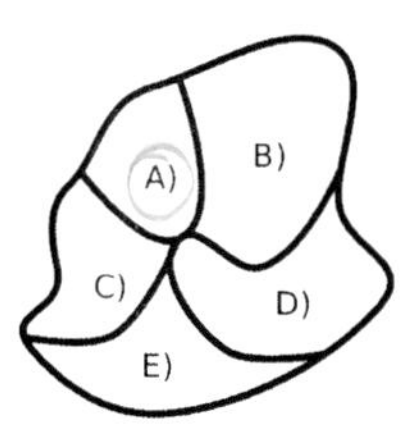

20.
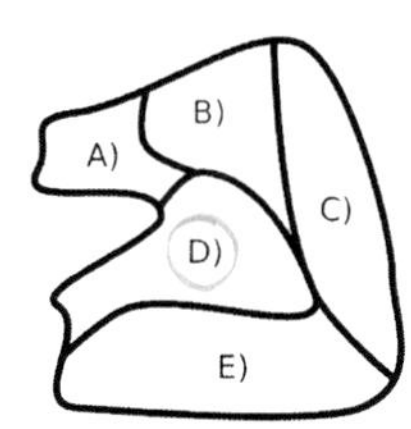

FAKTEN LERNEN 6

LERNZEIT 7 MINUTEN

1) Die selbstbewusste Patientin ist von Beruf ...

(A) Beamtin
(B) Reitlehrerin
(C) Krankenschwester
(D) Blumenhändlerin
(E) Sekretärin

2) Der Sanitäter ist ...

(A) redegewandt
(B) elegant
(C) ausgeglichen
(D) muskulös
(E) altmodisch

3) Das Alter des Sanitäters beträgt ...

(A) ca. 20 Jahre
(B) ca. 30 Jahre
(C) ca. 40 Jahre
(D) ca. 50 Jahre
(E) ca. 60 Jahre

4) Der Förster leidet an ...

(A) Fieber
(B) Bluthochdruck
(C) Hypotonie
(D) Hämorrhoiden
(E) Rückenschmerzen

5) Der Patient mit dem Magenulkus ist von Beruf ...

(A) Detektiv
(B) Gärtner
(C) Jurist
(D) Frührentner
(E) Tierarzt

6) Die Krankenschwester ist...

(A) redegewandt
(B) ausgeglichen
(C) redelustig
(D) altmodisch
(E) faul

7) Die Diagnose für den Jurist lautet ...

(A) Bauchschmerzen
(B) Magenulkus
(C) Fieber
(D) Magenkrebs
(E) Rückenschmerzen

8) Der an Bauchschmerzen erkrankte Patient ist ...

(A) innovativ
(B) redegewandt
(C) überzeugend
(D) muskulös
(E) redelustig

9) Der elegante Patient heißt ...

(A) Koch
(B) Kellner
(C) Mutz
(D) Blaus
(E) Pfeiffer

10) Die Diagnose für den Tierarzt lautet ...

(A) Fieber
(B) chronische Entzündung
(C) Durchfall
(D) Verstopfung
(E) Hypotonie

11) Die ca. 20-jährige Patientin leidet an ...

(A) Hypotonie
(B) Migräne
(C) Schlafstörungen
(D) Durchfall
(E) Verstopfung

12) Der muskulöse Patient heißt ...

(A) Pfeiffer
(B) Schnalzer
(C) Grüner
(D) Blaus
(E) Kellner

13) Herr Mutz ist von Beruf ...

(A) Förster
(B) Gärtner
(C) Jurist
(D) Frührentner
(E) Viehhändler

14) Der Patient mit den Rückenschmerzen ist...

(A) ca. 20 Jahre
(B) ca. 30 Jahre
(C) ca. 40 Jahre
(D) ca. 50 Jahre
(E) ca. 60 Jahre

15) Die Patientin, die Verstopfung hat, ist ...

(A) faul
(B) redegewandt
(C) überzeugend
(D) redelustig
(E) altmodisch

16) Frau Schwarz ist ...

(A) innovativ
(B) redegewandt
(C) hübsch
(D) nervös
(E) altmodisch

17) Die Diagnose für die Sekretärin lautet:

(A) Hypotonie
(B) Schlafstörungen
(C) Hautausschlag
(D) Durchfall
(E) Magenkrebs

18) Die Patientin mit Durchfall ist von Beruf ...

(A) Krankenschwester
(B) Blumenhändlerin
(C) Beamtin
(D) Sekretärin
(E) Reitlehrerin

19) Die Diagnose für Frau Helmer lautet ...

(A) Hypotonie
(B) Schlafstörungen
(C) Migräne
(D) Durchfall
(E) Magenkrebs

20) Der Patient mit Hypotonie ist ...

(A) innovativ
(B) elegant
(C) selbstbewusst
(D) muskulös
(E) altmodisch

16/20

FIGUREN LERNEN 7 — LERNZEIT 5 MINUTEN

1.

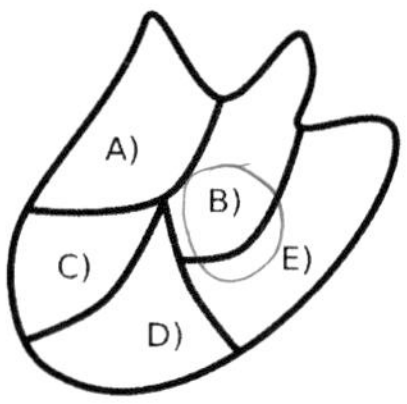

2.

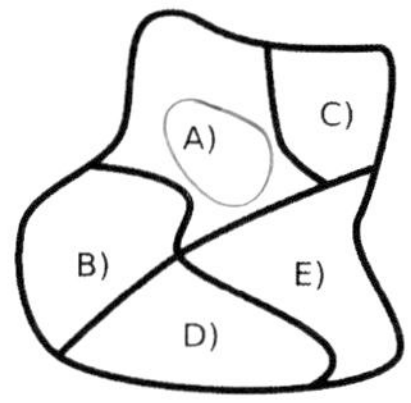

3.

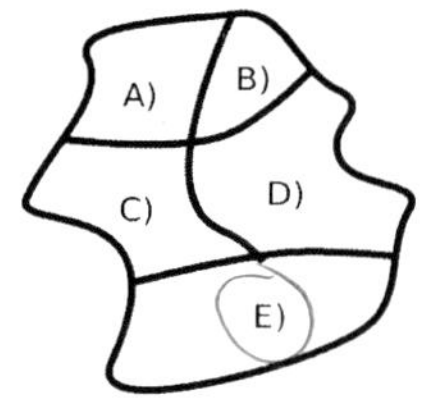

4.

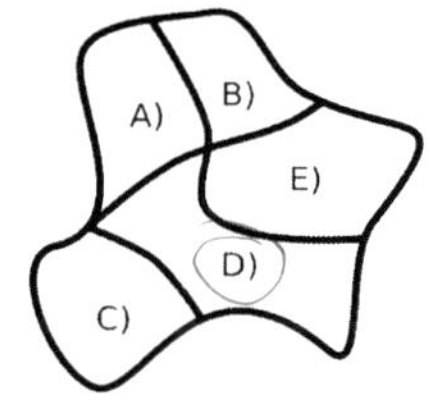

5.

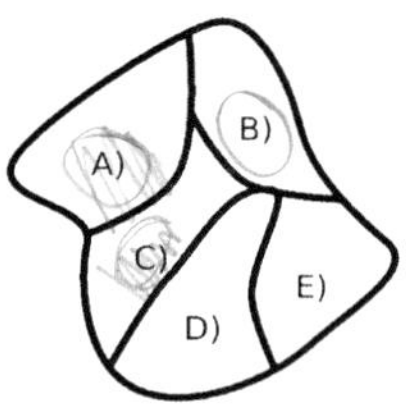

6.

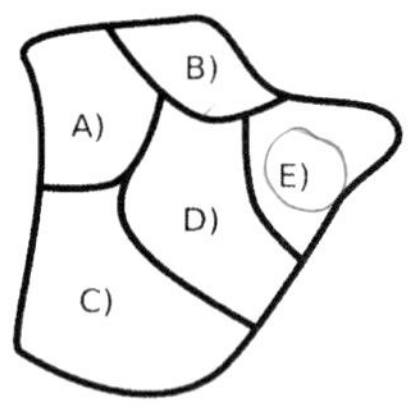

7.

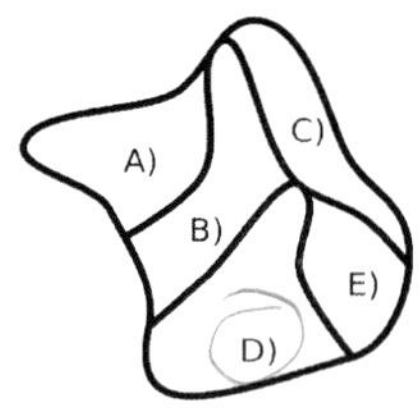

8.

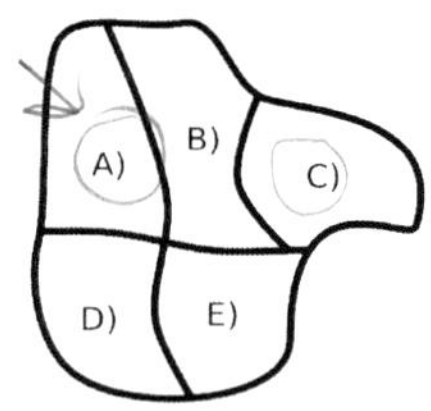

9.

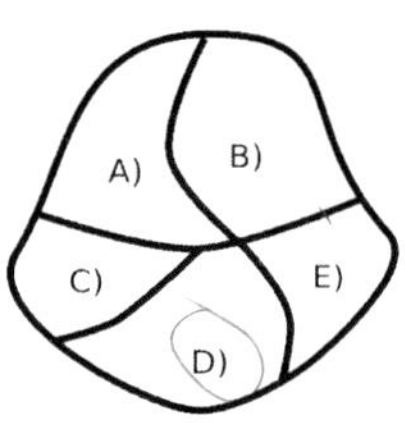

10.

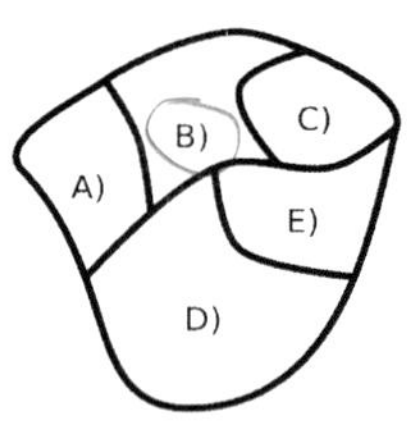

11.

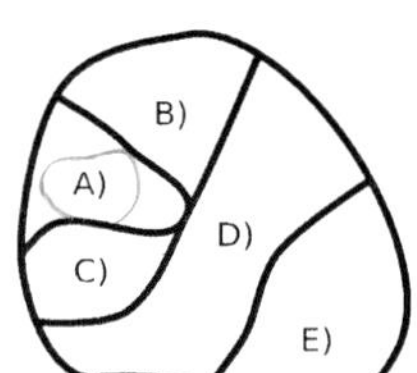

12.

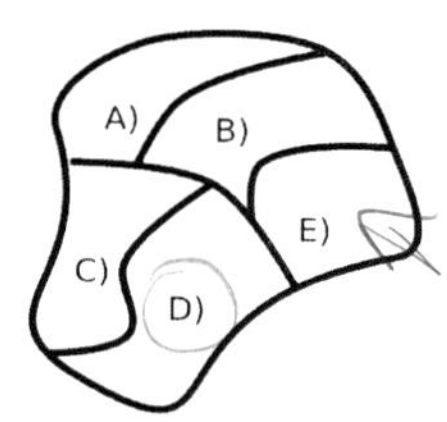

13.

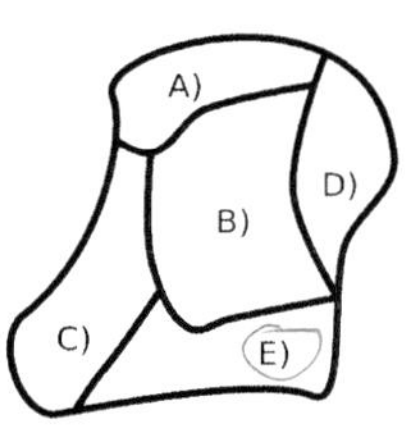

14.

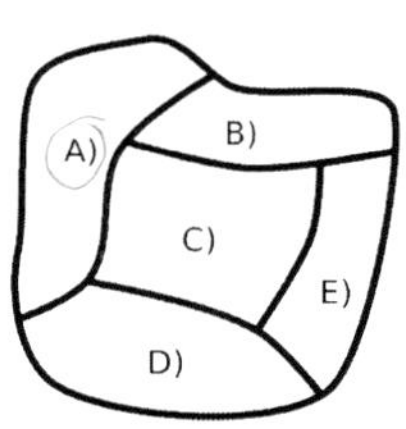

15.

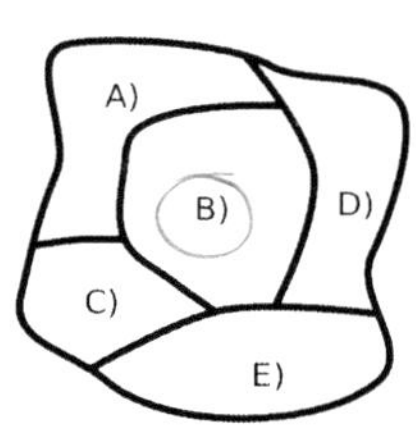

16.

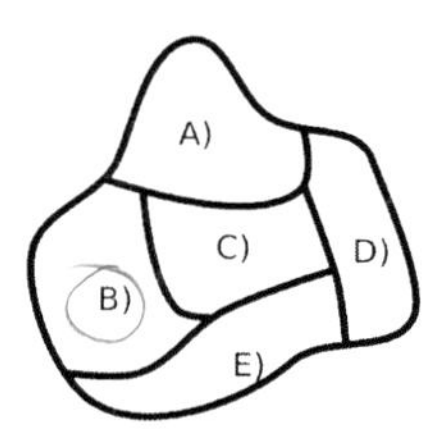

17.

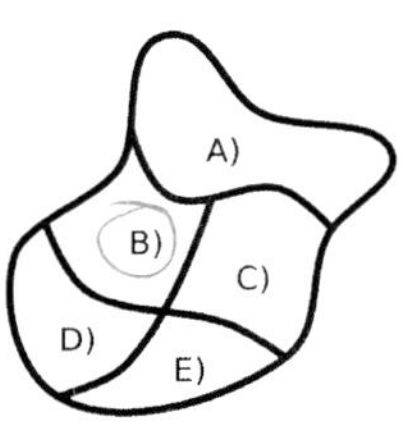

18.

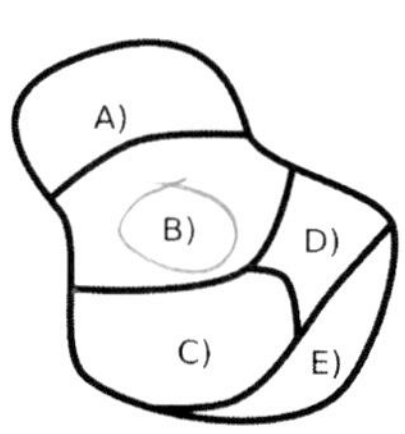

19.

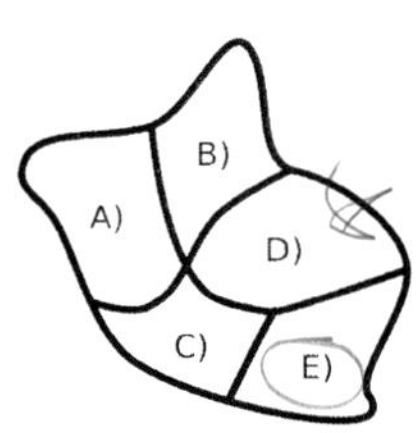

20.

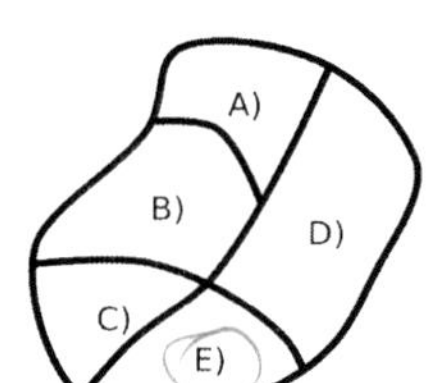

1) Die magere Patientin ist von Beruf ...

(A) Kellnerin
(B) Studentin
(C) Briefträgerin
(D) Vermieterin
(E) Mechanikerin

2) Die Diagnose für den Gärtner lautet ...

(A) Tropeninfektion
(B) Psychose
(C) Alkoholentzug
(D) Thrombose
(E) Niereninsuffizienz

3) Das Alter der Studentin beträgt ...

(A) ca. 22 Jahre
(B) ca. 32 Jahre
(C) ca. 45 Jahre
(D) ca. 55 Jahre
(E) ca. 70 Jahre

4) Frau Gelbner ist von Beruf ...

(A) Vermieterin
(B) Mechanikerin
(C) Studentin
(D) Briefträgerin
(E) Kellnerin

5) Der an einer Platzwunde leidende Patient ist von Beruf ...

(A) Barmann
(B) Koch
(C) Professor
(D) Lehrer
(E) Plantagenbesitzer

6) Die Diagnose für Herrn Roter lautet ...

(A) Thrombose
(B) Hautkrebs
(C) Bluthochdruck
(D) Psychose
(E) Schlaganfall

7) Die ca. 32-jährige Patientin leidet an ...

(A) Lungenkrebs
(B) Hautkrebs
(C) Darminfektion
(D) Pilzinfektion
(E) Raucherhusten

8) Herr Tuchner ist ...

(A) ca. 22 Jahre
(B) ca. 32 Jahre
(C) ca. 45 Jahre
(D) ca. 55 Jahre
(E) ca. 70 Jahre

9) Der Patient mit dem Bluthochdruck heißt ...

(A) Metzger
(B) Müller
(C) Roter
(D) Lahm
(E) Breitner

10) Der Patient mit der Platzwunde ist ...

(A) vital
(B) verwitwet
(C) übergewichtig
(D) nicht ansprechbar
(E) müde

11) Die an Pilzinfektion erkrankte Patientin ist von Beruf ...

(A) Kellnerin
(B) Briefträgerin
(C) Vermieterin
(D) Mechanikerin
(E) Studentin

12) Die Vermieterin heißt ...

(A) Metzger
(B) Müller
(C) Roter
(D) Lahm
(E) Breitner

13) Der Professor ist ...

(A) vital
(B) verwitwet
(C) im Isolationszimmer
(D) nicht ansprechbar
(E) müde

14) Der altkluge Patient heißt ...

(A) Brot
(B) Tort
(C) Breitner
(D) Lahm
(E) Seider

15) Der an Schlaganfall erkrankte Patient ist ...

(A) vital
(B) übergewichtig
(C) nicht ansprechbar
(D) müde
(E) neugierig

16) Das Alter der molligen Patientin beträgt ...

(A) ca. 22 Jahre
(B) ca. 32 Jahre
(C) ca. 45 Jahre
(D) ca. 55 Jahre
(E) ca. 70 Jahre

17) Die gelangweilte Patientin ist von Beruf ...

(A) Kellnerin
(B) Studentin
(C) Briefträgerin
(D) Vermieterin
(E) Mechanikerin

18) Die Briefträgerin heißt ...

(A) Wolpert
(B) Gelbner
(C) Roter
(D) Blaurer
(E) Tuchner

19) Die Diagnose für den Koch lautet ...

(A) Tropeninfektion
(B) Psychose
(C) Alkoholentzug
(D) Thrombose
(E) Niereninsuffizienz

20) Die Briefträgerin ist ...

(A) vital
(B) verwitwet
(C) übergewichtig
(D) nicht ansprechbar
(E) mollig

20/20

FIGUREN LERNEN 8 **LERNZEIT 5 MINUTEN**

1.

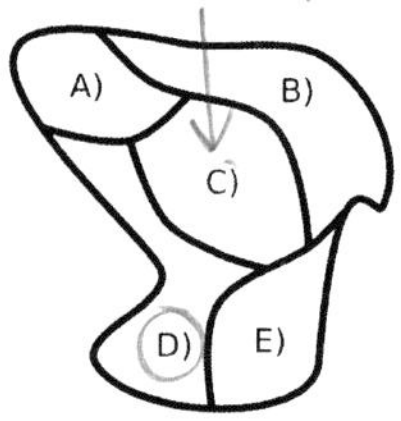

2.

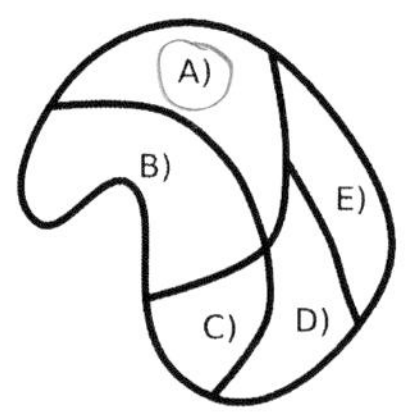

3.

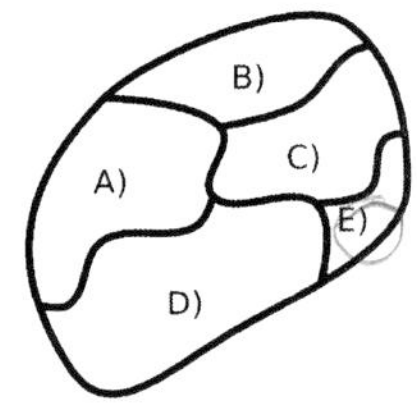

4.

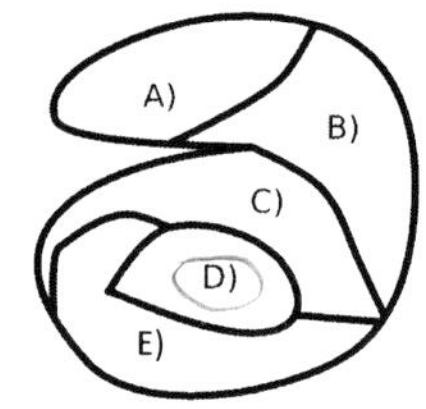

5.

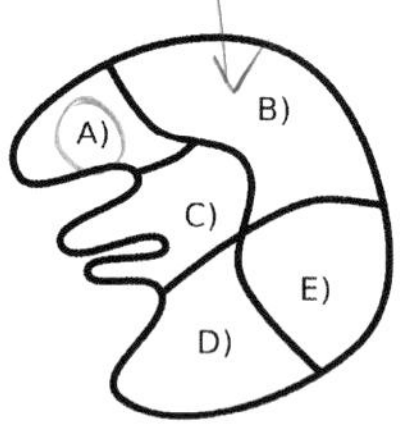

6.

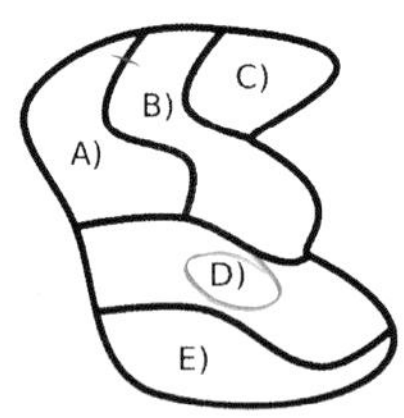

7.

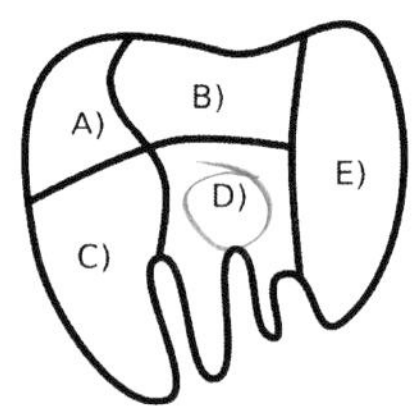

8.

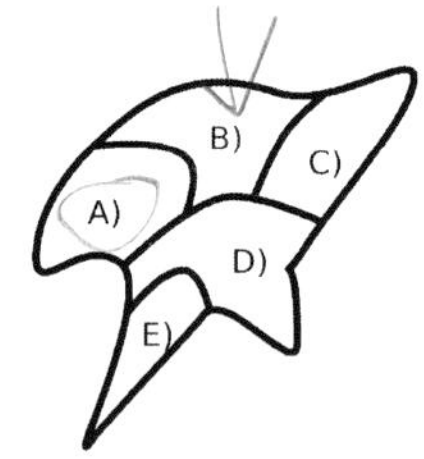

9.

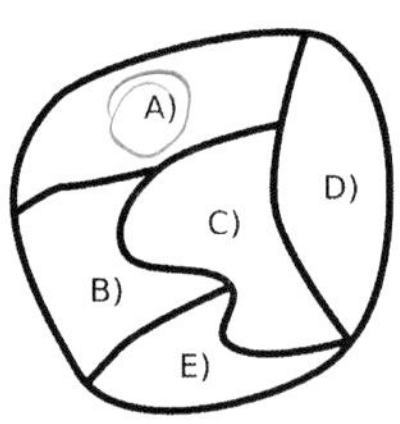

10.

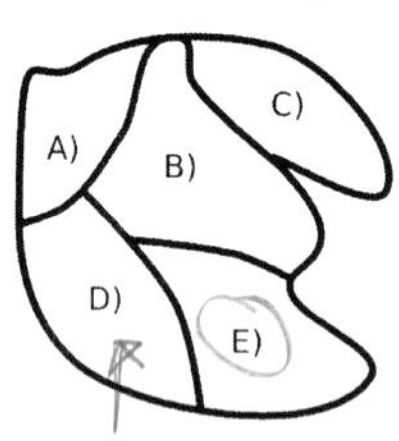

11.

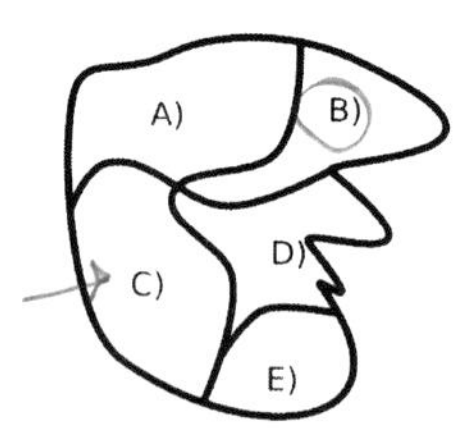

12.

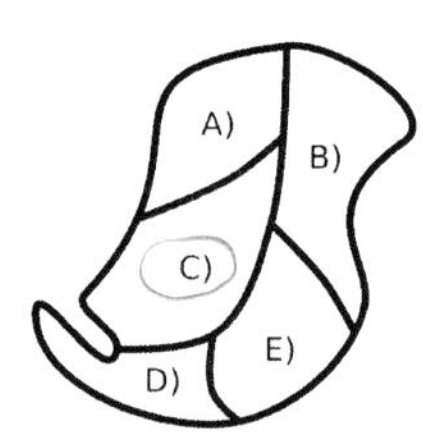

13.

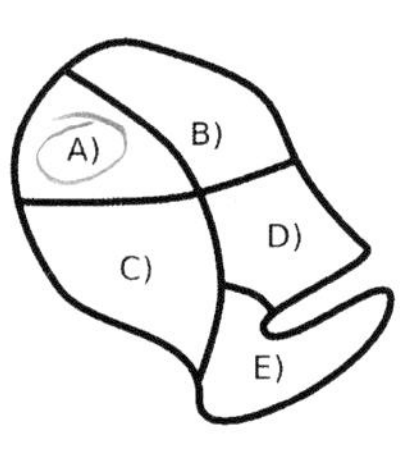

14.

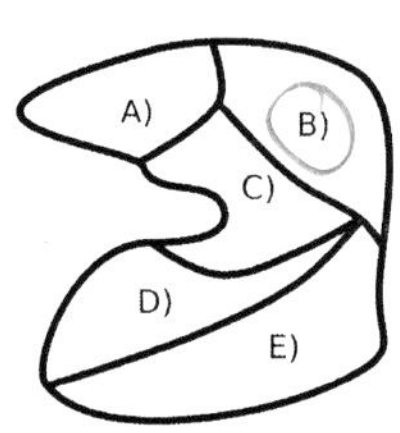

15.

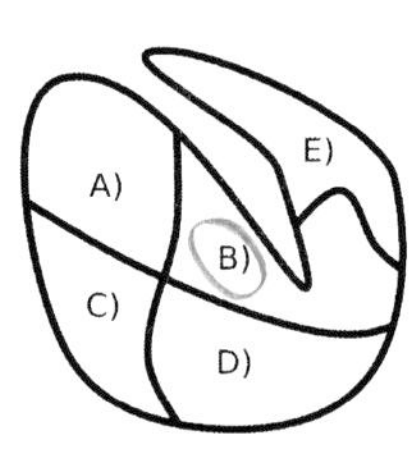

16.

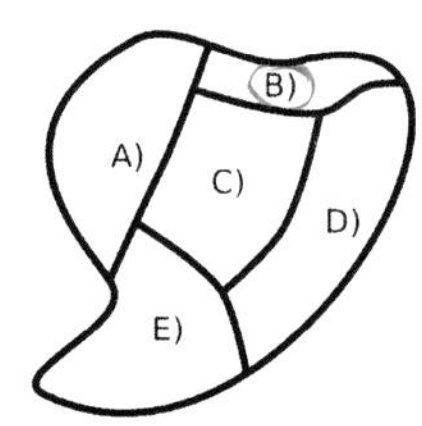

17.

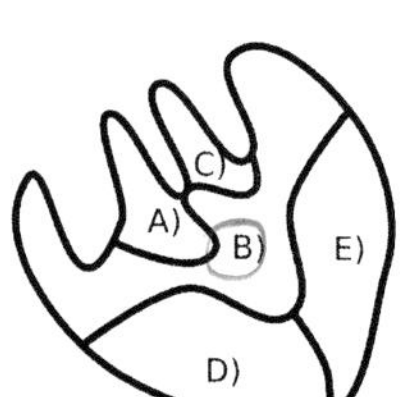

18.

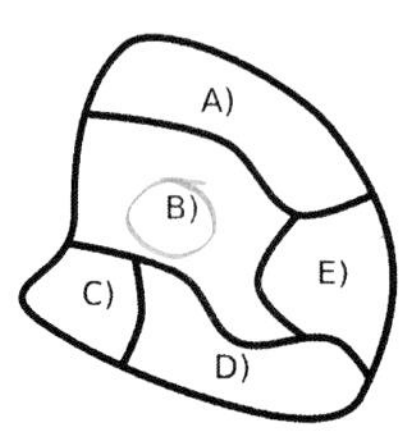

19.

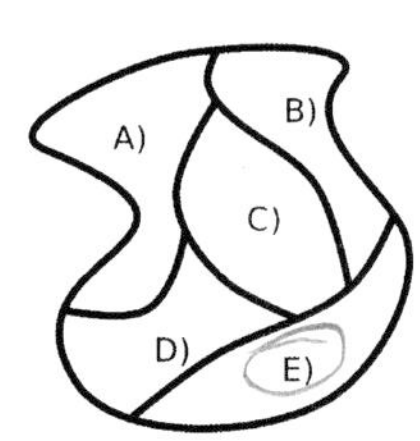

20.

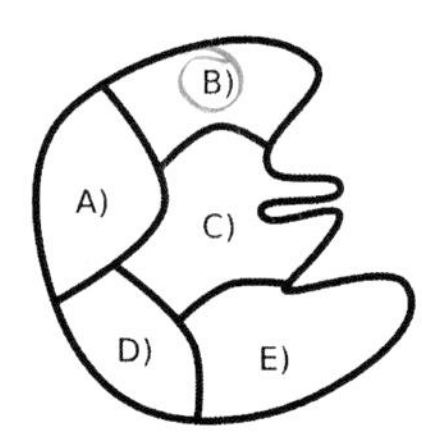

FAKTEN LERNEN 8

LERNZEIT 7 MINUTEN

1) Die gemütliche Patientin ist von Beruf ...

(A) Altenpflegerin
(B) Fußpflegerin
(C) Patentanwältin
(D) Schilehrerin
(E) Landschaftsgärtnerin

2) Der Saunawart ist ...

(A) frech
(B) aufgewühlt
(C) sportlich
(D) verbissen
(E) ruhig

3) Das Alter des Botanikers beträgt ...

(A) ca. 22 Jahre
(B) ca. 33 Jahre
(C) ca. 45 Jahre
(D) ca. 55 Jahre
(E) ca. 65 Jahre

4) Der Atomphysiker leidet an ...

(A) Nasenbeinbruch
(B) Nasenbluten
(C) Zungenkrebs
(D) Gehirntumor
(E) Trümmerbruch

5) Der Patient mit dem Haarausfall ist von Beruf ...

(A) Liftwart
(B) Winzer
(C) Botaniker
(D) Diätologe
(E) Musiktherapeut

6) Die Fußpflegerin ist...

(A) traurig
(B) gemütlich
(C) kindlich
(D) verbittert
(E) ruhig

7) Die Diagnose für den Liftwart lautet ...

(A) Gallensteine
(B) viraler Infekt
(C) Trümmerbruch
(D) Neurodermitis
(E) Leberzirrhose

8) Der an Leberzirrhose erkrankte Patient ist ...

(A) ängstlich
(B) aufgewühlt
(C) sportlich
(D) ruhig
(E) intelligent

9) Der freche Patient heißt ...

(A) Winter
(B) Schwab
(C) Herbst
(D) Wolf
(E) Fuchs

10) Die Diagnose für den Diätologen lautet ...

(A) Neurodermitis
(B) Haarausfall
(C) Nasenbluten
(D) Nasenbeinbruch
(E) Gehirntumor

11) Die ca. 55-jährige Patientin leidet an ...

(A) Harnsteine
(B) viralem Infekt
(C) Trümmerbruch
(D) Nasenbeinbruch
(E) Zungenkrebs

12) Der verbissene Patient heißt ...

(A) Lorenz
(B) Ludwig
(C) Wolf
(D) Fuchs
(E) Galger

13) Herr Winter ist von Beruf ...

(A) Ingenieur
(B) Atomphysiker
(C) Saunawart
(D) Liftwart
(E) Bergführer

14) Der Patient mit den Krampfadern ist...

(A) ca. 22 Jahre
(B) ca. 33 Jahre
(C) ca. 45 Jahre
(D) ca. 55 Jahre
(E) ca. 65 Jahre

15) Der Patient, der Neurodermitis hat, ist ...

(A) betrunken
(B) verbittert
(C) ruhig
(D) kindlich
(E) ängstlich

16) Frau Lorenz ist...

(A) gemütlich
(B) aufgewühlt
(C) mollig
(D) frech
(E) traurig

17) Die Diagnose für die Altenpflegerin lautet ...

(A) Haarausfall
(B) Nasenbeinbruch
(C) Krampfadern
(D) Trümmerbruch
(E) Asthma bronchiale

18) Die Patientin mit dem Nasenbeinbruch ist von Beruf ...

(A) Altenpflegerin
(B) Landschaftsgärtnerin
(C) Schilehrerin
(D) Masseurin
(E) Fußpflegerin

19) Die Diagnose für Frau Böhm lautet ...

(A) Harnstein
(B) Trümmerbruch
(C) Nasenbeinbruch
(D) viraler Infekt
(E) bakterielle Entzündung

20) Der Patient mit Leberzirrhose ist ...

(A) gutaussehend
(B) mollig
(C) intelligent
(D) aufgewühlt
(E) sportlich

12/19

FIGUREN LERNEN 9 — LERNZEIT 5 MINUTEN

1.

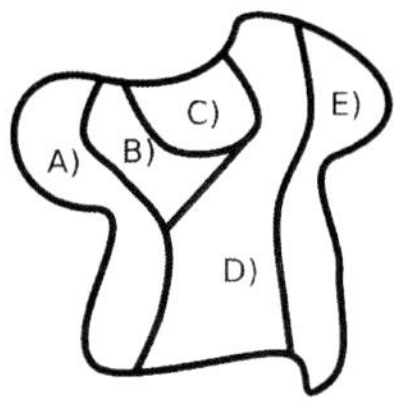

2.

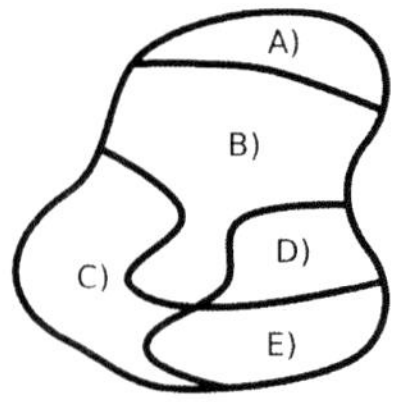

3.

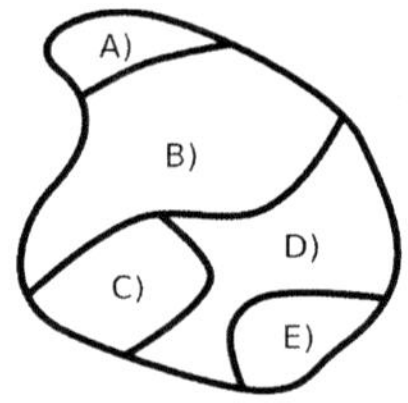

4.

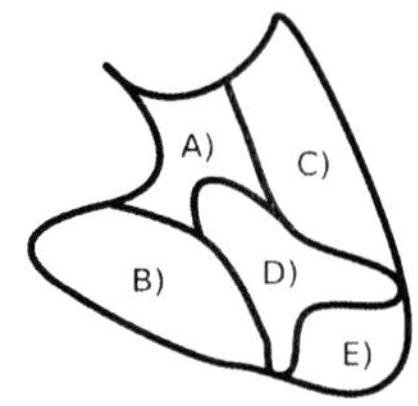

5.

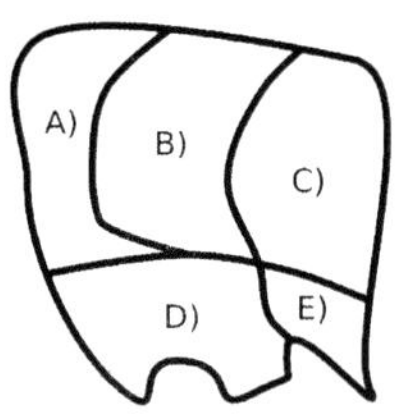

6.

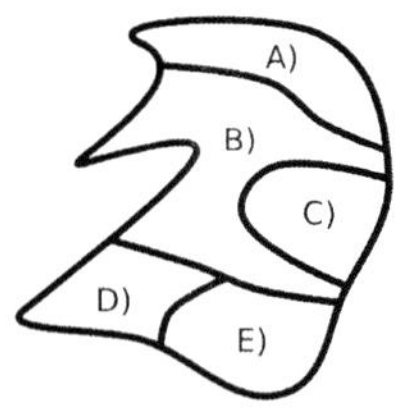

7.

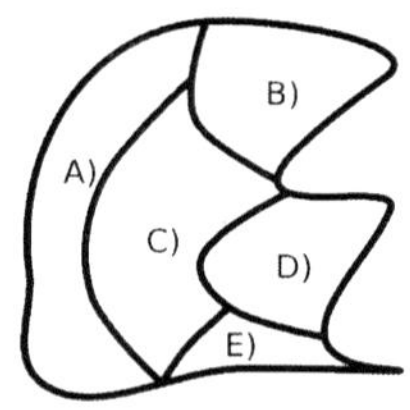

8.

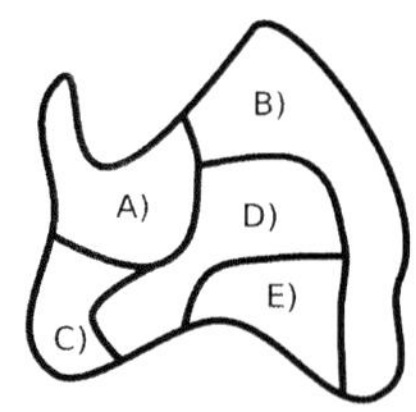

9.

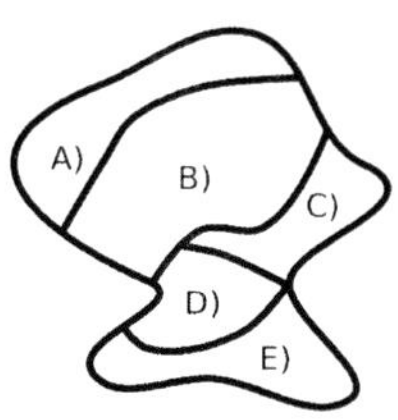

10.

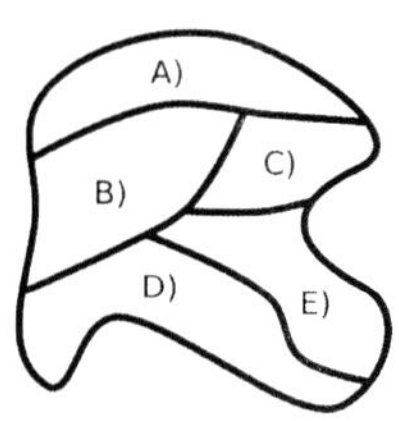

11.

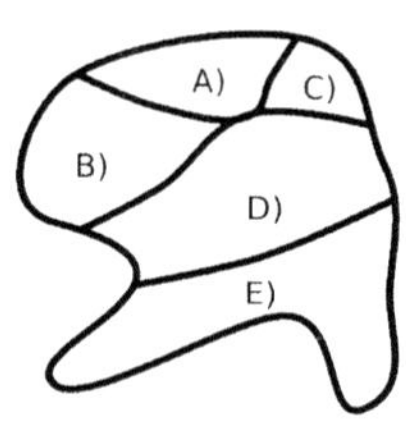

12.

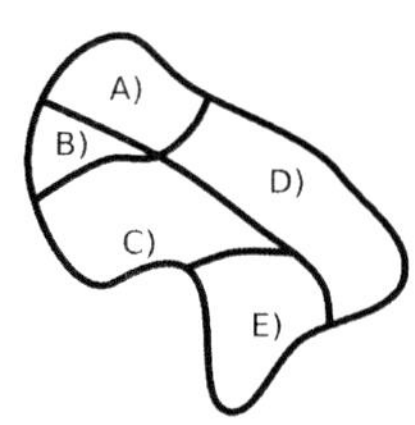

13.

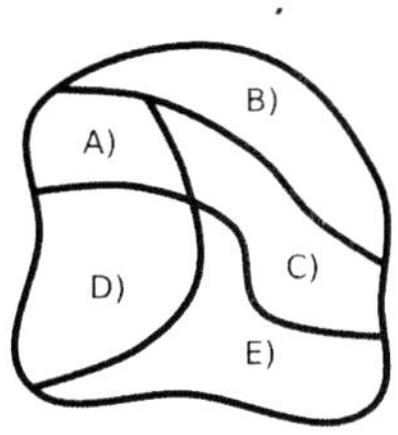

14.

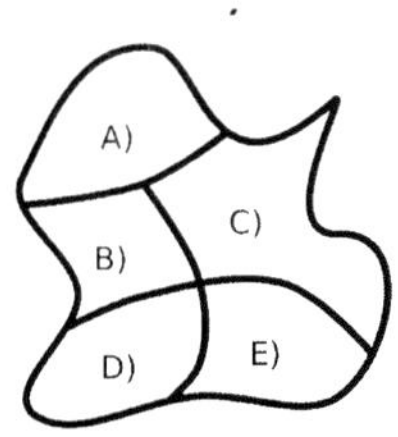

15.

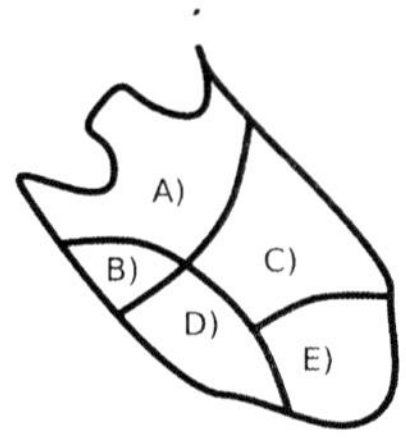

16.

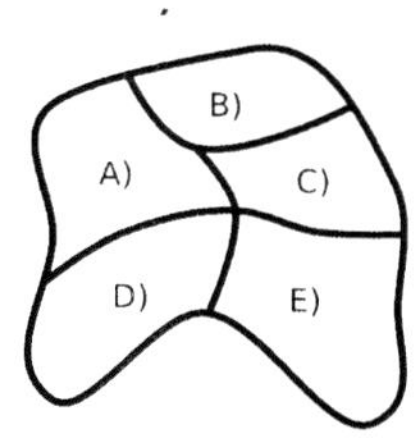

17.

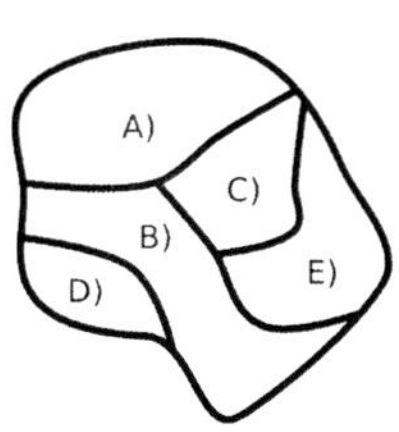

18.

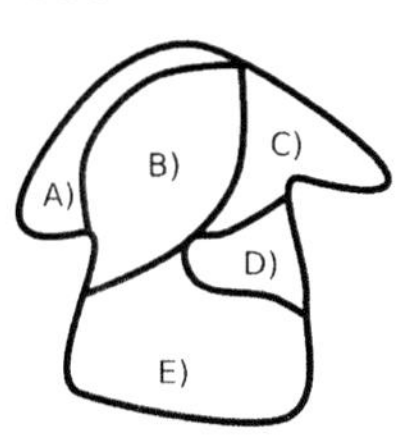

19.

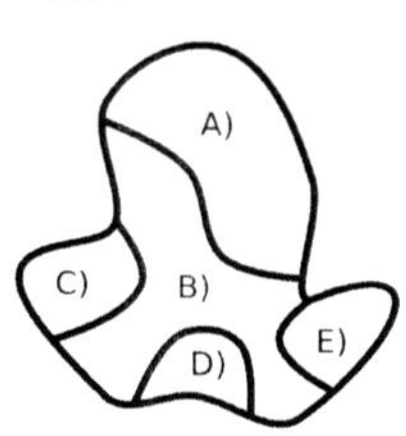

20.

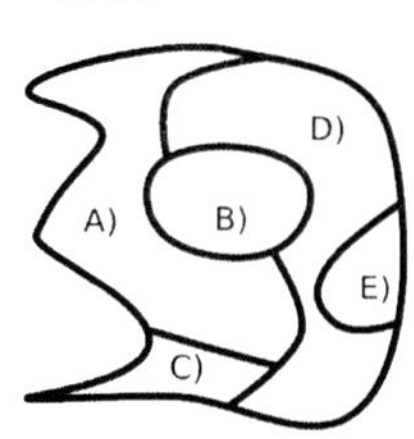

FAKTEN LERNEN 9 LERNZEIT 7 MINUTEN

1) Die kleingeistige Patientin ist von Beruf ...

(A) Raumplanerin
(B) Kunstofftechnikerin
(C) Verkäuferin
(D) Beraterin
(E) Amtsgehlfin

2) Der Kulturtechniker ist ...

(A) schlau
(B) kaltschnäuzig
(C) sachlich
(D) abgestumpft
(E) blind

3) Das Alter der Sportbetreuerin beträgt ...

(A) ca. 18 Jahre
(B) ca. 25 Jahre
(C) ca. 30 Jahre
(D) ca. 40 Jahre
(E) ca. 70 Jahre

4) Der Jurist leidet an ...

(A) Rippenbruch
(B) Impotenz
(C) Inkontinenz
(D) Darminfekt
(E) Prellung

5) Der Patient mit der Schürfwunde ist von Beruf ...

(A) Außendienstler
(B) Kunststofftechniker
(C) Jurist
(D) Profisportler
(E) Rechtswissenschaftler

6) Die Amtsgehilfin ist...

(A) kindisch
(B) klug
(C) blind
(D) schwerhörig
(E) gemächlich

7) Die Diagnose für den Sportarzt lautet ...

(A) Gehörsturz
(B) Übelkeit
(C) Inkontinenz
(D) Rippenbruch
(E) Darminfekt

8) Der an Impotenz erkrankte Patient ist ...

(A) faul
(B) fleißig
(C) schlau
(D) sachlich
(E) kindisch

9) Der kinderliebe Patient heißt ...

(A) Wagner
(B) Neumann
(C) König
(D) Bauer
(E) Blau

10) Die Diagnose für den Verkehrsplaner lautet ...

(A) Bänderriss
(B) Platzwunde
(C) Verbrennung
(D) Prellung
(E) Alkoholabusus

11) Die ca. 40-jährige Patientin leidet an ...

(A) Inkontinenz
(B) Rippenbruch
(C) Übelkeit
(D) Viruserkrankung
(E) Prellung

12) Der kaltschnäuzige Patient heißt ...

(A) Bauer
(B) Schäfer
(C) Grüner
(D) Mozart
(E) Schubert

13) Herr Kayser ist von Beruf ...

(A) Sportarzt
(B) Profisportler
(C) Außendienstler
(D) Kulturtechniker
(E) Jurist

14) Der Patient mit dem Diabetes-Fuß ist...

(A) ca. 18 Jahre
(B) ca. 25 Jahre
(C) ca. 30 Jahre
(D) ca. 40 Jahre
(E) ca. 70 Jahre

15) Die Patientin, die Prellungen hat, ist ...

(A) faul
(B) abgestumpft
(C) scheu
(D) fies
(E) schlau

16) Frau Wagner ist...

(A) kleingeistig
(B) kindisch
(C) klug
(D) kaltschnäuzig
(E) kinderlieb

17) Die Diagnose für die Sportbetreuerin lautet ...

(A) Bänderriss
(B) Viruserkrankung
(C) Übelkeit
(D) Inkontinenz
(E) Darminfekt

18) Die Patientin mit dem Rippenbruch ist von Beruf ...

(A) Sportbetreuerin
(B) Amtsgehilfin
(C) Verkäuferin
(D) Beraterin
(E) Raumplanerin

19) Die Diagnose für Frau Wagner lautet ...

(A) Bänderriss
(B) Alkoholabusus
(C) Viruserkrankung
(D) Gehörsturz
(E) Diabetes-Fuß

20) Der Patient mit Impotenz ist ...

(A) faul
(B) fleißig
(C) fies
(D) blind
(E) sachlich

1.

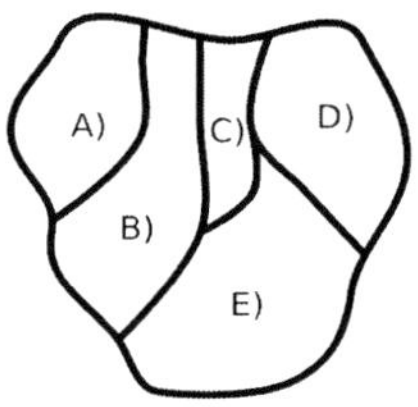

2.

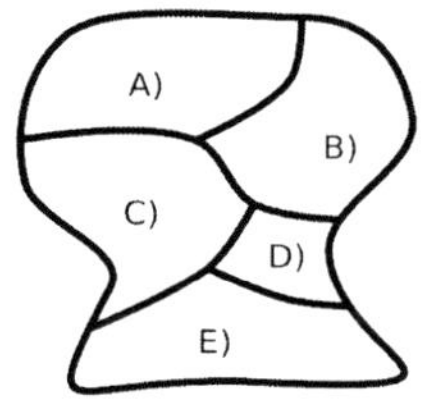

3.

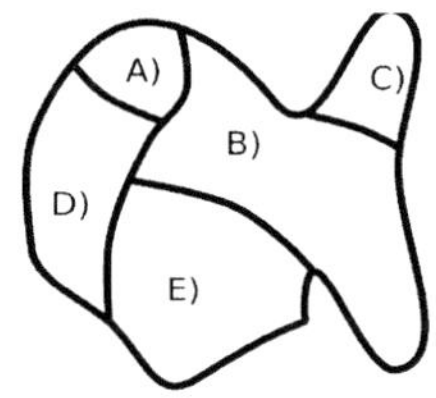

4.

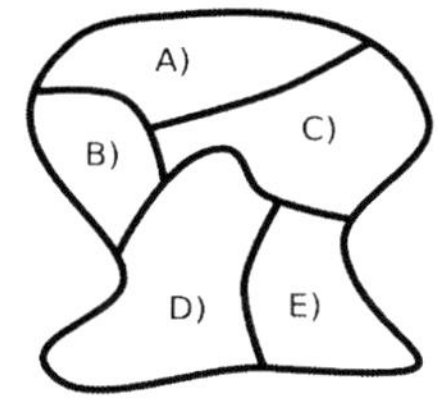

5.

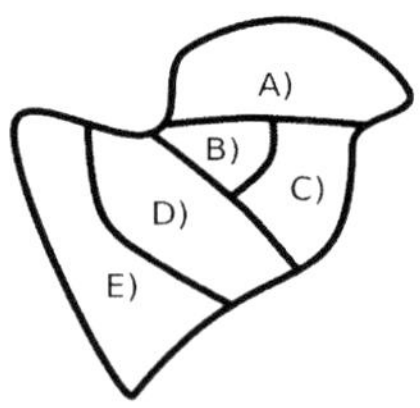

6.

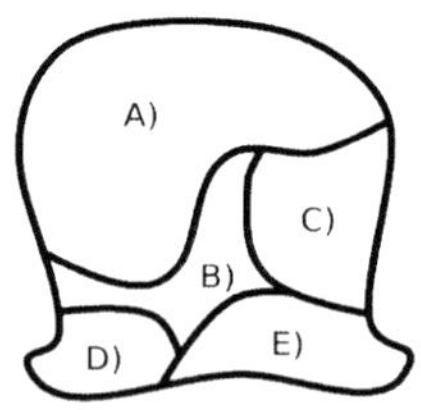

7.

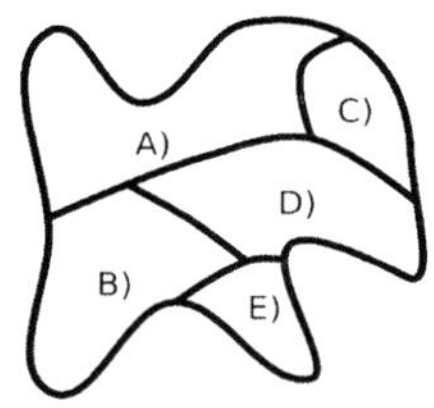

8.

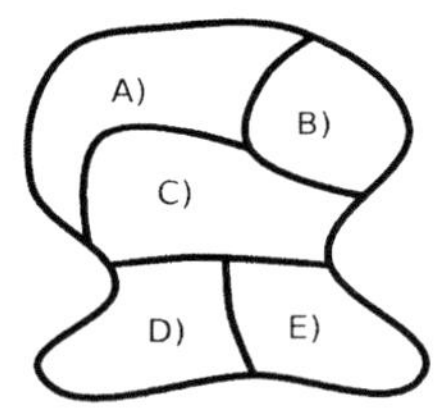

9.

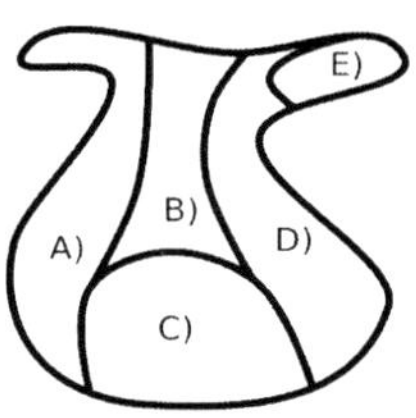

10.

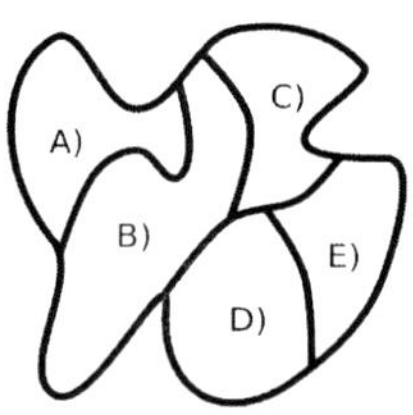

11.

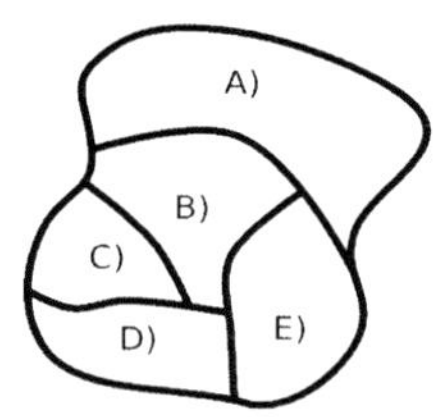

12.

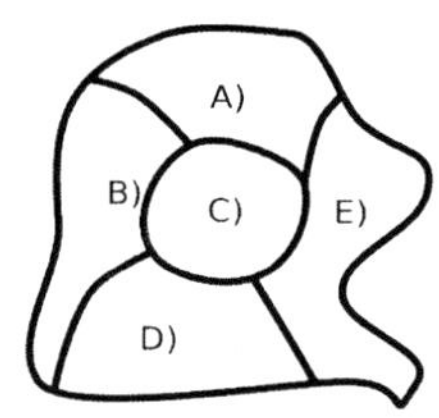

13.

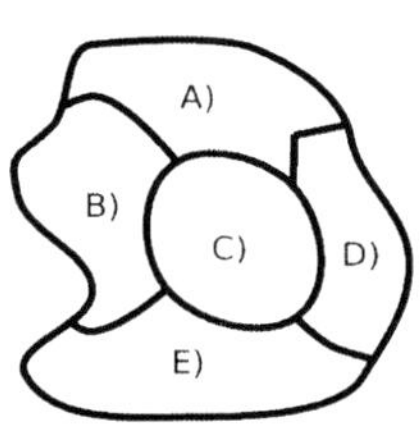

14.

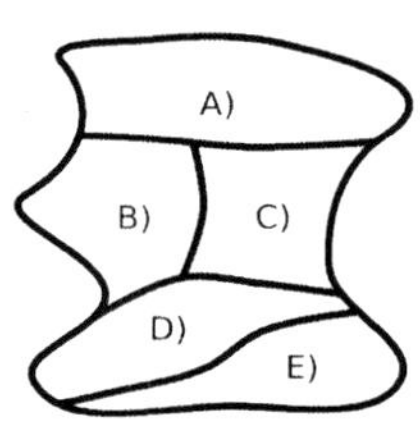

15.

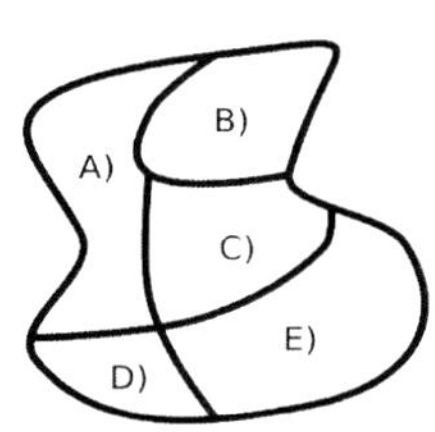

16.

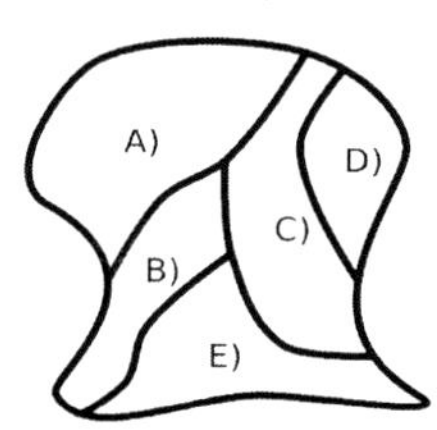

17.

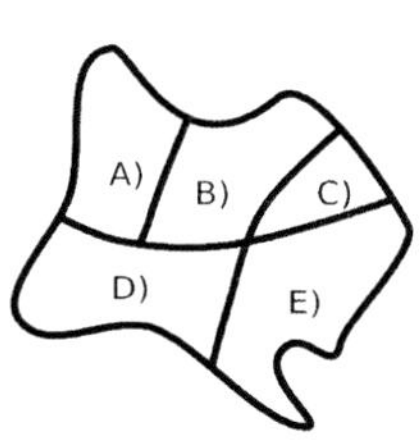

18.

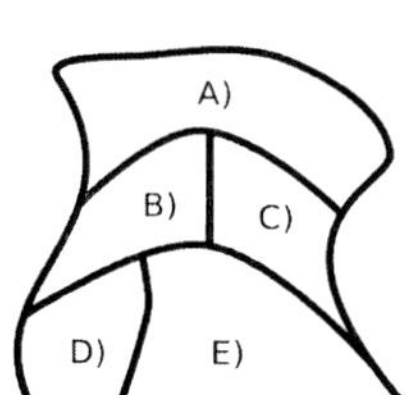

19.

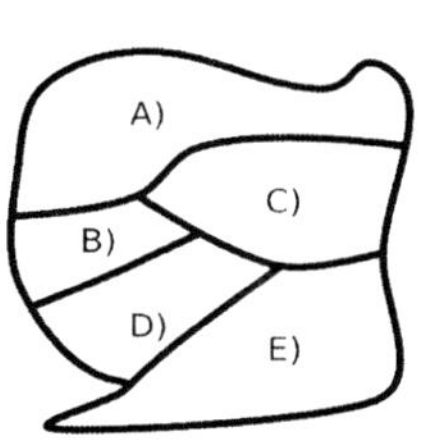

20.

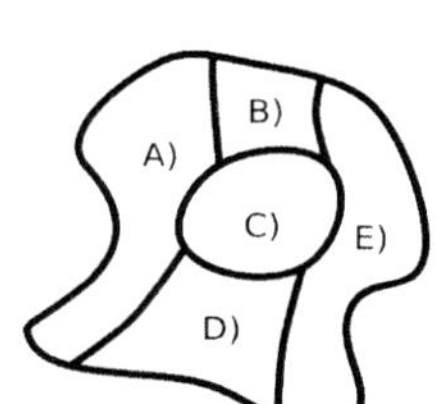

1) Die verrückte Patientin ist von Beruf ...

(A) Fassbinderin
(B) Restauratorin
(C) Tätowiererin
(D) Apothekerin
(E) Kostümbildnerin

2) Der Lackierer ist ...

(A) verklemmt
(B) freundlich
(C) schweigsam
(D) väterlich
(E) sanftmütig

3) Das Alter des Möbelmonteurs beträgt ...

(A) ca. 25 Jahre
(B) ca. 30 Jahre
(C) ca. 45 Jahre
(D) ca. 65 Jahre
(E) ca. 80 Jahre

4) Der Buchbinder leidet an

(A) Schielen
(B) Akne
(C) Rückenschmerzen
(D) Bauchschmerzen
(E) Hämorrhoiden

5) Der Patient mit dem Fremdkörper im Auge ist von Beruf ...

(A) Vergolder
(B) Möbelmonteur
(C) Facharzt
(D) Komponist
(E) Lackierer

6) Die Fassbinderin ist ...

(A) sanft
(B) verrückt
(C) verklemmt
(D) feminin
(E) freundlich

7) Die Diagnose für den Facharzt lautet ...

(A) Schulterläsion
(B) Sehschwäche
(C) Bauchschmerzen
(D) Migräne
(E) Fraktur des Unterarmes

8) Der an Sehschwäche erkrankte Patient ist ...

(A) verrückt
(B) väterlich
(C) sanftmütig
(D) kindlich
(E) schweigsam

9) Der vergessliche Patient heißt ...

(A) Drucker
(B) Sallig
(C) Zimmermann
(D) Schlüssel
(E) Schloß

10) Die Diagnose für den Holzdesigner lautet ...

(A) Kniearthrose
(B) Osteoporose
(C) Migräne
(D) Akne
(E) Schielen

11) Die Bäckerin ist ...

(A) sanft
(B) feminin
(C) angenehm
(D) verrückt
(E) väterlich

12) Die Diagnose für den Komponisten lautet ...

(A) Entzündung des Auges
(B) Fraktur des Unterarmes
(C) Migräne
(D) Sehschwäche
(E) Akne

13) Der an einer Kniearthrose erkrankte Patient ist

(A) sanftmütig
(B) kindlich
(C) schöngeistig
(D) väterlich
(E) vergesslich

14) Der schweigsame Patient heißt ...

(A) Schreiber
(B) Schloß
(C) Stifter
(D) Drucker
(E) Schlüssel

15) Die Diagnose für den Filmaufnahmeleiter lautet ...

(A) Entzündung des Auges
(B) Adipositas
(C) Schielen
(D) Bauchschmerzen
(E) Hämorrhoiden

16) Der ca. 25-jährige Patient leidet an ...

(A) Adipositas
(B) Schielen
(C) Rückenschmerzen
(D) Hämorrhoiden
(E) Migräne

17) Der väterliche Patient heißt ...

(A) Felsig
(B) Schloß
(C) Stifter
(D) Stein
(E) Schlüssel

18) Herr Stein ist von Beruf ...

(A) Holzdesigner
(B) Vergolder
(C) Lackierer
(D) Buchbinder
(E) Komponist

19) Der Patient mit der Schulterläsion ist...

(A) ca. 25 Jahre
(B) ca. 30 Jahre
(C) ca. 45 Jahre
(D) ca. 65 Jahre
(E) ca. 80 Jahre

20) Die Patientin, die Migräne hat, ist ...

(A) sanftmütig
(B) kindlich
(C) schöngeistig
(D) väterlich
(E) vergesslich

FIGUREN LERNEN 11   LERNZEIT 5 MINUTEN

1.

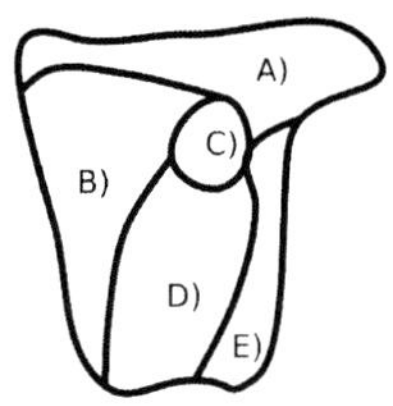

2.

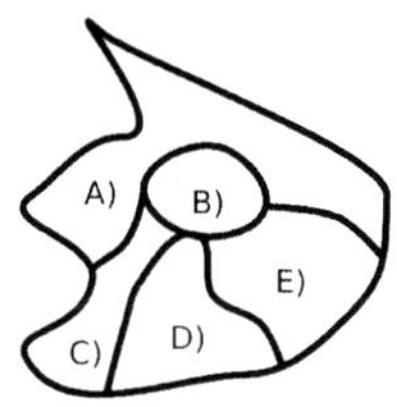

3.

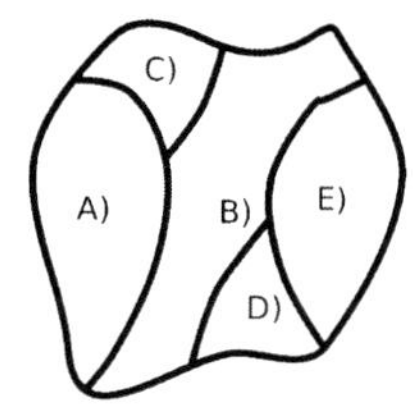

4.

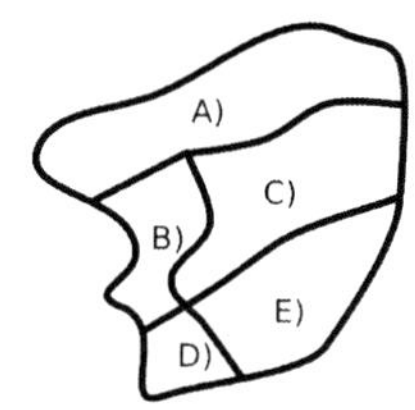

5.

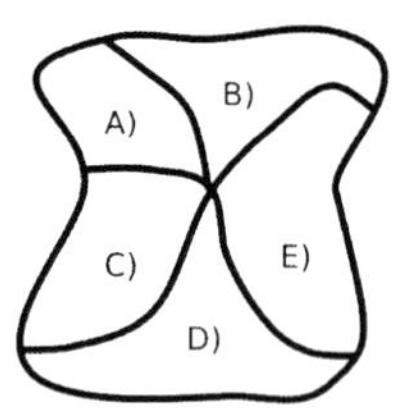

6.

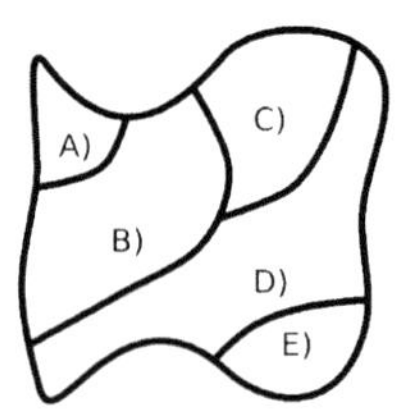

7.

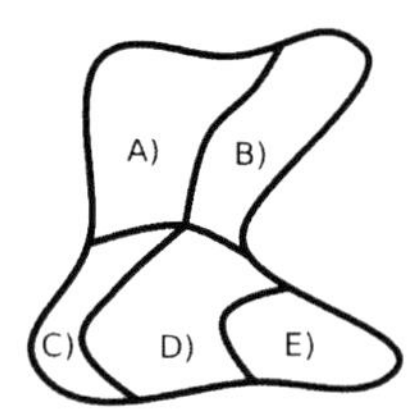

8.

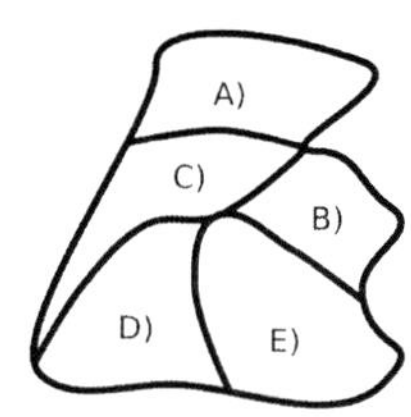

9.

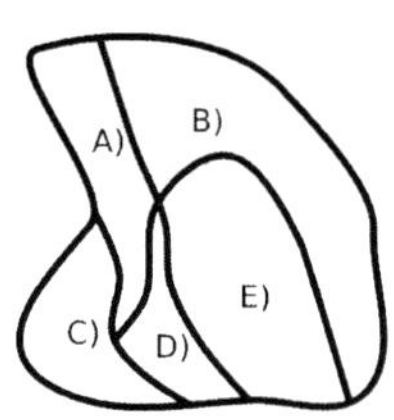

10.

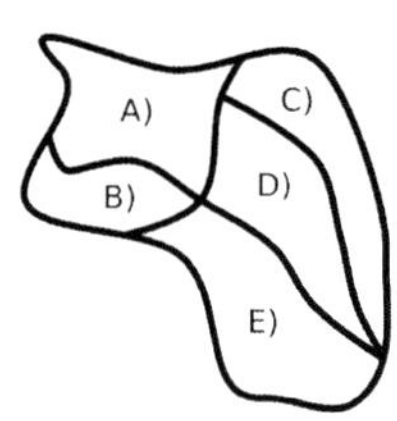

11.

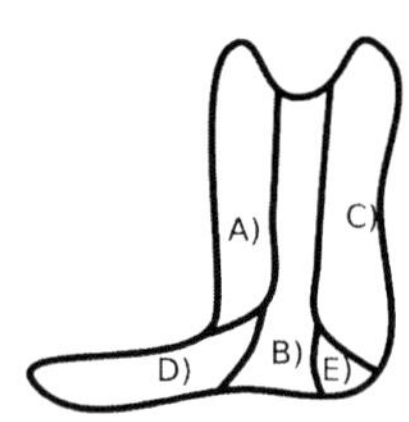

12.

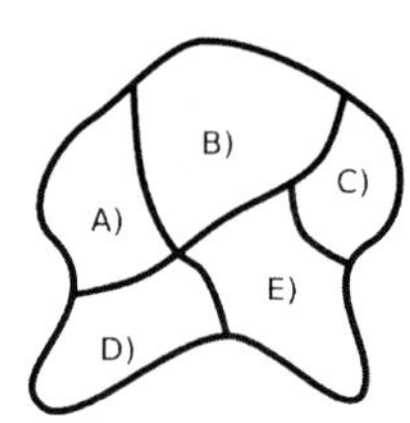

13.

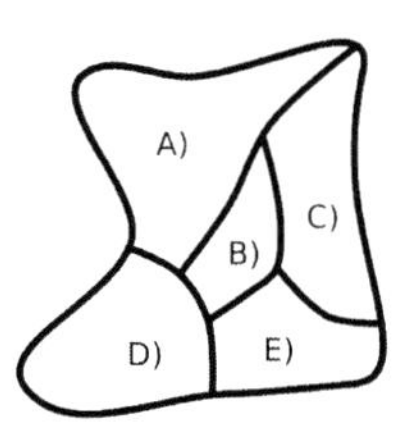

14.

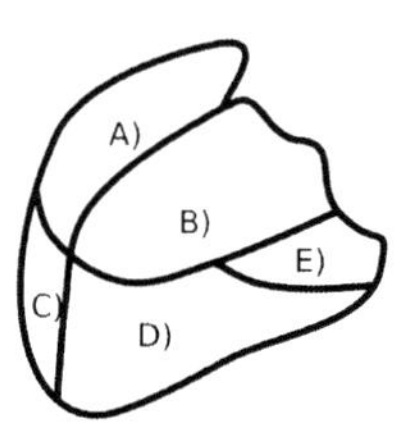

15.

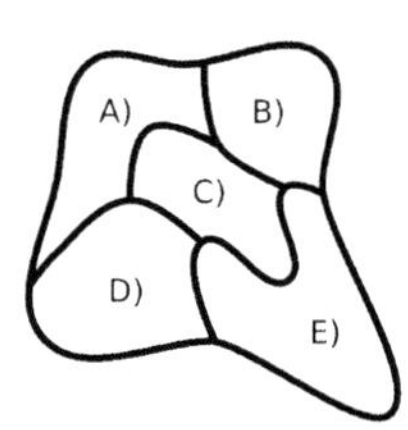

16.

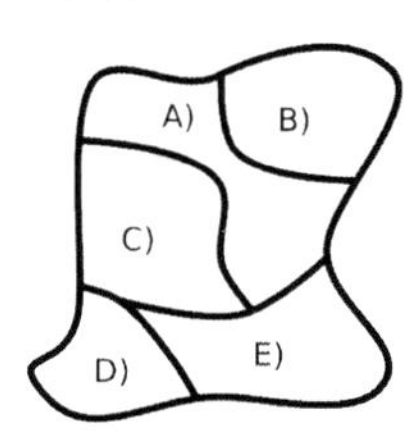

17.

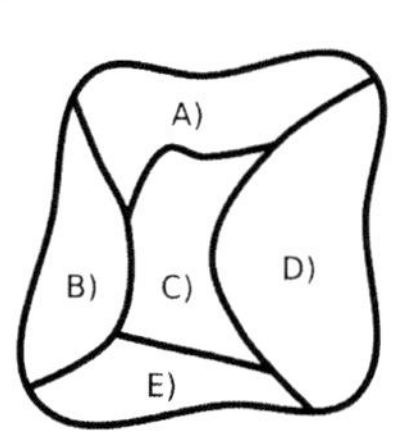

18.

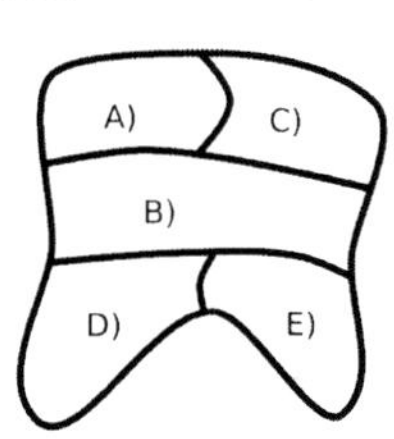

19.

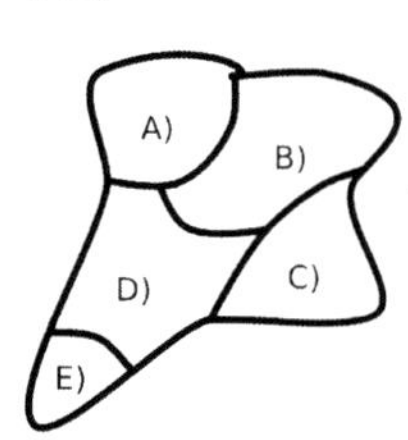

20.

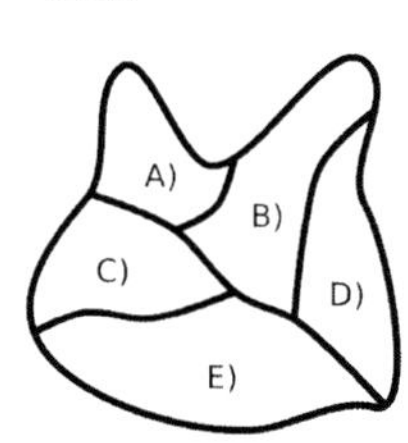

FAKTEN LERNEN 11 — LERNZEIT 7 MINUTEN

1) Die freundliche Patientin ist von Beruf ...

(A) Schulbusfahrerin
(B) Orgelspielerin
(C) Rennfahrerin
(D) Intendantin
(E) Tierärztin

2) Der Schauspieler ist ...

(A) behaart
(B) feindselig
(C) fordernd
(D) flexibel
(E) abgedreht

3) Das Alter des Zoowärters beträgt ...

(A) ca. 20 Jahre
(B) ca. 25 Jahre
(C) ca. 30 Jahre
(D) ca. 40 Jahre
(E) ca. 66 Jahre

4) Der Dompteur leidet an ...

(A) Schwindel und Taumel
(B) Bandscheibenschäden
(C) Mandelentzündung
(D) Husten
(E) Kniescheibenbruch

5) Der Patient mit dem Herzinfarkt ist von Beruf ...

(A) Kardinal
(B) LKW-Fahrer
(C) Rennfahrer
(D) Schauspieler
(E) Regisseur

6) Die Tierärztin ist ...

(A) fordernd
(B) flexibel
(C) sanftmütig
(D) freundlich
(E) frustriert

7) Die Diagnose für den Automechaniker lautet ...

(A) Schwindel und Taumel
(B) Wirbelgleiten
(C) Mandelentzündung
(D) Husten
(E) Epilepsie

8) Der an Epilepsie erkrankte Patient ist ...

(A) fordernd
(B) freundlich
(C) sanftmütig
(D) gewieft
(E) abergläubisch

9) Der exzentrische Patient heißt ...

(A) Gelb
(B) Vogel
(C) Mauser
(D) Hahr
(E) Grünne

10) Die Diagnose für den Zoowärter lautet ...

(A) Epilepsie
(B) Bandscheibenschäden
(C) Gelenkentzündung
(D) Schizophrenie
(E) Husten

11) Die ca. 30-jährige Patientin leidet an ...

(A) Lungenentzündung
(B) Schwindel und Trauma
(C) Husten
(D) Epilepsie
(E) Schizophrenie

12) Frau Vogel ist von Beruf...

(A) Schulbus-Fahrerin
(B) Orgelspielerin
(C) Tierärztin
(D) Rennfahrerin
(E) Intendantin

13) Herr Ross ist von Beruf ...

(A) Regisseur
(B) Zoowärter
(C) LKW-Fahrer
(D) Streckenwart
(E) Schauspieler

14) Der Patient mit der vaskulären Demenz ist...

(A) ca. 20 Jahre
(B) ca. 25 Jahre
(C) ca. 30 Jahre
(D) ca. 40 Jahre
(E) ca. 66 Jahre

15) Die Patientin, Bandscheibenschäden hat, ist ...

(A) freundlich
(B) großspurig
(C) frustriert
(D) folgsam
(E) sanftmütig

16) Herr Fell ist...

(A) gewieft
(B) fordernd
(C) flexibel
(D) abgedreht
(E) freundlich

17) Die Diagnose für den Regisseur lautet ...

(A) Lungenentzündung
(B) Mandelentzündung
(C) Wirbelgleiten
(D) Schwindel und Taumel
(E) Herzinfarkt

18) Der an Gelenkentzündung erkrankte Patient ist ...

(A) behaart
(B) frustriert
(C) freundlich
(D) abergläubisch
(E) flexibel

19) Der großspurige Patient heißt ...

(A) Roser
(B) Gelb
(C) Wollpert
(D) Grünne
(E) Lippe

20) Die Diagnose für den Kardinal lautet ...

(A) Lebertransplantation
(B) Husten
(C) Schizophrenie
(D) vaskuläre Demenz
(E) Herzinfarkt

FIGUREN LERNEN 12 LERNZEIT 5 MINUTEN

1.

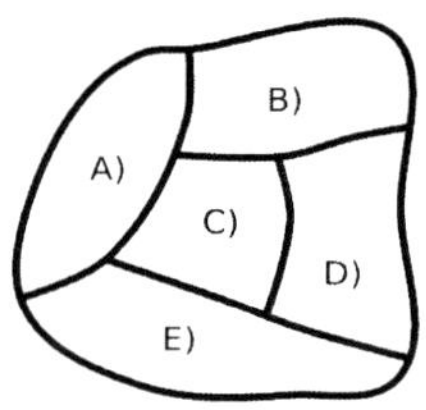

2.

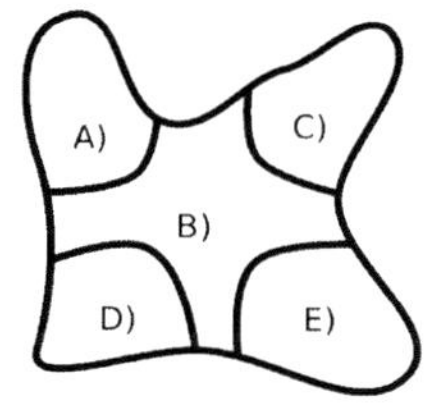

3.

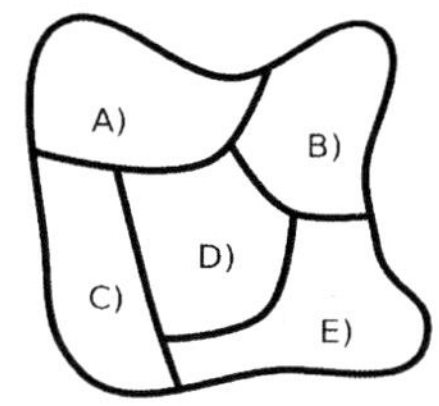

4.

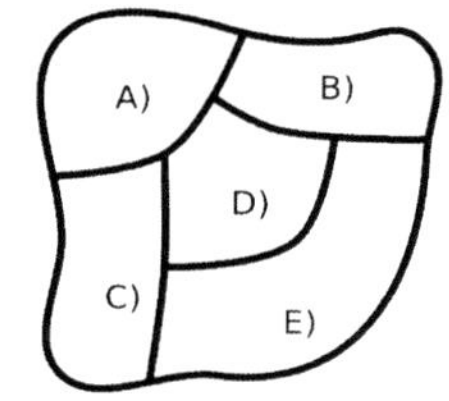

5.

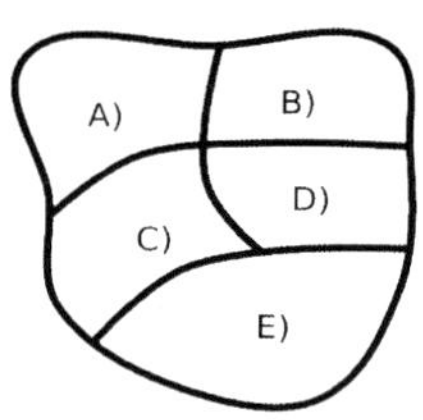

6.

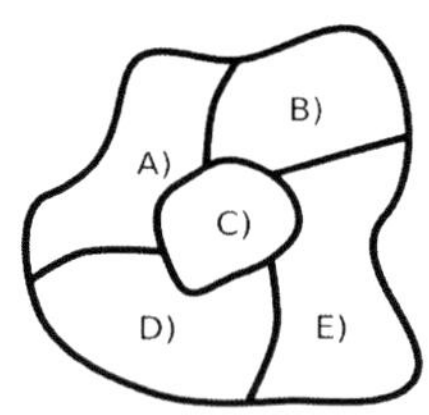

7.

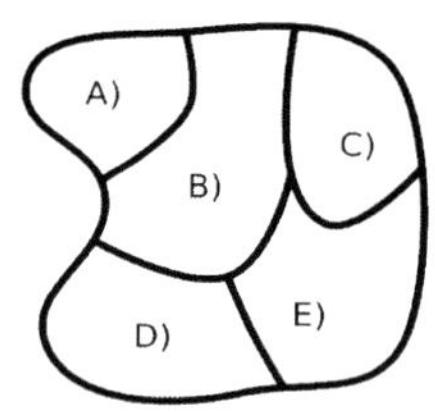

8.

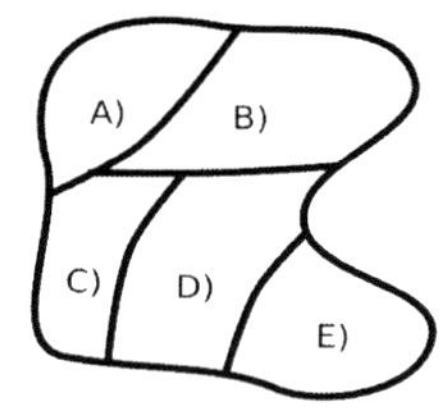

9.

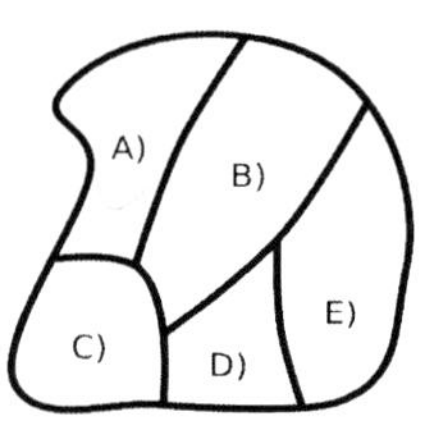

10.

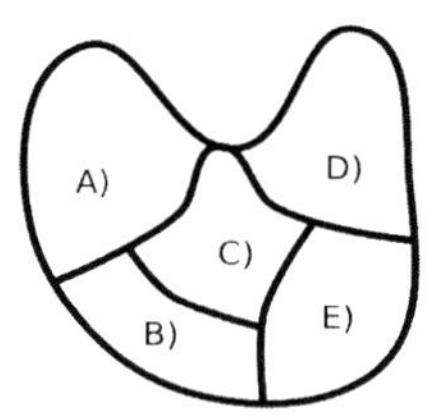

11.

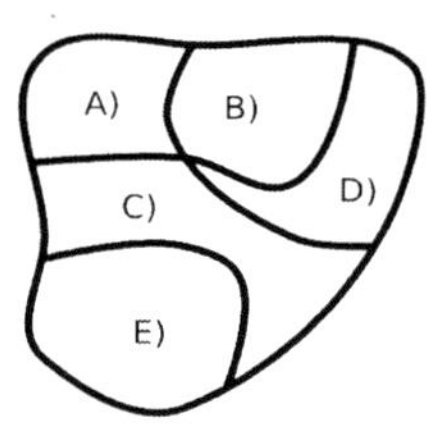

12.

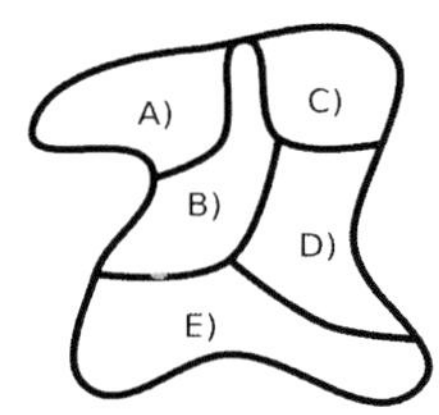

13.

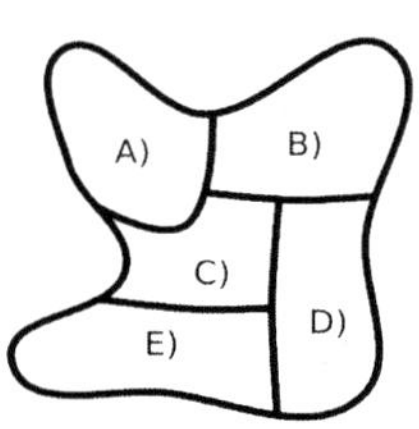

14.

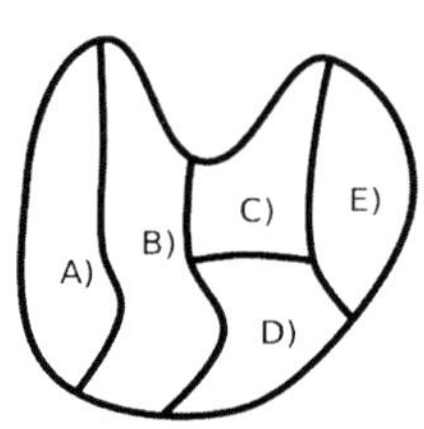

15.

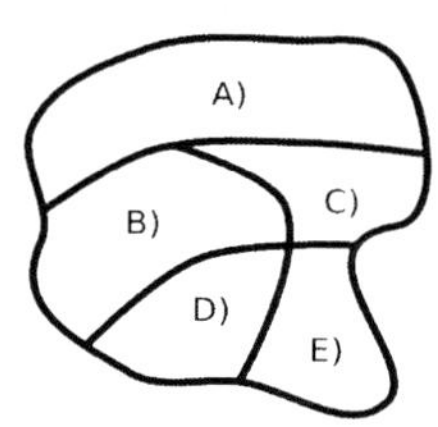

16.

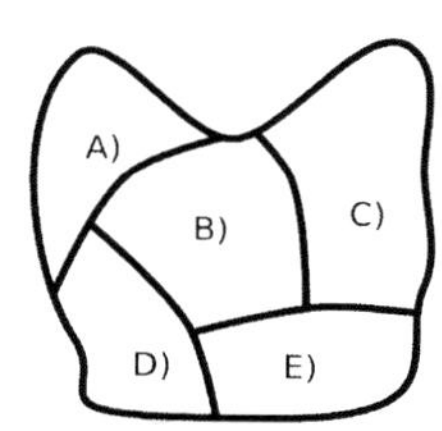

17.

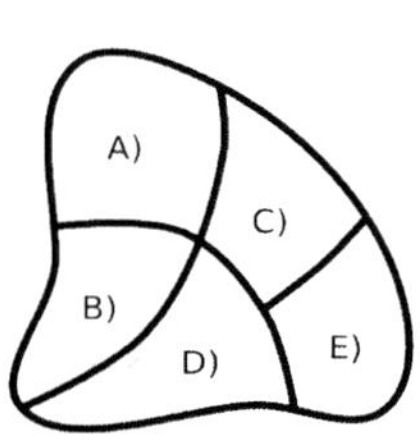

18.

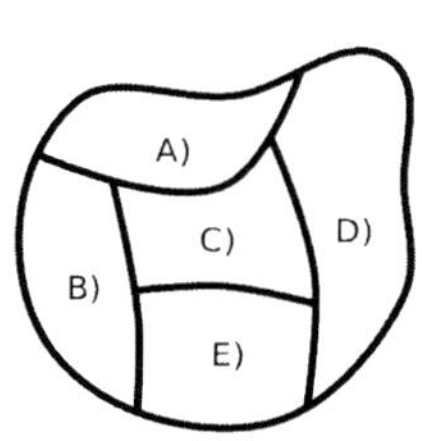

19.

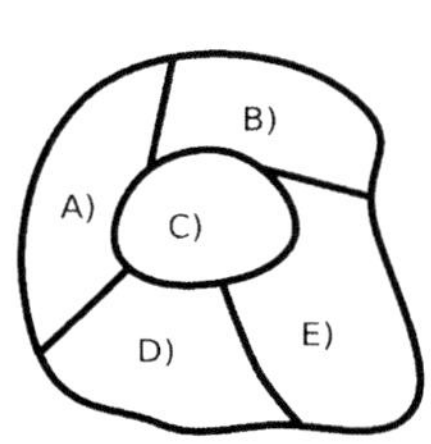

20.

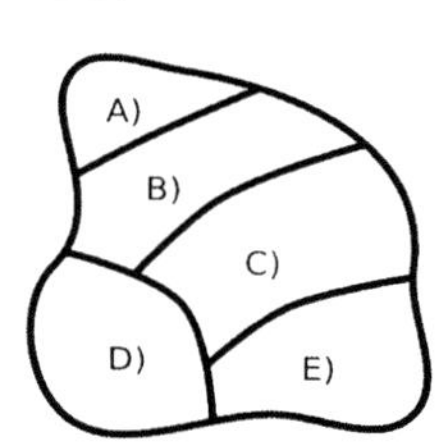

FAKTEN LERNEN 12

LERNZEIT 7 MINUTEN

1) Die religiöse Patientin ist von Beruf ...

(A) Erzieherin
(B) Hausfrau
(C) Tierpflegerin
(D) Hubschrauberpilotin
(E) Kellnerin

2) Der Milchbauer ist ...

(A) aggressiv
(B) ängstlich
(C) verantwortungslos
(D) klug
(E) faul

3) Das Alter des Bergführers beträgt ...

(A) ca. 21 Jahre
(B) ca. 35 Jahre
(C) ca. 45 Jahre
(D) ca. 55 Jahre
(E) ca. 67 Jahre

4) Der Milchbauer leidet an ...

(A) Kopfschmerzen
(B) Persönlichkeitstörung
(C) Herzinfarkt
(D) Rundrücken
(E) Angststörung

5) Der Patient mit der Lungenembolie ist von Beruf ...

(A) Pizzabäcker
(B) Obsthändler
(C) Marktschreier
(D) Bergführer
(E) Lebensmittelkontrolleur

6) Die Hubschrauberpilotin ist...

(A) lebensfroh
(B) faul
(C) abwertend
(D) klug
(E) ängstlich

7) Die Diagnose für den Grundschullehrer lautet

(A) Ausschlag
(B) Herzinfarkt
(C) Parkinson-Syndrom
(D) Lungenembolie
(E) Lungentumor

8) Der an Angststörung erkrankte Patient ist ...

(A) kindisch
(B) ängstlich
(C) konservativ
(D) rebellisch
(E) faul

9) Der aggressive Patient heißt ...

(A) Busch
(B) Baum
(C) Pohl
(D) Finne
(E) Schnur

10) Die Diagnose für den Bergführer lautet ...

(A) Gelenksentzündungen
(B) Persönlichkeitstörung
(C) Lungenembolie
(D) Rundrücken
(E) Ausschlag

11) Die ca. 45-jährige Patientin leidet an ...

(A) Ausschlag
(B) Fieber
(C) Rundrücken
(D) Herzinfarkt
(E) Parkinson-Syndrom

12) Der Name des sportlichen Patienten lautet ...

(A) Pohl
(B) Wehninger
(C) Busch
(D) Schnur
(E) Sailer

13) Herr Bänder ist von Beruf ...

(A) Pizzabäcker
(B) Milchbauer
(C) Bergführer
(D) Grundschullehrer
(E) Marktschreier

14) Der Patient mit dem Fieber ist...

(A) rebellisch
(B) abwertend
(C) lebensfroh
(D) Hundedresseur
(E) redelustig

15) Die Patientin, die eine Pilzinfektion hat, ist ...

(A) religiös
(B) abwertend
(C) verständnislos
(D) lebensfroh
(E) zurückhaltend

16) Frau Kurtz ist...

(A) redelustig
(B) faul
(C) abwertend
(D) klug
(E) ängstlich

17) Die Diagnose für die Tierpflegerin lautet ...

(A) Pilzinfektion
(B) Herzinfarkt
(C) Parkinson-Syndrom
(D) Lungenembolie
(E) Lungentumor

18) Die Patientin mit der Übelkeit ist von Beruf ...

(A) Hausfrau
(B) Kellnerin
(C) Erzieherin
(D) Hubschrauberpilotin
(E) Tierpflegerin

19) Die Diagnose für Frau Roth lautet ...

(A) Pilzinfektion
(B) Herzinfarkt
(C) Parkinson-Syndrom
(D) Lungenembolie
(E) Lungentumor

20) Der Patient mit der Persönlichkeitsstörung ist ...

(A) rebellisch
(B) abwertend
(C) lebensfroh
(D) konservativ
(E) redelustig

FIGUREN LERNEN 13

LERNZEIT 5 MINUTEN

1.

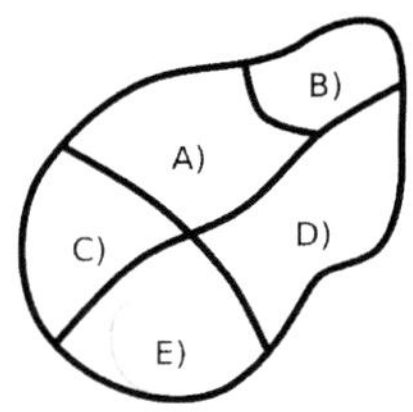

2.

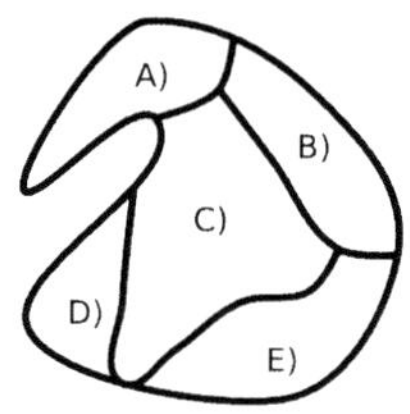

3.

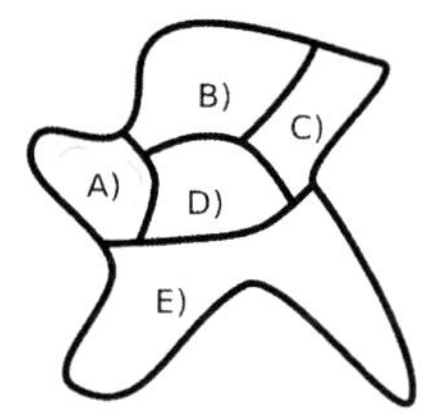

4.

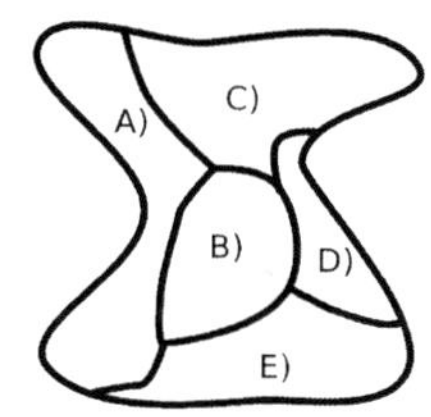

5.

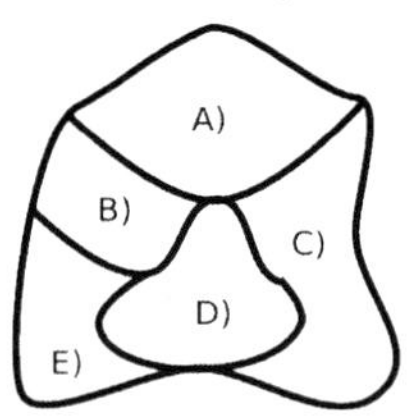

6.

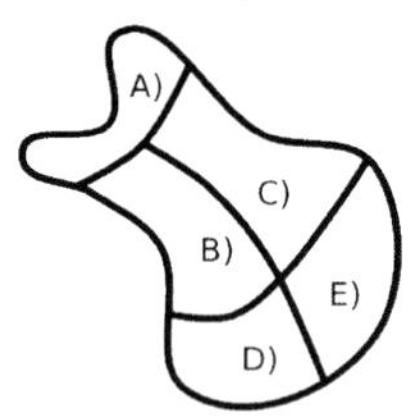

7.

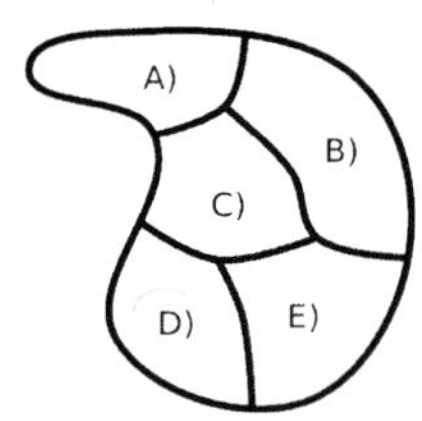

8.

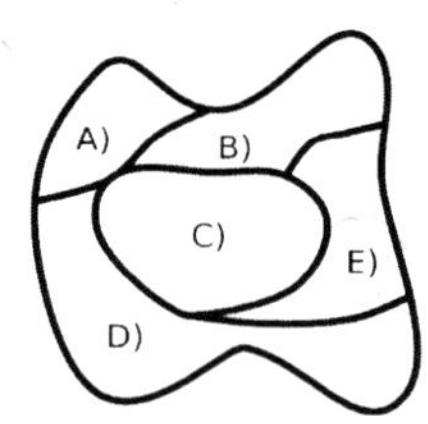

9.

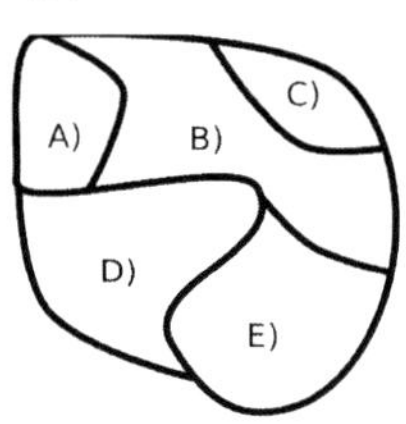

10.

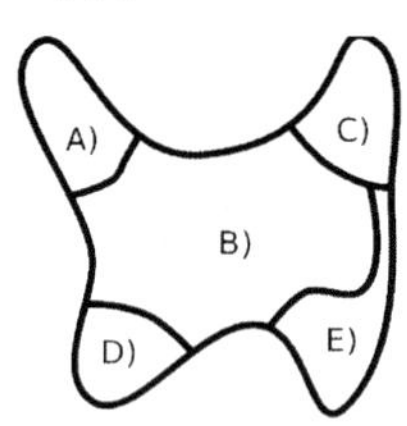

11.

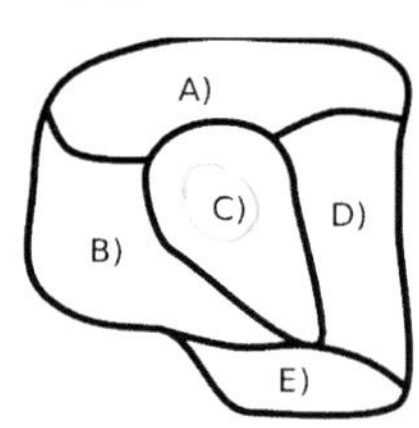

12.

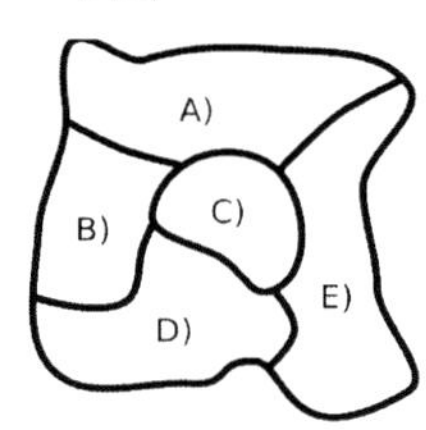

13.

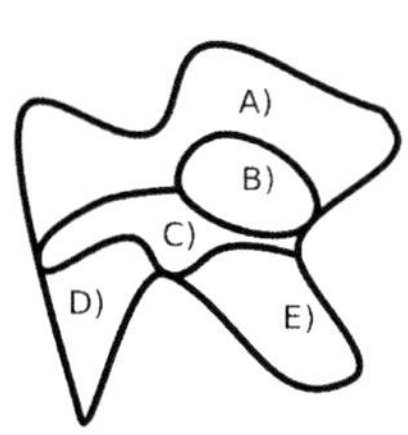

14.

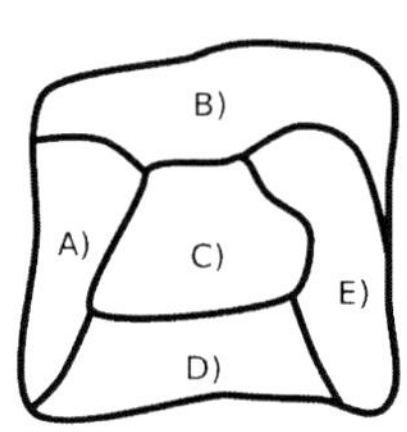

15.

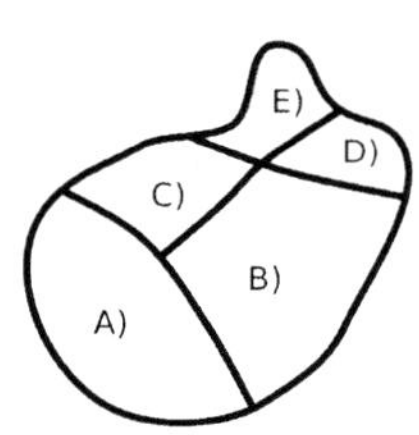

16.

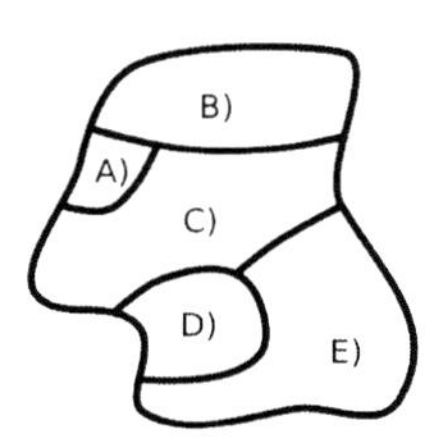

17.

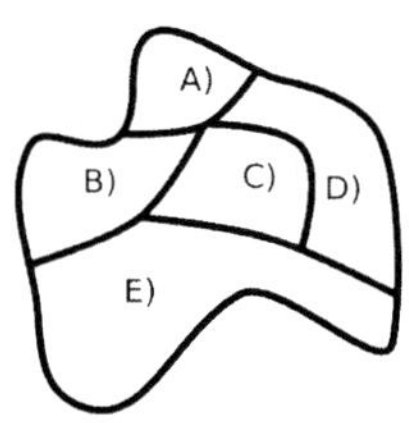

18.

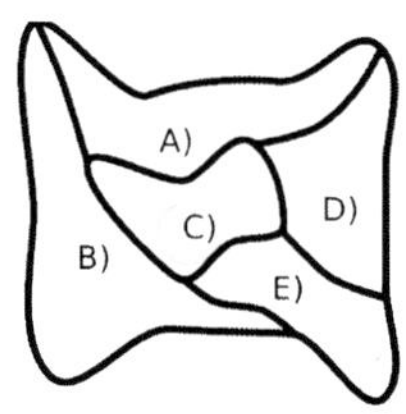

19.

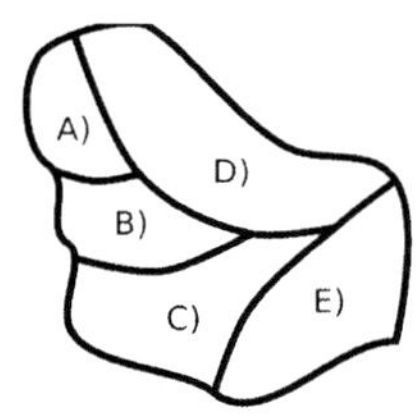

20.

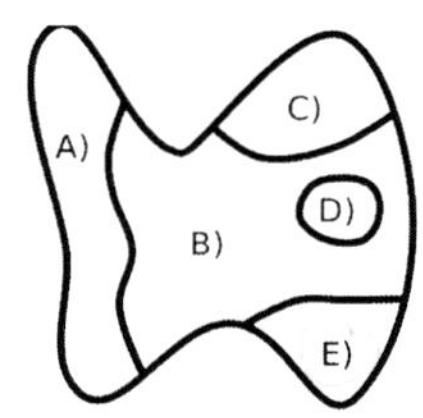

1) Die launische Patientin ist von Beruf ...

(A) Architektin
(B) Galeristin
(C) Dachdeckerin
(D) Kellnerin
(E) Kajütenköchin

2) Die Diagnose für den Maurer lautet ...

(A) Herzinfarkt
(B) Augenentzündung
(C) Herzversagen
(D) Herzrhythmusstörung
(E) Haarausfall

3) Das Alter des Kranführers beträgt ...

(A) ca. 23 Jahre
(B) ca. 33 Jahre
(C) ca. 43 Jahre
(D) ca. 65 Jahre
(E) ca. 70 Jahre

4) Der Statiker leidet an ...

(A) Hühneraugen
(B) Husten
(C) Warzen
(D) Akne
(E) Mandelentzündung

5) Der Patient mit der Augenentzündung ist von Beruf ...

(A) Bademeister
(B) Matrose
(C) Kapitän
(D) Spengler
(E) Maurer

6) Die Kellnerin ist...

(A) geizig
(B) gelassen
(C) maßlos
(D) vulgär
(E) verklemmt

7) Die Diagnose für den Zeitungsjungen lautet ...

(A) Akne
(B) Haarausfall
(C) Hypotonie
(D) Herzinfarkt
(E) Hirninfarkt

8) Der an Haarausfall erkrankte Patient ist ...

(A) geizig
(B) bedürfnislos
(C) lebensfroh
(D) gewissenhaft
(E) zufrieden

9) Der ausgelassene Patient heißt ...

(A) Schröder
(B) Merkel
(C) Kohl
(D) Flocke
(E) Pfeffer

10) Die Diagnose für den Bademeister lautet ...

(A) Warzen
(B) Herzrhythmusstörung
(C) Herzversagen
(D) Augenentzündung
(E) Alzheimer-Krankheit

11) Die ca. 33-jährige Patientin leidet an ...

(A) Hypotonie
(B) Hühneraugen
(C) Angina pectoris
(D) Mandelentzündung
(E) Husten

12) Der zufriedene Patient heißt ...

(A) Schröder
(B) Schnee
(C) Kohl
(D) Merkel
(E) Salzer

13) Herr Salzer ist von Beruf ...

(A) Journalist
(B) Matrose
(C) Kapitän
(D) Bademeister
(E) Zeitungsjunge

14) Der Patient mit dem Hirninfarkt ist...

(A) zufrieden
(B) sarkastisch
(C) vulgär
(D) gelassen
(E) ausgelassen

15) Die Patientin, die eine Ohrenentzündung hat, ist ...

(A) geizig
(B) gelassen
(C) lebensfroh
(D) ausgelassen
(E) gewissenhaft

16) Frau Hoch ist...

(A) ahnungslos
(B) verklemmt
(C) reizbar
(D) schüchtern
(E) launisch

17) Die Diagnose für die Galeristin lautet ...

(A) Husten
(B) Herzversagen
(C) Augenentzündung
(D) Mandelentzündung
(E) Akne

18) Die Patientin mit der Hypotonie ist von Beruf ...

(A) Architektin
(B) Kellnerin
(C) Kajütenköchin
(D) Galeristin
(E) Dachdeckerin

19) Die Diagnose für Frau Süß lautet ...

(A) Herzversagen
(B) Husten
(C) Akne
(D) Warzen
(E) Mandelentzündung

20) Der Patient mit der Herzrhythmusstörung ist ...

(A) zufrieden
(B) vulgär
(C) lebensfroh
(D) gelassen
(E) ausgelassen

FIGUREN LERNEN 14

LERNZEIT 5 MINUTEN

1.

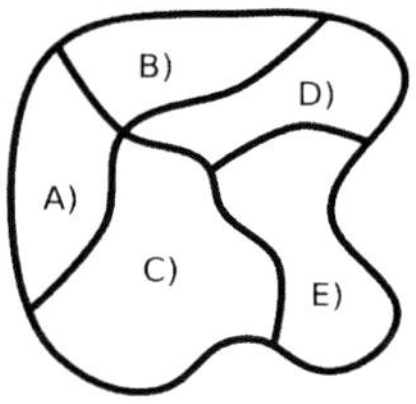

2.

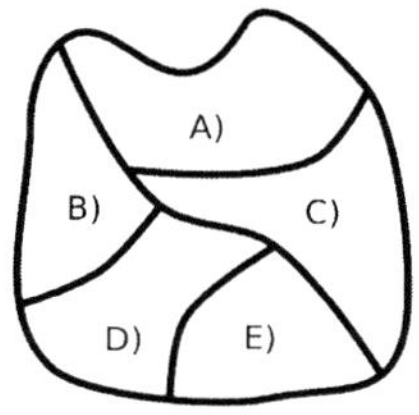

3.

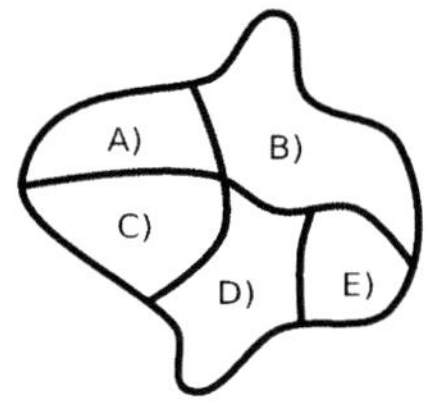

4.

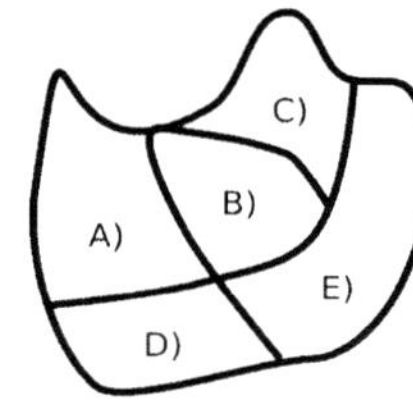

5.

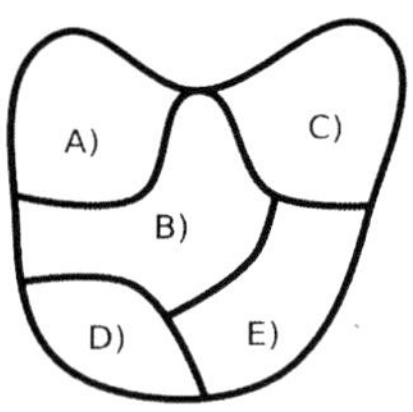

6.

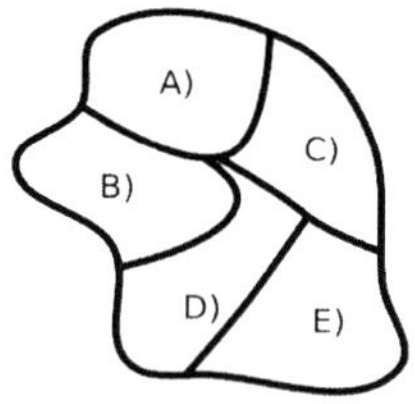

7.

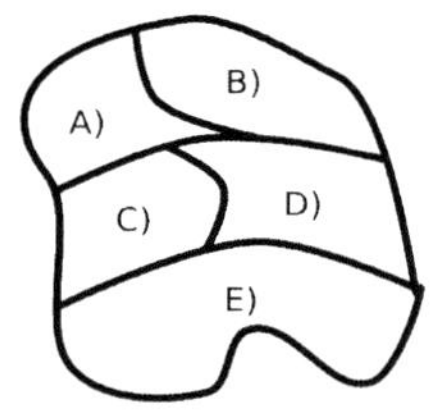

8.

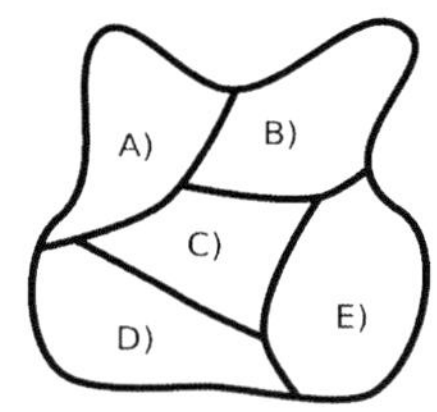

9.

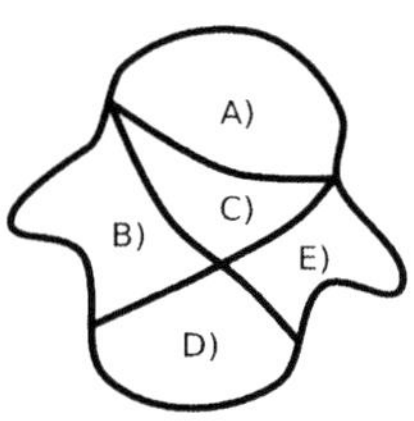

10.

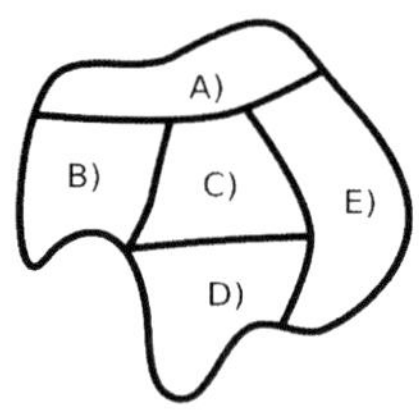

11.

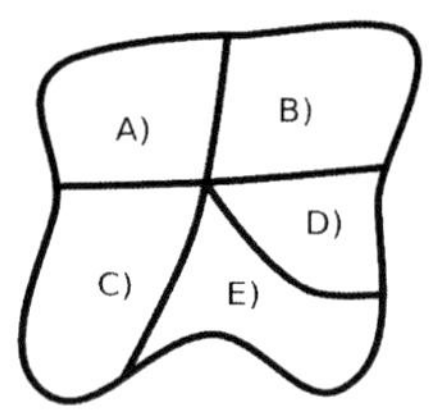

12.

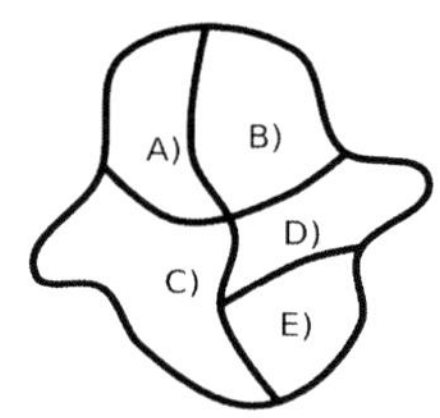

13.

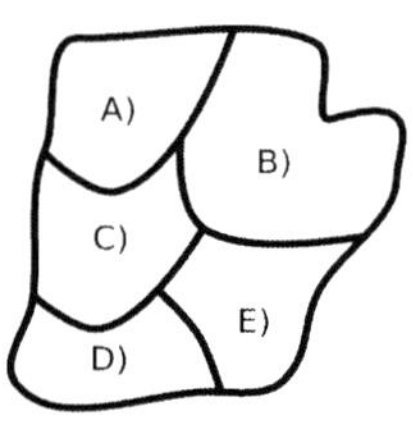

14.

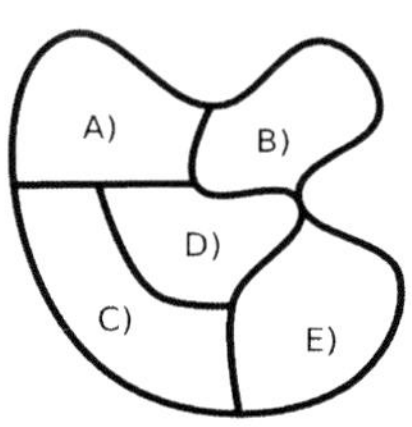

15.

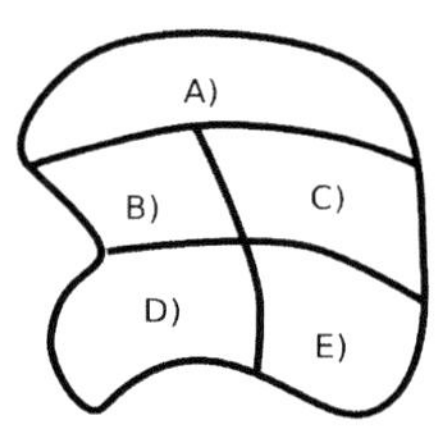

16.

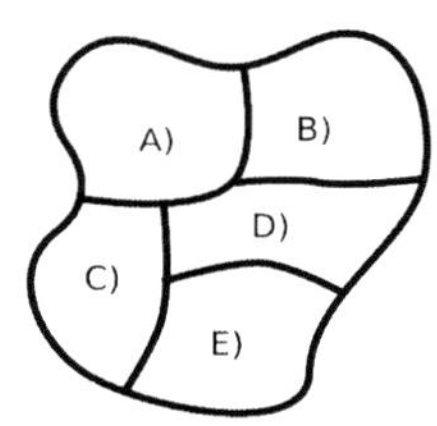

17.

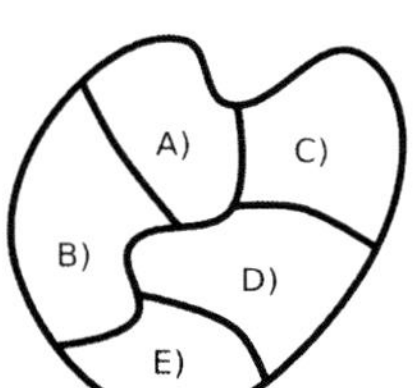

18.

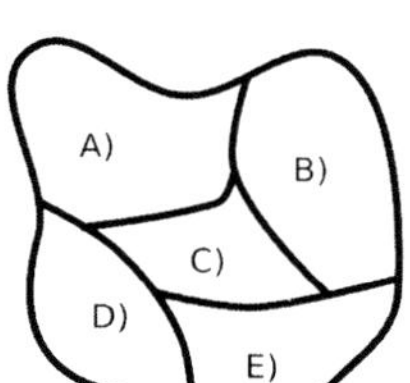

19.

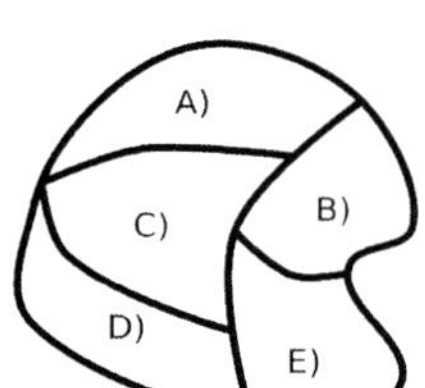

20.

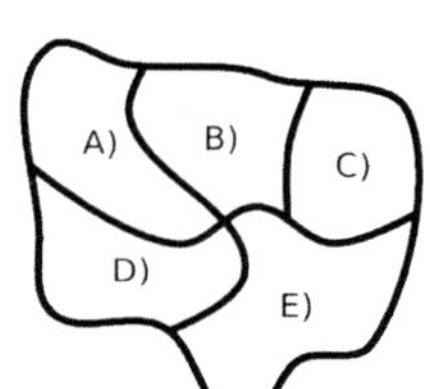

1) Die aufbrausende Patientin ist von Beruf ...

(A) Diätologin
(B) Verlagslektorin
(C) Schriftstellerin
(D) Einkäuferin
(E) Dekorateurin

2) Die Diagnose für den Bildhauer lautet ...

(A) Vorhofflimmern
(B) akutes Lungenversagen
(C) Tuberkulose
(D) Kammerflattern
(E) Lebertumor

3) Das Alter des Dolmetschers beträgt ...

(A) ca. 25 Jahre
(B) ca. 30 Jahre
(C) ca. 37 Jahre
(D) ca. 45 Jahre
(E) ca. 65 Jahre

4) Der Drucker leidet an ...

(A) Polypen
(B) akutes Lungenversagen
(C) Tuberkulose
(D) Lungenentzündung
(E) Lebertumor

5) Der Patient mit der Leberzirrhose ist von Beruf ...

(A) Devisenhändler
(B) Grafiker
(C) Ernährungsberater
(D) Küchengehilfe
(E) Dolmetscher

6) Die Einkäuferin ist ...

(A) boshaft
(B) locker
(C) hilfsbereit
(D) gespannt
(E) gefühlskalt

7) Die Diagnose für den Papierhersteller lautet ...

(A) Vorhofflimmern
(B) Gallensteine
(C) Heroinintoxikation
(D) Bewusstseinsverlust
(E) Lebertumor

8) Der an Lebertumor erkrankte Patient ist ...

(A) wagemutig
(B) garstig
(C) aufbrausend
(D) smart
(E) boshaft

9) Der zähe Patient heißt ...

(A) Helmer
(B) Winkler
(C) Bächling
(D) Vogel
(E) Flüssner

10) Die Diagnose für den Devisenhändler lautet ...

(A) Polypen
(B) akutes Lungenversagen
(C) Tuberkulose
(D) Tumor der Gallenblase
(E) Lebertumor

11) Der ca. 37-jährige Patient leidet an ...

(A) Mundgeruch
(B) Tuberkulose
(C) Leberzirrhose
(D) Lebertumor
(E) Dehydration

12) Der garstige Patient heißt ...

(A) Helmer
(B) Hoser
(C) Winkler
(D) Ecke
(E) Frohsinn

13) Herr Frohsinn ist von Beruf ...

(A) Dolmetscher
(B) Papierhersteller
(C) Ernährungsberater
(D) Schatzmeister
(E) Devisenhändler

14) Der Patient mit dem Mundgeruch ist...

(A) gefühlskalt
(B) wagemutig
(C) locker
(D) gespannt
(E) bedacht

15) Die Patientin, die eine Hepatitis hat, ist ...

(A) boshaft
(B) zartbesaitet
(C) hilfsbereit
(D) gespannt
(E) gefühlskalt

16) Frau Hoser ist...

(A) wagemutig
(B) garstig
(C) aufbrausend
(D) smart
(E) boshaft

17) Die Diagnose für die Copyshopbesitzerin lautet:

(A) Vorhofflimmern
(B) Dehydratation
(C) Heroinintoxikation
(D) Bewusstseinsverlust
(E) Lebertumor

18) Die Patientin mit den Gallensteinen ist von Beruf ...

(A) Diätologin
(B) Verlagslektorin
(C) Schriftstellerin
(D) Einkäuferin
(E) Dekorateurin

19) Die Diagnose für Frau Schaf lautet:

(A) Vorhofflimmern
(B) Dehydratation
(C) Heroinintoxikation
(D) Bewusstseinsverlust
(E) Lebertumor

20) Der Patient mit den Polypen ist ...

(A) hilfsbereit
(B) locker
(C) garstig
(D) bedacht
(E) gefühlskalt

1.

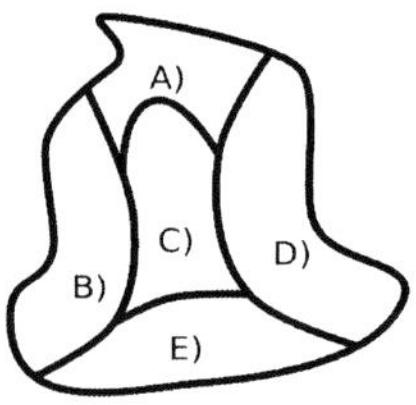

2.

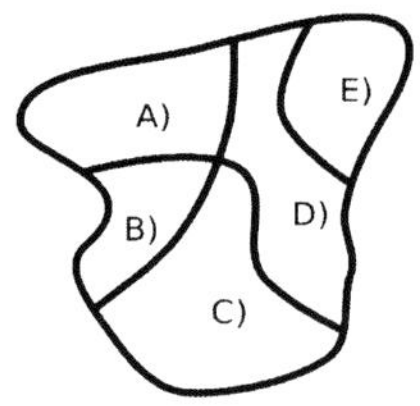

3.

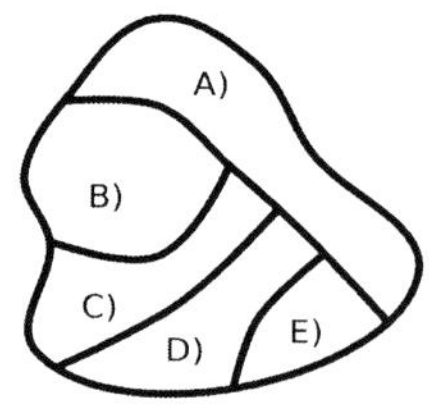

4.

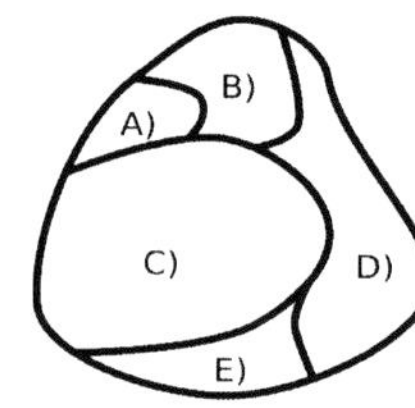

5.

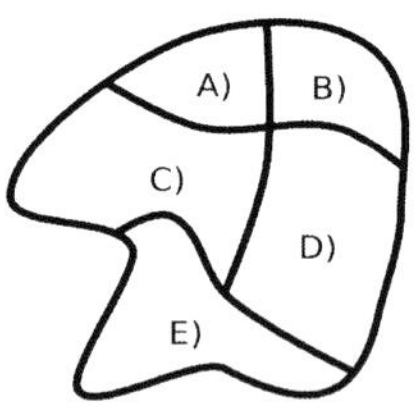

6.

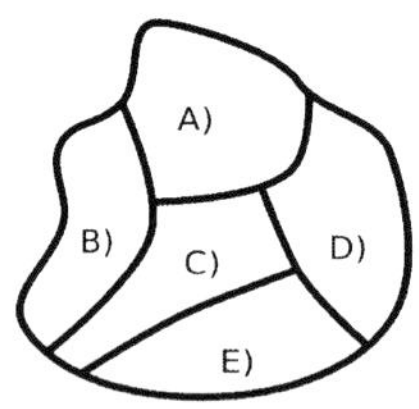

7.

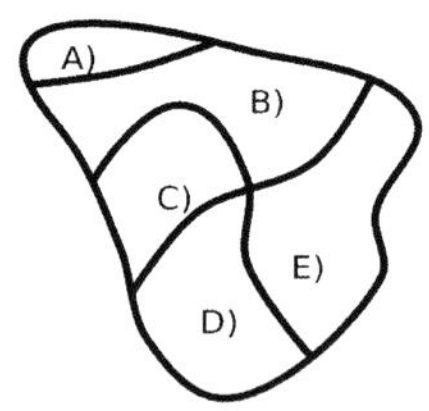

8.

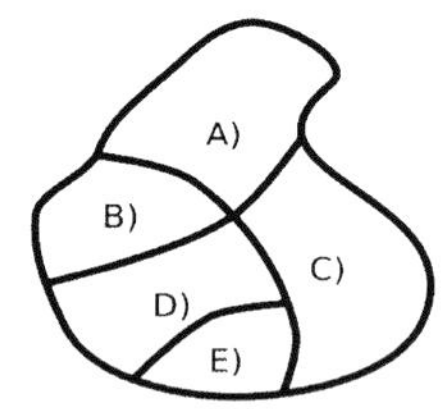

9.

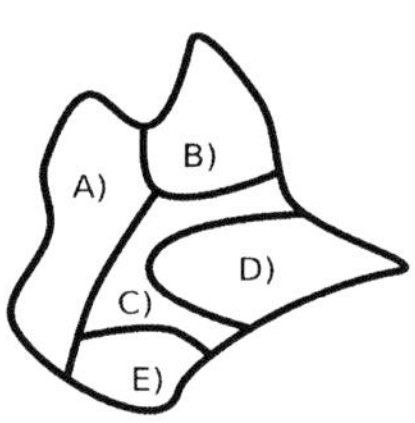

10.

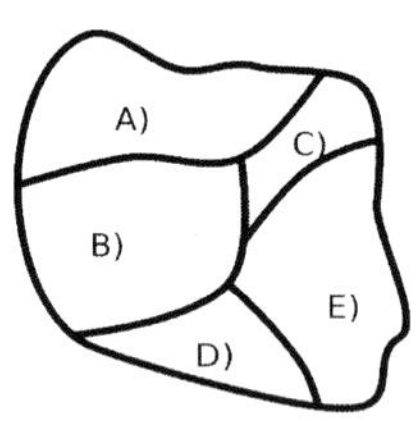

11.

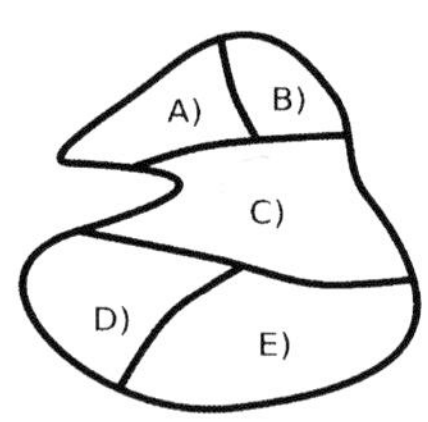

12.

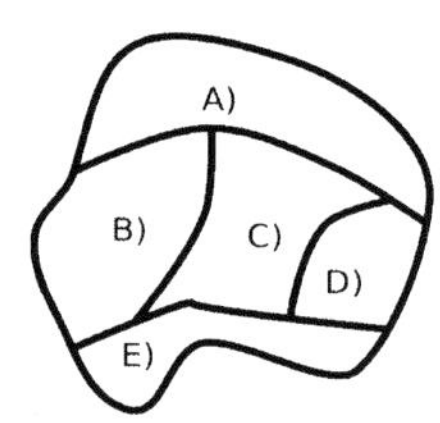

13.

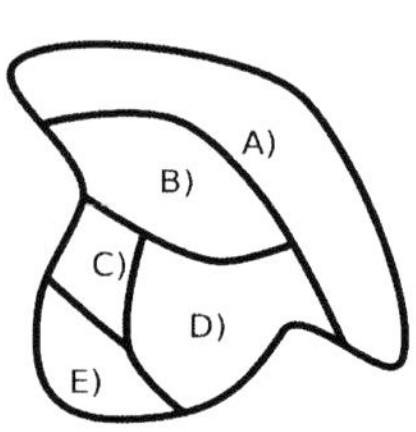

14.

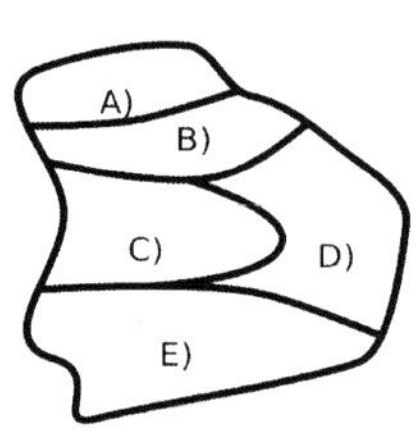

15.

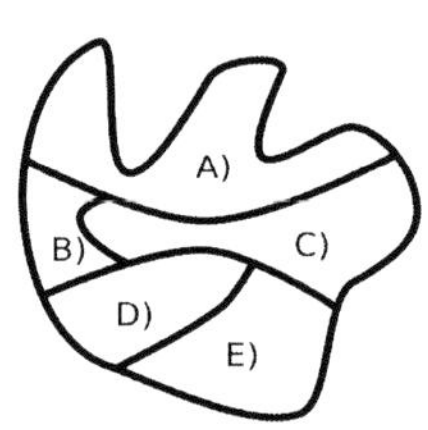

16.

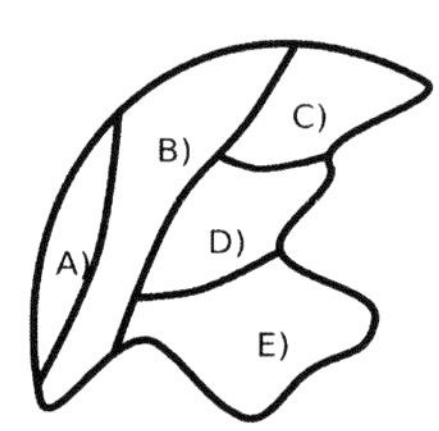

17.

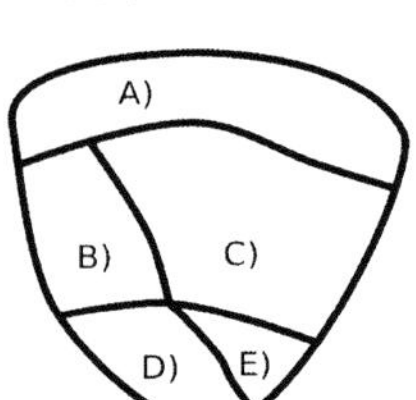

18.

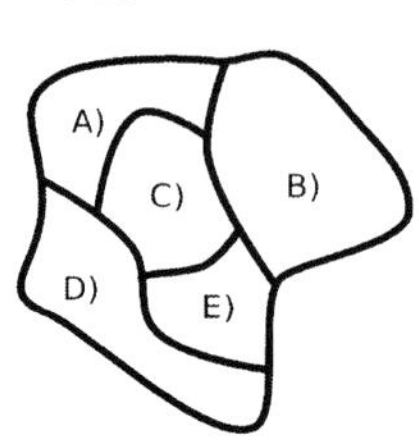

19.

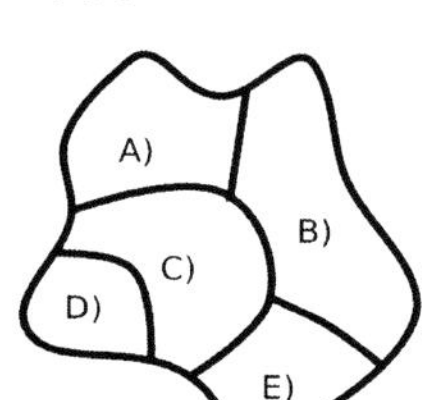

20.

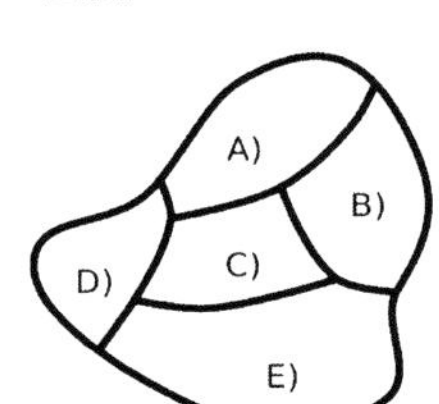

1) Die vegetarische Patientin ist von Beruf ...

(A) Minenarbeiterin
(B) Schirmmacherin
(C) Tätowiererin
(D) Tischlerin
(E) Schichtleiterin

2) Die Diagnose für den Goldschmied lautet ...

(A) Hodentumor
(B) Gicht
(C) Pusteln
(D) Unterkieferbruch
(E) Grippe

3) Das Alter der Tätowiererin beträgt ...

(A) ca. 25 Jahre
(B) ca. 35 Jahre
(C) ca. 45 Jahre
(D) ca. 60 Jahre
(E) ca. 65 Jahre

4) Frau Rathmann ist von Beruf ...

(A) Minenarbeiterin
(B) Schirmmacherin
(C) Tätowiererin
(D) Tischlerin
(E) Schichtleiterin

5) Der an einem Schädel-Hirn-Trauma leidende Patient ist von Beruf ...

(A) Zeichner
(B) Verkäufer
(C) Arzt
(D) Firmenbesitzer
(E) Ingenieur

6) Die Diagnose für Herrn Wiener lautet ...

(A) Nasenbluten
(B) Alkoholvergiftung
(C) Muskelfaserriss
(D) Hodentumor
(E) Prellung

7) Die ca. 60-jährige Patientin leidet an ...

(A) Sehschwäche
(B) Gicht
(C) Nasenbeinbruch
(D) Nasenbluten
(E) Alkoholvergiftung

8) Herr Krupp ist ...

(A) ca. 25 Jahre
(B) ca. 35 Jahre
(C) ca. 45 Jahre
(D) ca. 60 Jahre
(E) ca. 65 Jahre

9) Der Patient mit der Alkoholvergiftung heißt ...

(A) Stahl
(B) Eisner
(C) Krupp
(D) Schmied
(E) Müller

10) Der Patient mit Lungen-Metastasen ist ...

(A) eitel
(B) im Endstadium
(C) in der Aufwach-Station
(D) vegetarisch
(E) sachlich

11) Die an Muskelfaserriss erkrankte Patientin ist von Beruf ...

(A) Minenarbeiterin
(B) Schirmmacherin
(C) Tätowiererin
(D) Tischlerin
(E) Schichtleiterin

12) Die Minenarbeiterin heißt ...

(A) Adel
(B) Wiener
(C) Herzog
(D) Bozner
(E) Tölz

13) Der Zeichner ist ...

(A) scheinheilig
(B) im Endstadium
(C) in der Aufwach-Station
(D) vegetarisch
(E) zuversichtlich

14) Der Patient im Endstadium heißt ...

(A) Rathmann
(B) Waldmann
(C) Schmied
(D) Bauer
(E) Eisner

15) Der an Nasenbluten erkrankte Patient ist ...

(A) empfindlich
(B) geschieden
(C) sportlich
(D) zuversichtlich
(E) kommunikativ

16) Das Alter der sportlichen Patientin beträgt ...

(A) ca. 25 Jahre
(B) ca. 35 Jahre
(C) ca. 45 Jahre
(D) ca. 60 Jahre
(E) ca. 65 Jahre

17) Die empfindliche Patientin ist von Beruf ...

(A) Mienenarbeiterin
(B) Schirmmacherin
(C) Tätowiererin
(D) Tischlerin
(E) Schichtleiterin

18) Der Juwelier heißt ...

(A) Müller
(B) Wiener
(C) Stahl
(D) Adel
(E) Waldmann

19) Die Diagnose für den Arzt lautet ...

(A) Hodentumor
(B) Gicht
(C) Pusteln
(D) Unterkieferbruch
(E) Grippe

20) Die Tätowiererin ist ...

(A) religiös
(B) scheinheilig
(C) empfindlich
(D) engstirnig
(E) entschlossen

LERNZEIT 5 MINUTEN

1.

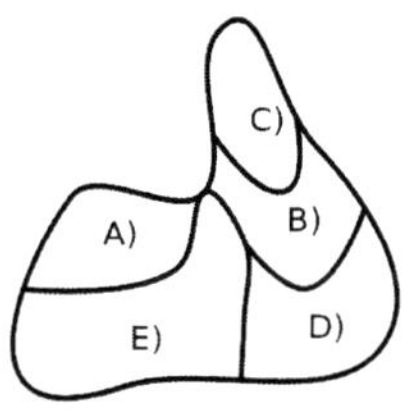

2.

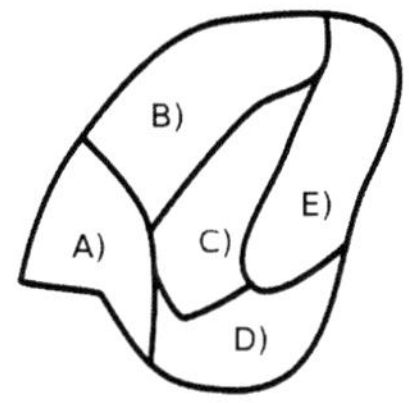

3.

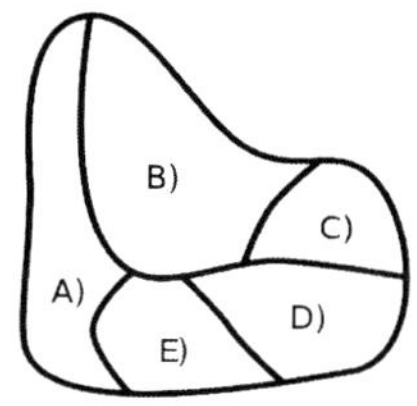

4.

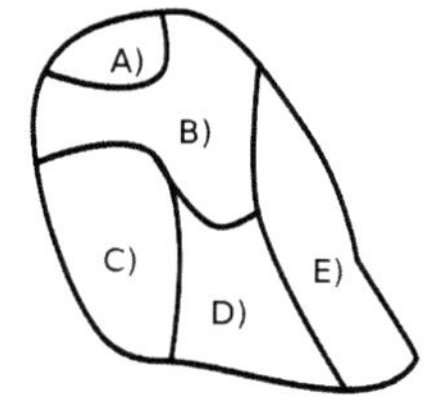

5.

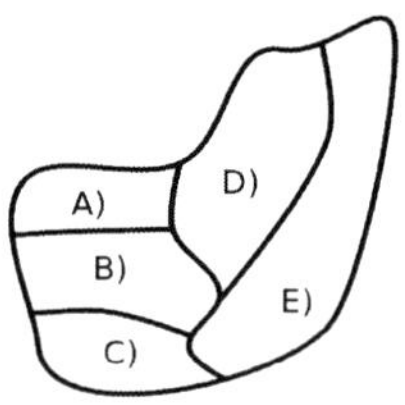

6.

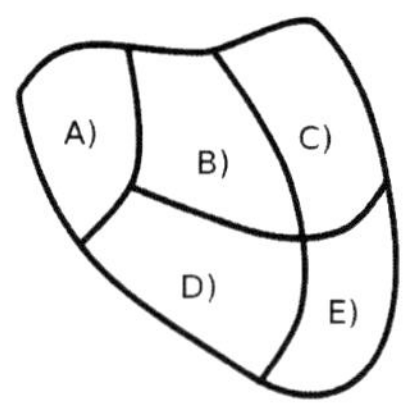

7.

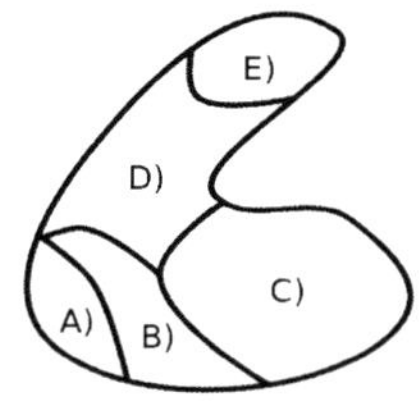

8.

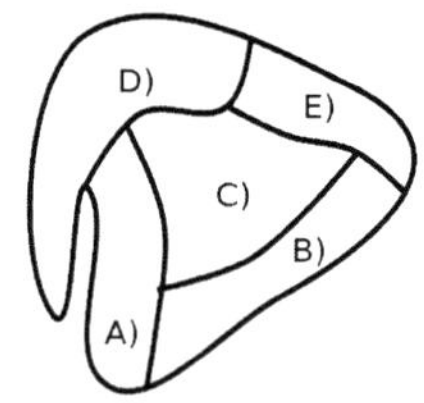

9.

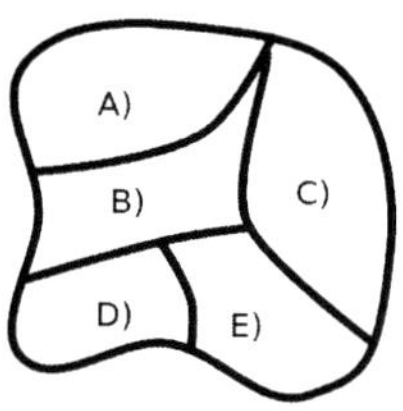

10.

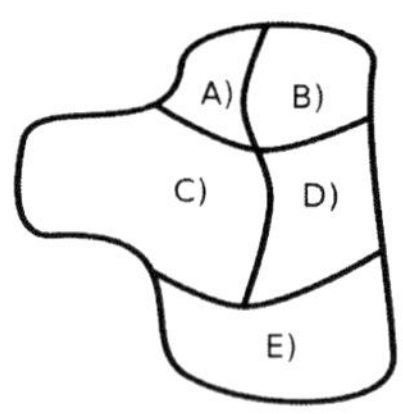

11.

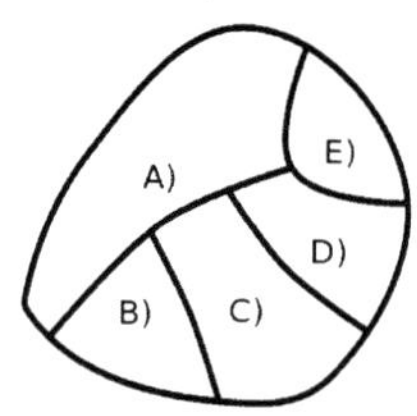

12.

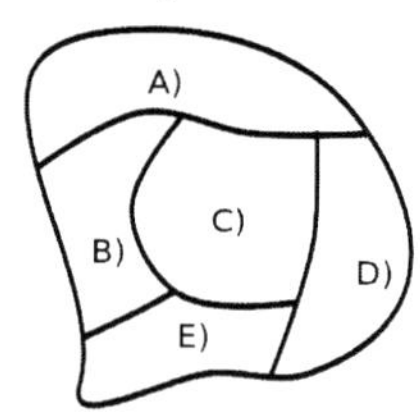

13.

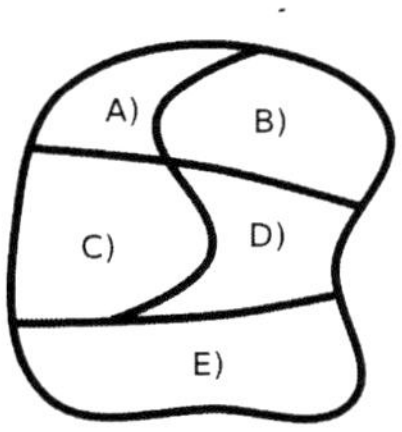

14.

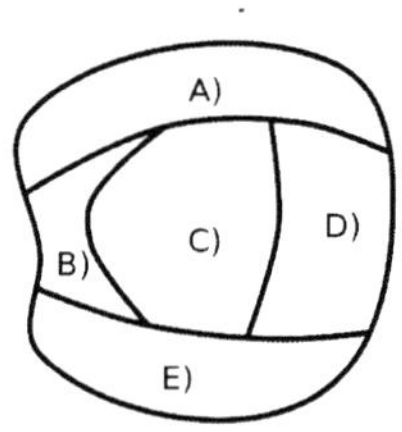

15.

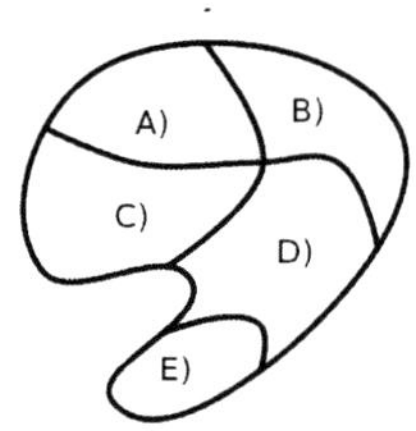

16.

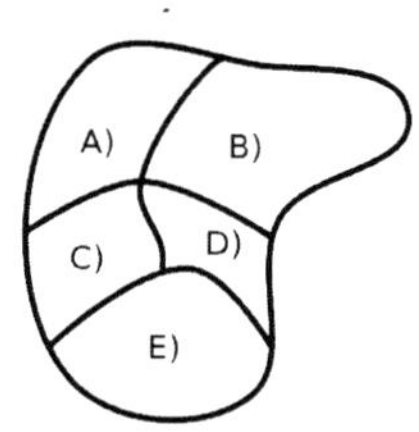

17.

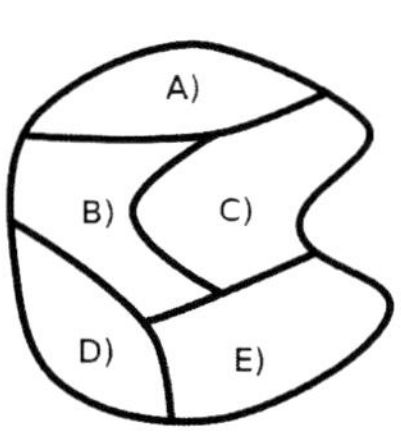

18.

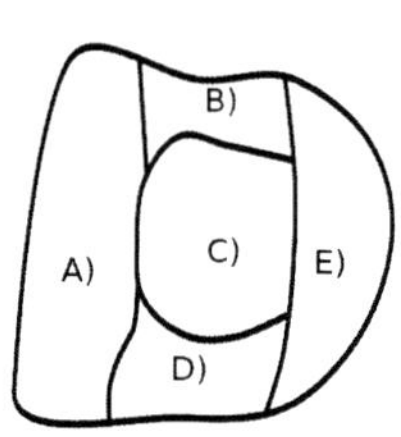

19.

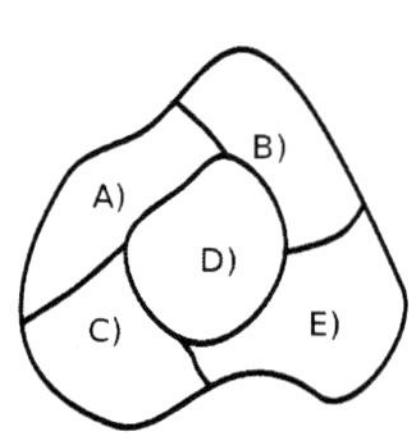

20.

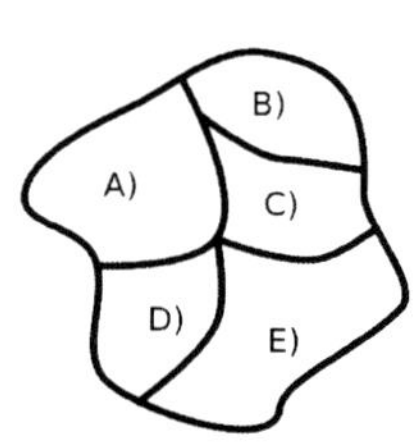

FAKTEN LERNEN 16

LERNZEIT 7 MINUTEN

1) Die unausgeglichene Patientin ist von Beruf

(A) Augenärztin
(B) Pilotin
(C) Polizistin
(D) Touristikfachangestellte
(E) Frührentnerin

2) Die Diagnose für den Feuerwehrmann lautet ...

(A) Halswirbelverletzung
(B) Hirnhautentzündung
(C) Wirbelgleiten
(A) Schleudertrauma
(E) AIDS

3) Das Alter der Pilotin beträgt ...

(A) ca. 26 Jahre
(B) ca. 36 Jahre
(C) ca. 42 Jahre
(D) ca. 52 Jahre
(E) ca. 62 Jahre

4) Frau Herzog ist von Beruf ...

(A) Augenärztin
(B) Pilotin
(C) Polizistin
(D) Touristikfachangestellte
(E) Frührentnerin

5) Der an Hörsturz leidende Patient ist von Beruf ...

(A) Optiker
(B) Animateur
(C) Reiseleiter
(D) Blindenführer
(E) Beamter

6) Die Diagnose für Herrn Torh lautet ...

(A) Wirbelgleiten
(B) Hörsturz
(C) Schwindel
(A) Schleudertrauma
(E) AIDS

7) Die ca. 36-jährige Patientin leidet an ...

(A) Hautausschlag
(B) Knieschmerzen
(C) Keuchhusten
(D) Schwindel
(E) Koma

8) Herr Lordt ist ...

(A) ca. 26 Jahre
(B) ca. 36 Jahre
(C) ca. 42 Jahre
(D) ca. 52 Jahre
(E) ca. 62 Jahre

9) Der Patient mit Keuchhusten heißt ...

(A) Kalter
(B) Hitzig
(C) Zaar
(D) Herzog
(E) Fuchs

10) Der Patient mit den Knieschmerzen ist ...

(A) glücklich
(B) frech
(C) freundlich
(D) bedrückt
(E) kumpelhaft

11) Die an Gedächtnislücken erkrankte Patientin ist von Beruf ...

(A) Augenärztin
(B) Pilotin
(C) Polizistin
(D) Touristikfachangestellte
(E) Frührentnerin

12) Die Augenärztin heißt ...

(A) Kalter
(B) Hitzig
(C) Lordt
(D) Wiese
(E) Heilig

13) Der Optiker ist ...

(A) aufbrausend
(B) kontaktfreudig
(C) glücklich
(D) furchtlos
(E) frech

14) Der argwöhnische Patient heißt ...

(A) Vogel
(B) Fuchs
(C) Voicht
(D) Käfer
(E) Ballack

15) Der an AIDS erkrankte Patient ist ...

(A) kontaktfreudig
(B) bedürfnislos
(C) freundlich
(D) bedrückt
(E) kumpelhaft

16) Das Alter der kumpelhaften Patientin beträgt ...

(A) ca. 26 Jahre.
(B) ca. 36 Jahre.
(C) ca. 42 Jahre.
(D) ca. 52 Jahre.
(E) ca. 62 Jahre.

17) Die bedrückte Patientin ist von Beruf ...

(A) Augenärztin
(B) Pilotin
(C) Polizistin
(D) Touristikfachangestellte
(E) Frührentnerin

18) Die Pilotin heißt ...

(A) Kreuzer
(B) Heilig
(C) Krist
(D) Kalter
(E) Hitzig

19) Die Diagnose für den Straßenkehrer lautet:

(A) Gedächtnislücken
(B) Keuchhusten
(C) formale Denkstörung
(D) Hautausschlag
(E) Schwindel

20) Die Pilotin ist ...

(A) freundlich
(B) glücklich
(C) furchtlos
(D) unausgeglichen
(E) frech

FIGUREN LERNEN 17

LERNZEIT 5 MINUTEN

1.

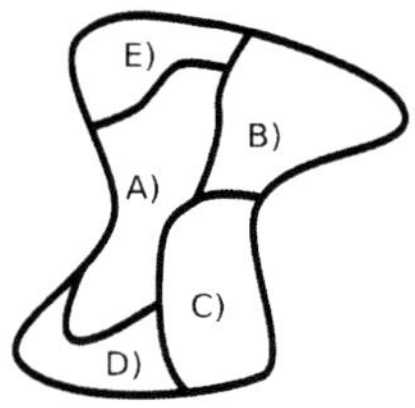

2.

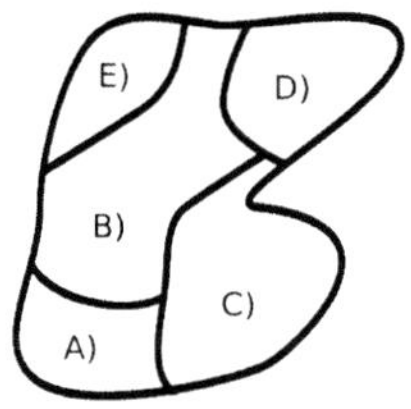

3.

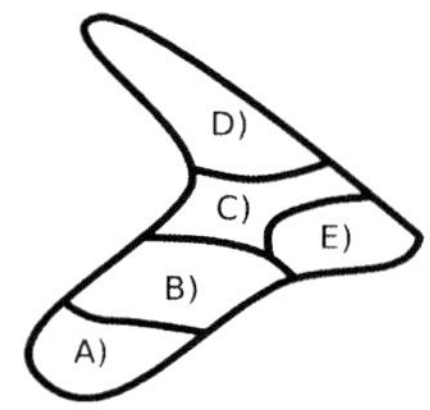

4.

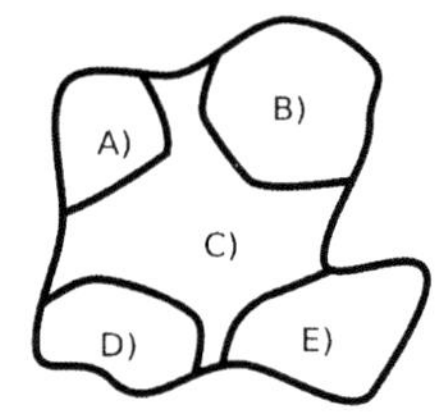

5.

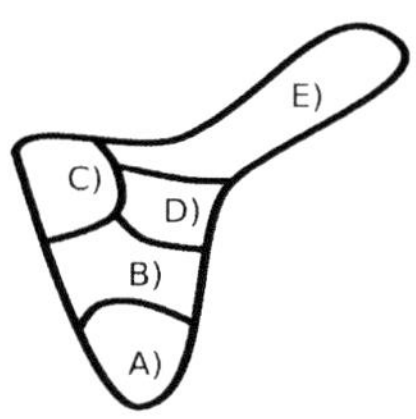

6.

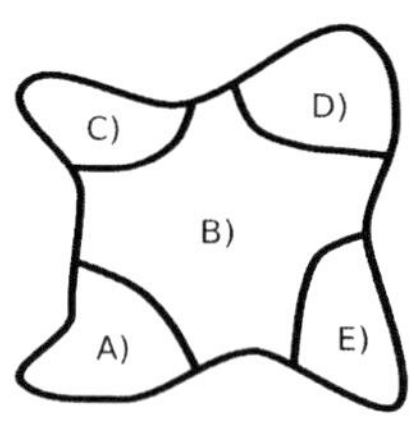

7.

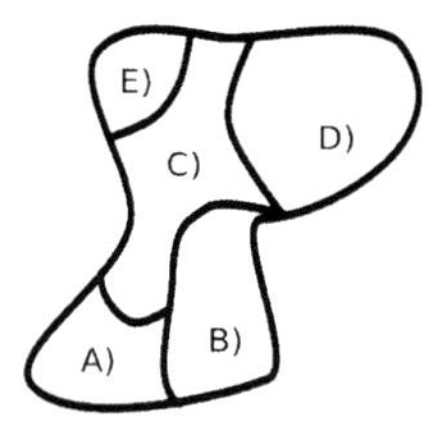

8.

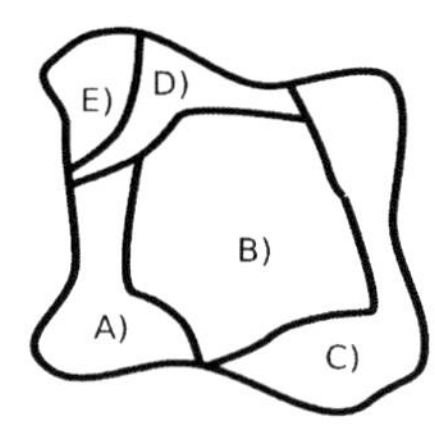

9.

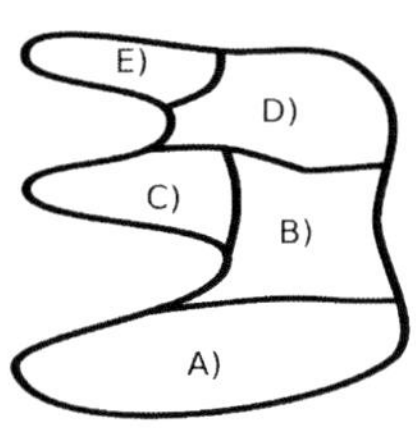

10.

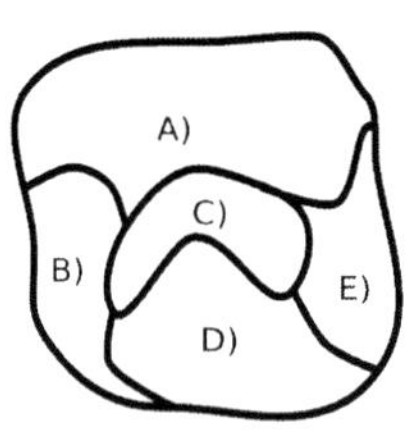

11.

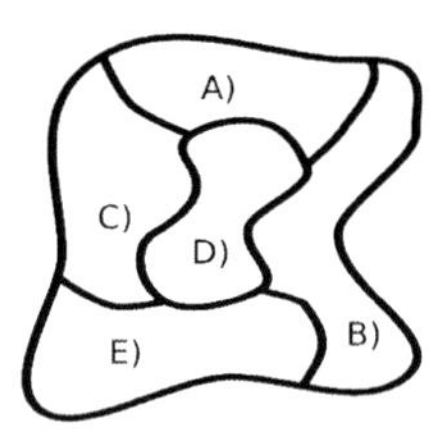

12.

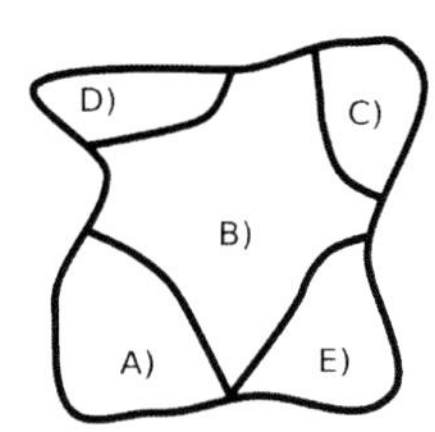

13.

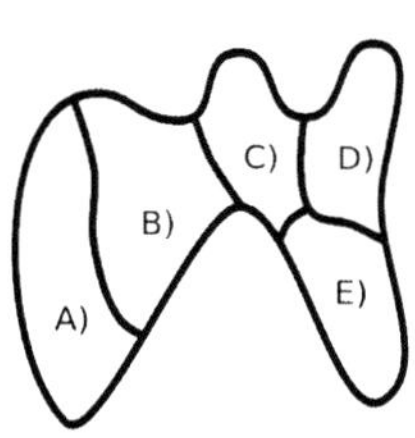

14.

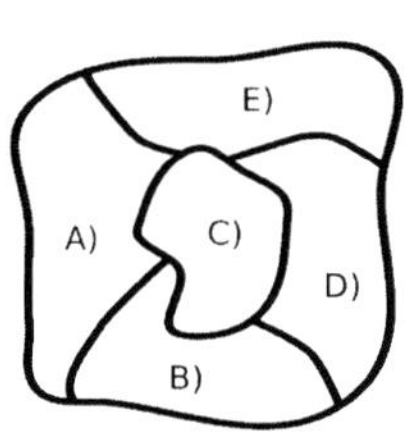

15.

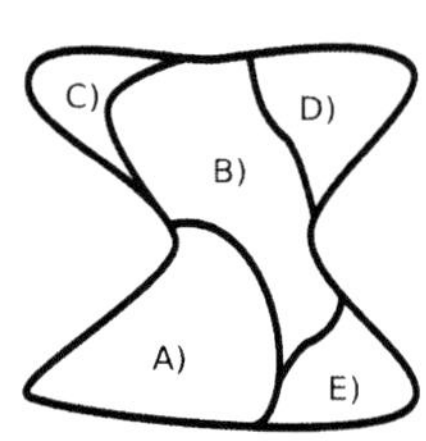

16.

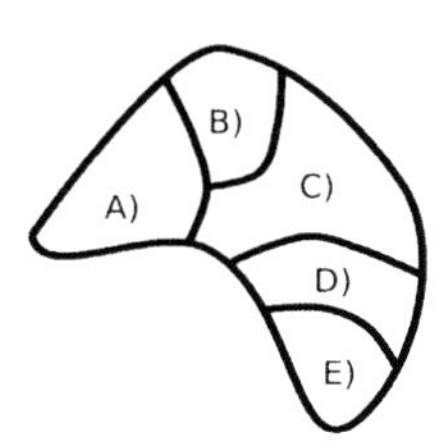

17.

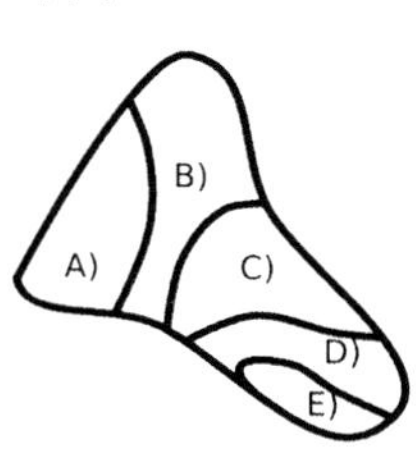

18.

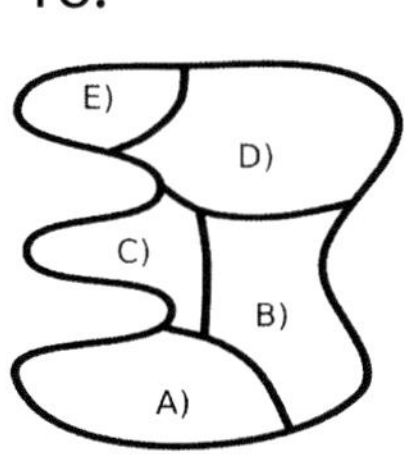

19.

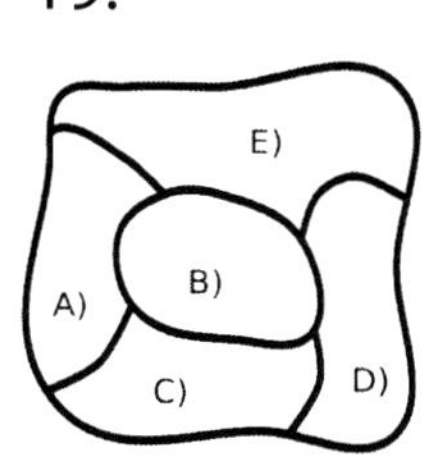

20.

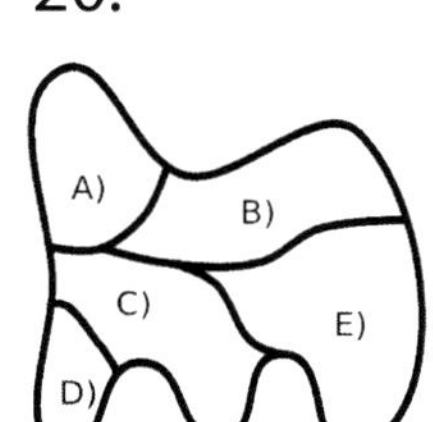

1) Die boshafte Patientin ist von Beruf ...

(A) Biologin
(B) Krankenschwester
(C) Plantagenarbeiterin
(D) Hebamme
(E) Kellnerin

2) Die Diagnose für den Notarzt lautet ...

(A) Sodbrennen
(B) Allergie
(C) grauer Star
(D) Glaukom
(E) Schlafstörungen

3) Das Alter der Kellnerin beträgt ...

(A) ca. 29 Jahre
(B) ca. 32 Jahre
(C) ca. 52 Jahre
(D) ca. 62 Jahre
(E) ca. 72 Jahre

4) Frau Adel ist von Beruf ...

(A) Mediengestalterin
(B) Krankenschwester
(C) Plantagenarbeiterin
(D) Informatikerin
(E) Kellnerin

5) Der an Migräne leidende Patient ist von Beruf ...

(A) Mathematiker
(B) Chemiker
(C) Notarzt
(D) Koch
(E) Küchengehilfe

6) Die Diagnose für Herrn Munter lautet ...

(A) Sodbrennen
(B) Allergie
(C) grauer Star
(D) Glaukom
(E) Schlafstörungen

7) Die ca. 62-jährige Patientin leidet an ...

(A) Jodmangel
(B) Hautausschlag
(C) Heuschnupfen
(D) Osteoporose
(E) Glaukom

8) Herr Kindle ist ...

(A) ca. 29 Jahre
(B) ca. 32 Jahre
(C) ca. 52 Jahre
(D) ca. 62 Jahre
(E) ca. 72 Jahre

9) Der Patient mit Fettleibigkeit heißt ...

(A) Ritter
(B) Adel
(C) Ross
(D) Munter
(E) Ohnesorg

10) Der Patient mit Kopfschmerzen ist ...

(A) faul
(B) stark
(C) zufrieden
(D) besonnen
(E) boshaft

11) Die an Jodmangel erkrankte Patientin ist von Beruf ...

(A) Biologin
(B) Krankenschwester
(C) Mediengestalterin
(D) Informatikerin
(E) Kellnerin

12) Die Mediengestalterin heißt ...

(A) Fladen
(B) Metzger
(C) Fleischner
(D) Wurst
(E) Manner

13) Der Kaffeeröster ist ...

(A) grimmig
(B) gutgläubig
(C) zufrieden
(D) faul
(E) chaotisch

14) Der nachdenkliche Patient heißt ...

(A) Brodt
(B) Fröhle
(C) Munter
(D) Fleischer
(E) Ross

15) Der an Schlafstörungen erkrankte Patient ist

(A) herzlich
(B) gutgläubig
(C) stark
(D) neidisch
(E) bestimmend

16) Das Alter der musikalischen Patientin beträgt ...

(A) ca. 29 Jahre.
(B) ca. 32 Jahre.
(C) ca. 52 Jahre.
(D) ca. 62 Jahre.
(E) ca. 72 Jahre.

17) Die besonnene Patientin ist von Beruf ...

(A) Biologin
(B) Krankenschwester
(C) Hebamme
(D) Informatikerin
(E) Mediengestalterin

18) Die Hebamme heißt ...

(A) Fladen
(B) Metzger
(C) Fleischner
(D) Wurst
(E) Manner

19) Die Diagnose für den Kaffeeröster lautet ...

(A) Sodbrennen
(B) Fettleibigkeit
(C) grauer Star
(D) Sehstörung
(E) Schlafstörungen

20) Die Krankenschwester ist ...

(A) dankbar
(B) boshaft
(C) bestimmend
(D) motiviert
(E) faul

1.

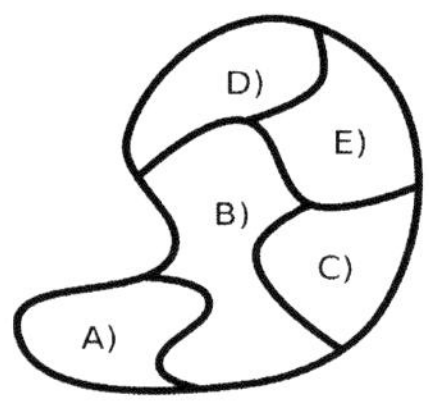

2.

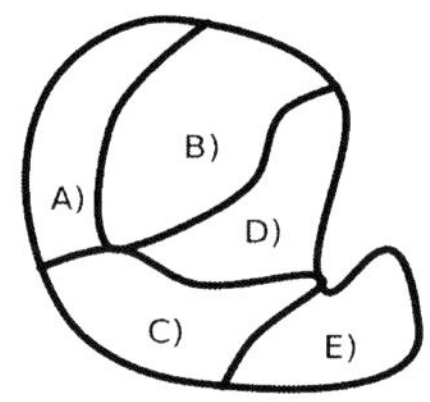

3.

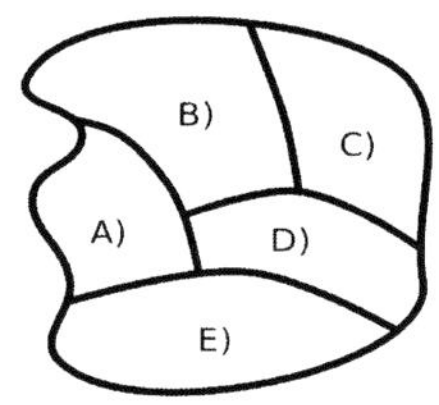

4.

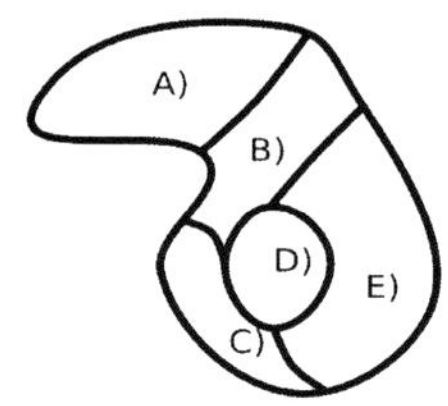

5.

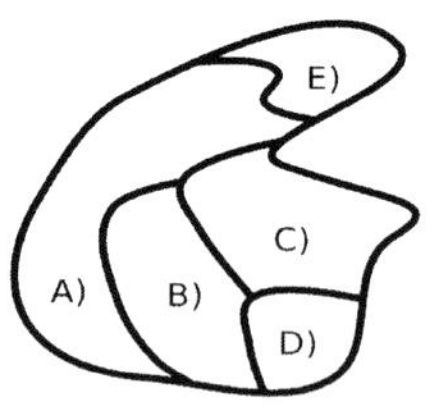

6.

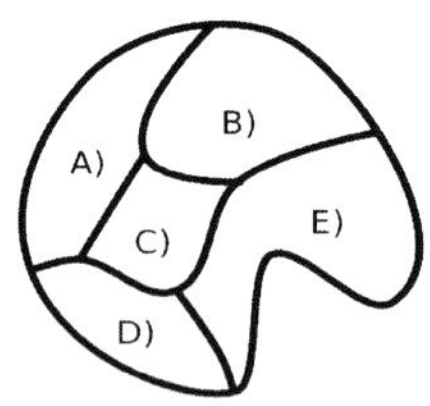

7.

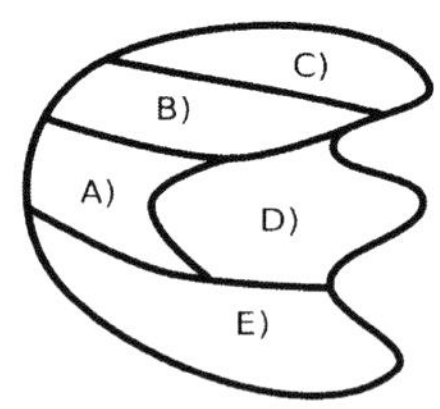

8.

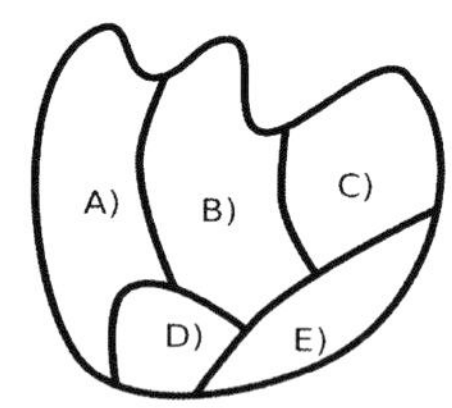

9.

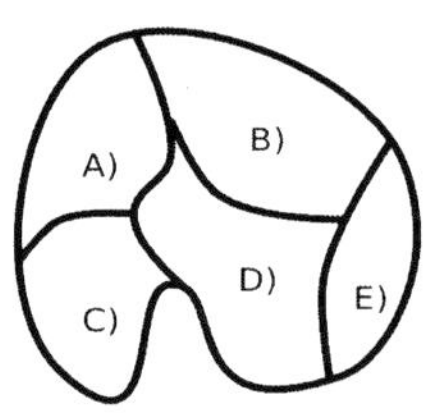

10.

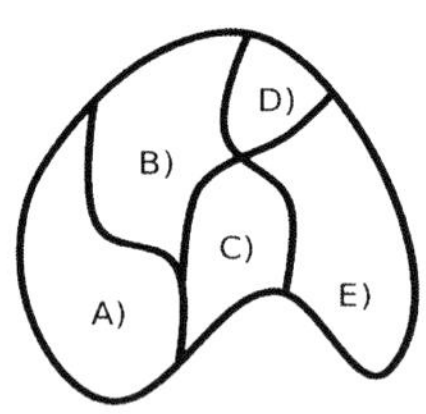

11.

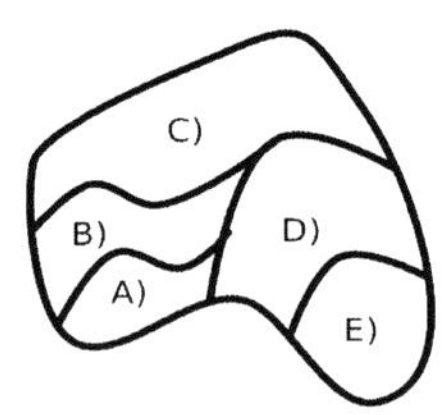

12.

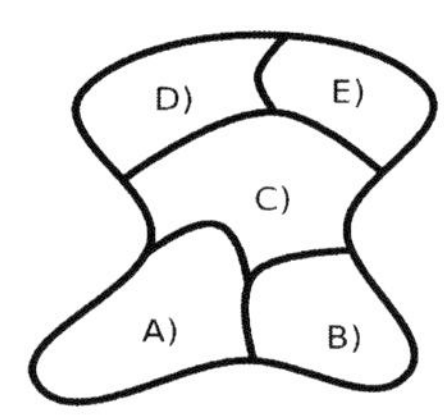

13.

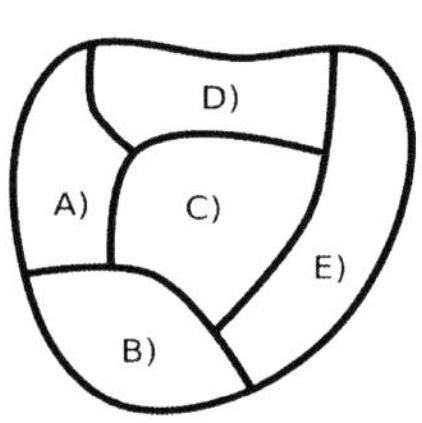

14.

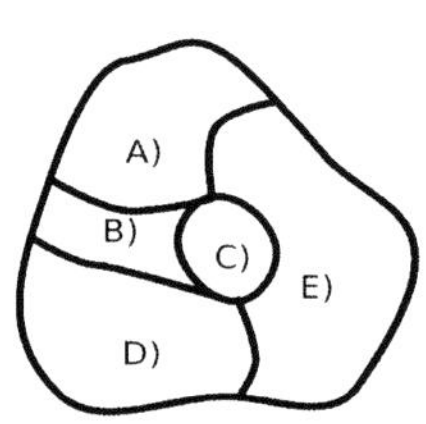

15.

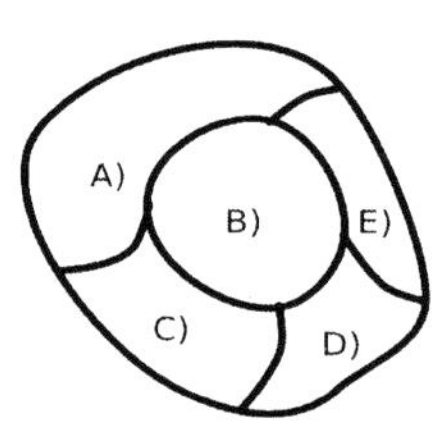

16.

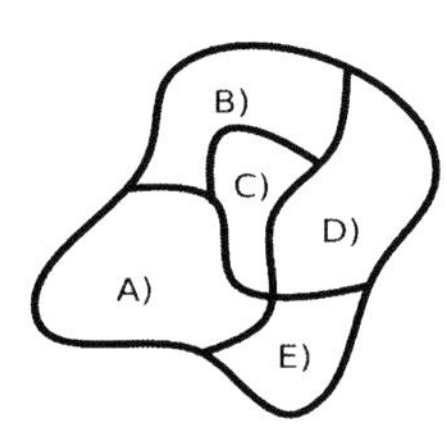

17.

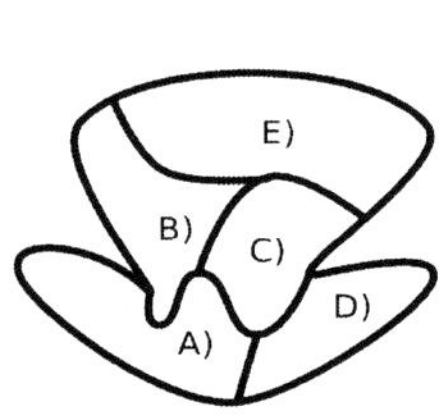

18.

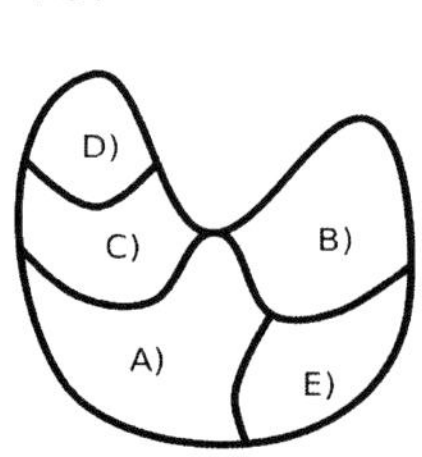

19.

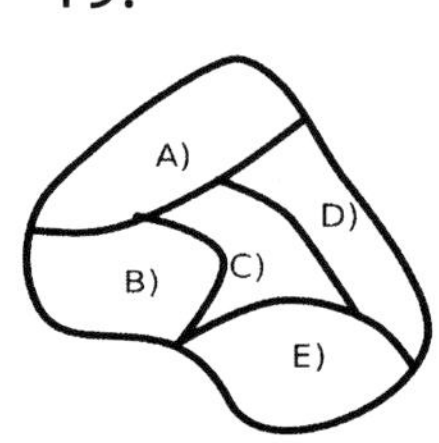

20.

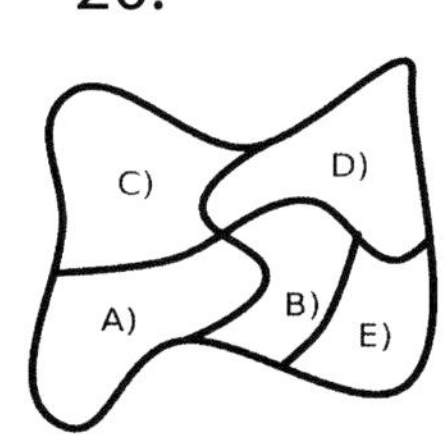

FAKTEN LERNEN 18 LERNZEIT 7 MINUTEN

1) Die gelassene Patientin ist von Beruf ...

(A) Psychologin
(B) Friseurin
(C) Kosmetikerin
(D) Bauleiterin
(E) Vermieterin

2) Die Diagnose für den Kranführer lautet ...

(A) Bluthochdruck
(B) Krummrücken
(C) Zuckerkrank
(D) Bluterkrankheit
(E) Magenentzündung

3) Das Alter der Friseurin beträgt ...

(A) ca. 22 Jahre
(B) ca. 30 Jahre
(C) ca. 40 Jahre
(D) ca. 50 Jahre
(E) ca. 60 Jahre

4) Frau Hofmann ist von Beruf ...

(A) Stuckateurin
(B) Friseurin
(C) Kosmetikerin
(D) Bauleiterin
(E) Bootsbauerin

5) Der an Bluterkrankheit leidende Patient ist von Beruf ...

(A) Kapitän
(B) Masseur
(C) Matrose
(D) Scheidungsanwalt
(E) Kranführer

6) Die Diagnose für den Hausmeister lautet ...

(A) Bluthochdruck
(B) Magenentzündung
(C) Verwirrtheit
(D) Brustschmerzen
(E) Rückenschmerzen

7) Die ca. 40-jährige Patientin leidet an ...

(A) Gewebsneubildung
(B) Brustschmerzen
(C) Krummrücken
(D) Besenreißer
(E) Blasenkrebs

8) Herr Maier ist ...

(A) ca. 22 Jahre
(B) ca. 30 Jahre
(C) ca. 40 Jahre
(D) ca. 50 Jahre
(E) ca. 60 Jahre

9) Der Patient mit der Impfung heißt ...

(A) Weber
(B) Schneider
(C) Neumann
(D) Hartmann
(E) Krüger

10) Der Patient mit akuter Bronchitis ist ...

(A) höflich
(B) leise
(C) optimistisch
(D) launisch
(E) bescheiden

11) Die an Stoffwechselstörung erkrankte Patientin ist von Beruf ...

(A) Eheberaterin
(B) Friseurin
(C) Kosmetikerin
(D) Bauleiterin
(E) Vermieterin

12) Die Psychologin heißt ...

(A) Weber
(B) Schneider
(C) Neumann
(D) Hartmann
(E) Krüger

13) Der Masseur ist ...

(A) gelassen
(B) leise
(C) optimistisch
(D) launisch
(E) bescheiden

14) Der seltsame Patient heißt ...

(A) Hofmann
(B) Schmidt
(C) Schmitt
(D) Krüger
(E) Becher

15) Der an Verwirrtheit erkrankte Patient ist ...

(A) hilfsbereit
(B) höflich
(C) abgedreht
(D) launisch
(E) selbstverliebt

16) Das Alter der zappeligen Patientin beträgt ...

(A) ca. 22 Jahre
(B) ca. 30 Jahre
(C) ca. 40 Jahre
(D) ca. 50 Jahre
(E) ca. 60 Jahre

17) Die sexy Patientin ist von Beruf ...

(A) Bootsbauerin
(B) Friseurin
(C) Kosmetikerin
(D) Bauleiterin
(E) Vermieterin

18) Die Vermieterin heißt ...

(A) Hofmann
(B) Schmidt
(C) Schmitt
(D) Krüger
(E) Becher

19) Die Diagnose für den Immobilienmakler lautet ...

(A) Bluthochdruck
(B) Krummrücken
(C) Impfung
(D) Bluterkrankheit
(E) Magenentzündung

20) Die Bootsbauerin ist ...

(A) optimistisch
(B) abgedreht
(C) launisch
(D) selbstverliebt
(E) feminin

1.

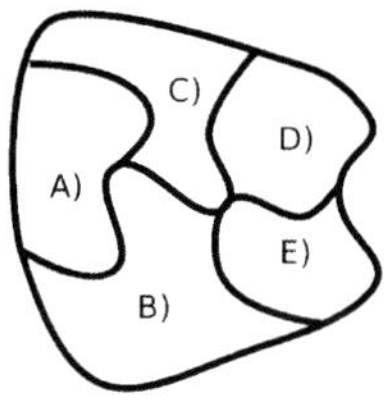

2.

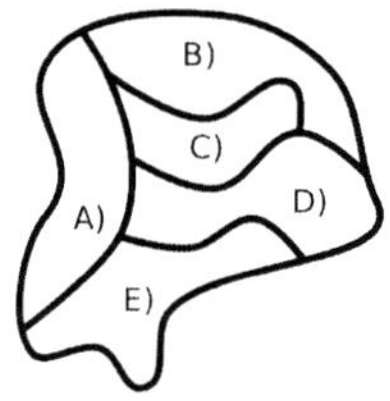

3.

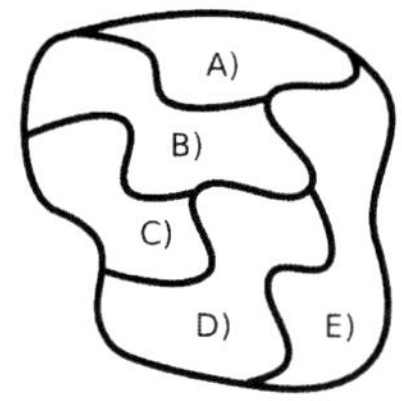

4.

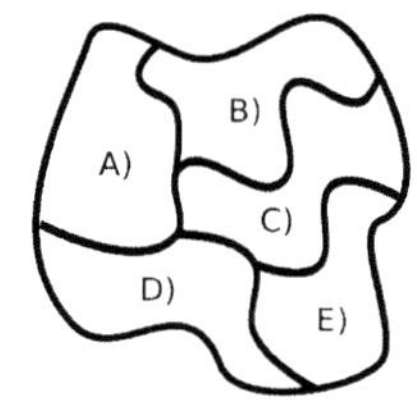

5.

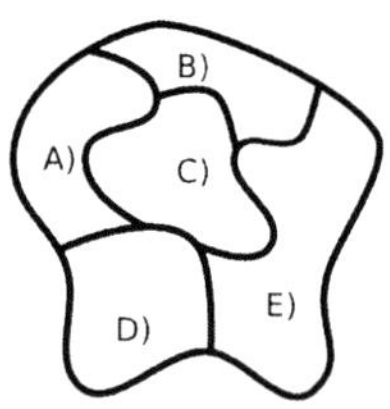

6.

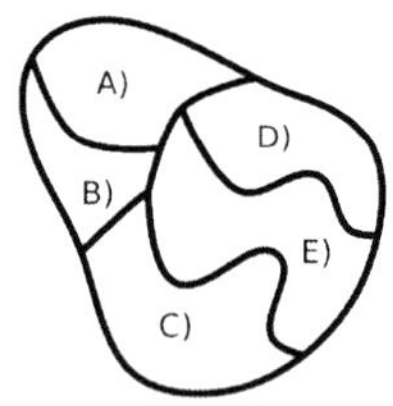

7.

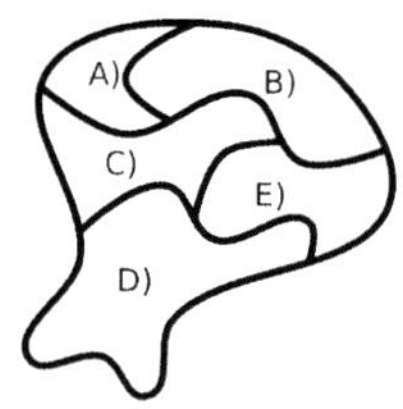

8.

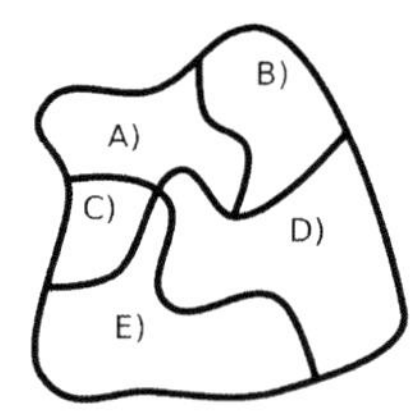

9.

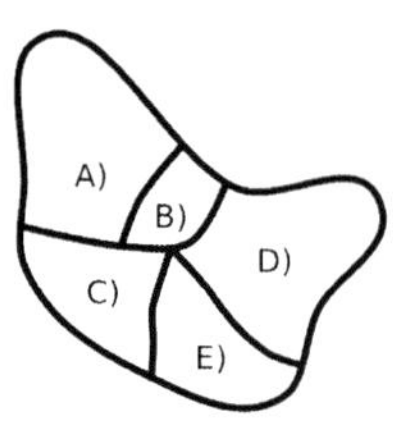

10.

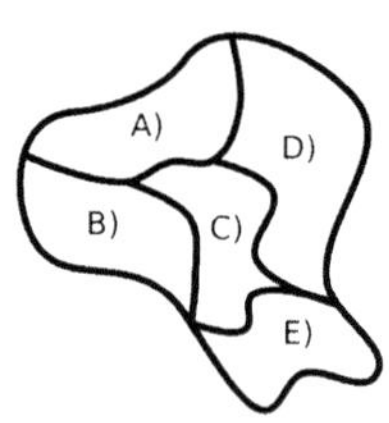

11.

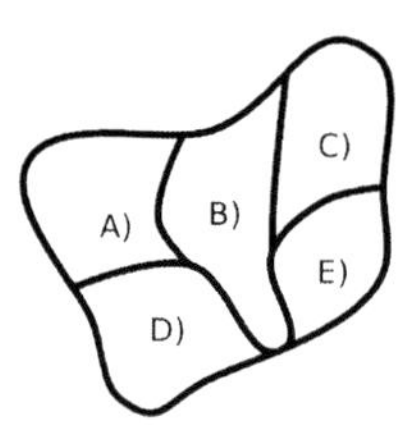

12.

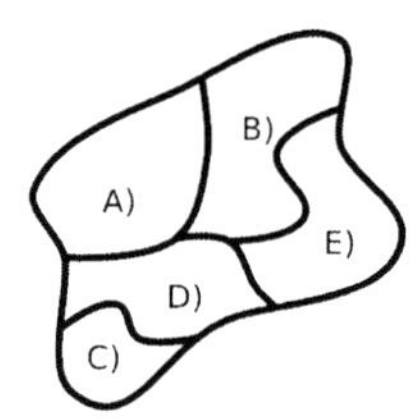

13.

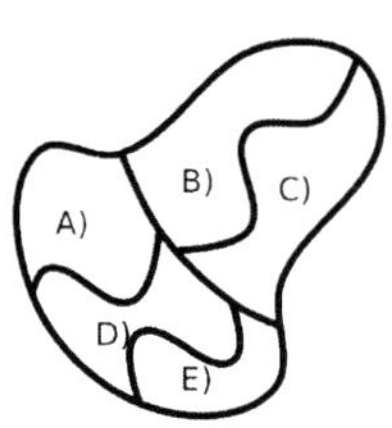

14.

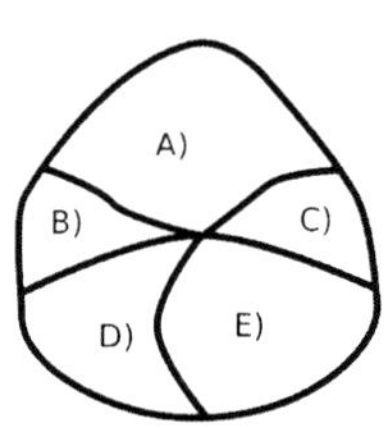

15.

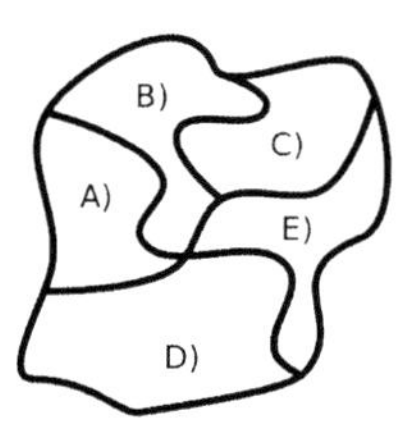

16.

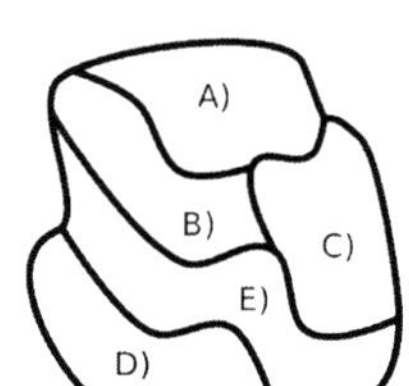

17.

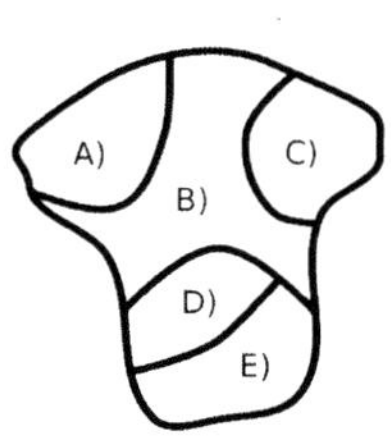

18.

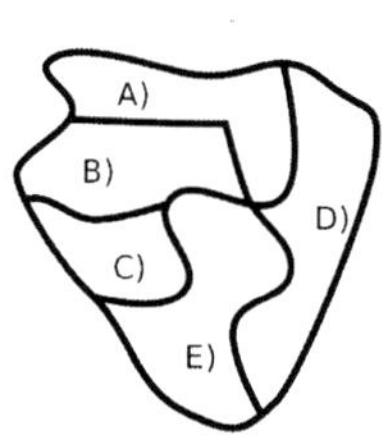

19.

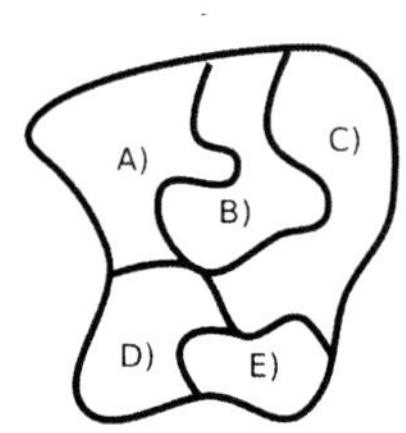

20.

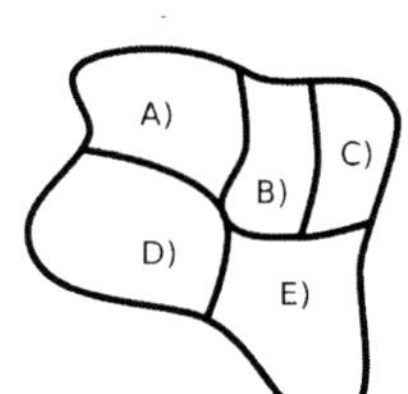

1) Die jähzornige Patientin ist von Beruf ...

(A) Model
(B) Gärtnerin
(C) Hostess
(D) Floristin
(E) Weinverkäuferin

2) Die Diagnose für den Bodybuilder lautet ...

(A) Lungenembolie
(B) Raucherhusten
(C) Verbrennung
(D) Gicht
(E) Depressiv

3) Das Alter der Floristin beträgt ...

(A) ca. 19 Jahre
(B) ca. 29 Jahre
(C) ca. 39 Jahre
(D) ca. 50 Jahre
(E) ca. 60 Jahre

4) Frau Lorenz ist von Beruf ...

(A) Model
(B) Gärtnerin
(C) Hostess
(D) Floristin
(E) Weinverkäuferin

5) Der an Gicht leidende Patient ist von Beruf ...

(A) Winzer
(B) Biologielaborant
(C) Maurer
(D) Fluglotse
(E) Bodybuilder

6) Die Diagnose für Herrn Schnell lautet ...

(A) Verbrennung
(B) akuter Infekt
(C) Herzattacken
(D) Raucherhusten
(E) Lungenembolie

7) Die ca. 60-jährige Patientin leidet an ...

(A) Schilddrüsenstörung
(B) Venenkrankheit
(C) Hautausschlag
(D) COPD
(E) Krampfadern

8) Herr Peters ist ...

(A) ca. 19 Jahre
(B) ca. 29 Jahre
(C) ca. 39 Jahre
(D) ca. 50 Jahre
(E) ca. 60 Jahre

9) Der Patient mit COPD heißt ...

(A) Braun
(B) Schnell
(C) Hefter
(D) Stiege
(E) Leiter

10) Der Patient mit Gicht ist ...

(A) kindlich
(B) unfair
(C) humorlos
(D) Single
(E) verlogen

11) Die an Gallensteinen erkrankte Patientin ist von Beruf ...

(A) Fliesenlegerin
(B) Gärtnerin
(C) Hostess
(D) Floristin
(E) Weinverkäuferin

12) Die Pilotin heißt ...

(A) Flink
(B) Lahm
(C) Günther
(D) Blond
(E) Schwarzkopf

13) Der Biologielaborant ist ...

(A) humorlos
(B) fleißig
(C) tollpatschig
(D) unentschlossen
(E) jähzornig

14) Der tollpatschige Patient heißt ...

(A) Flink
(B) Schnell
(C) Hefter
(D) Stiege
(E) Günther

15) Der an Lungenembolie erkrankte Patient ist ...

(A) fleißig
(B) unfair
(C) humorlos
(D) Single
(E) verheiratet

16) Das Alter der abgebrühten Patientin beträgt ...

(A) ca. 19 Jahre
(B) ca. 29 Jahre
(C) ca. 39 Jahre
(D) ca. 50 Jahre
(E) ca. 60 Jahre

17) Die ironische Patientin ist von Beruf ...

(A) Fliesenlegerin
(B) Gärtnerin
(C) Hostess
(D) Floristin
(E) Weinverkäuferin

18) Die Hostess heißt ...

(A) Braun
(B) Schnell
(C) Hefter
(D) Stiege
(E) Leiter

19) Die Diagnose für den Dachdecker lautet ...

(A) Depression
(B) Gallensteine
(C) Gicht
(D) Hautausschlag
(E) COPD

20) Die Hostess ist ...

(A) verlogen
(B) schwanger
(C) verheiratet
(D) Single
(E) abgebrüht

1.

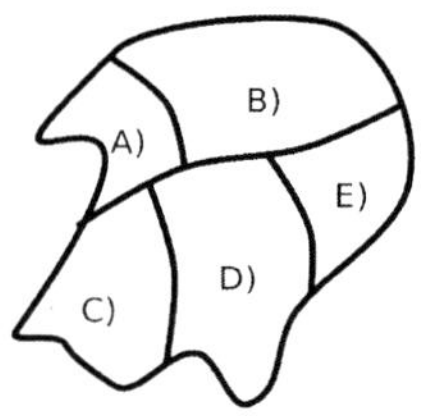

2.

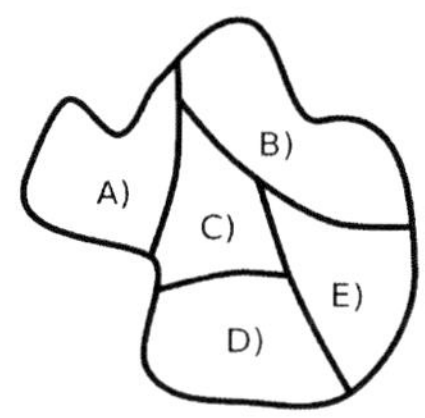

3.

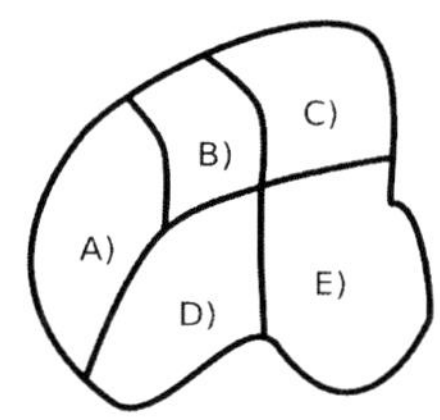

4.

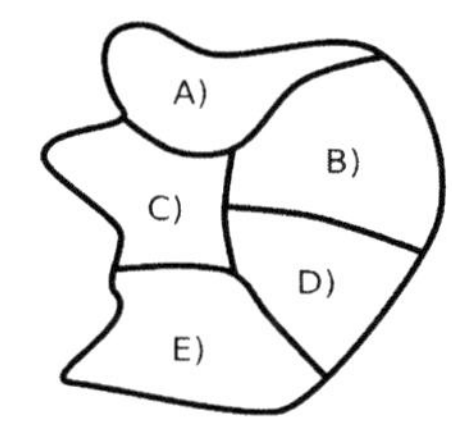

5.

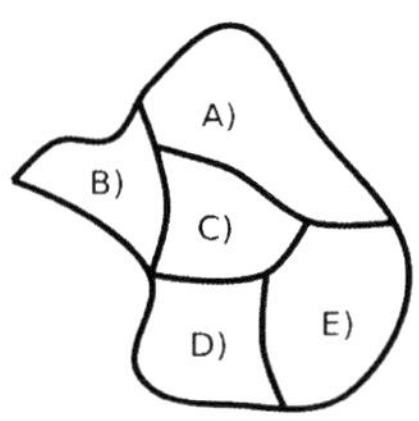

6.

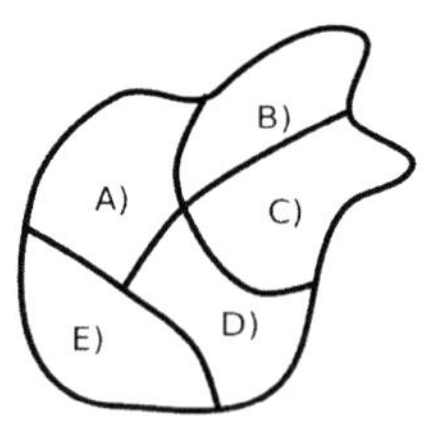

7.

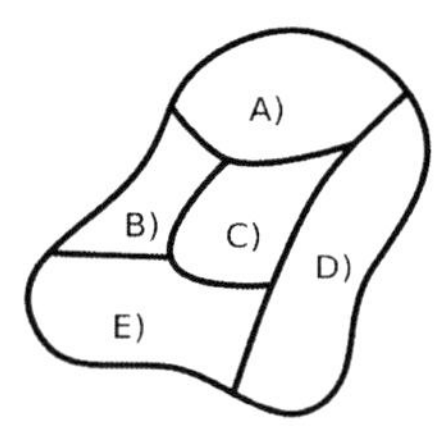

8.

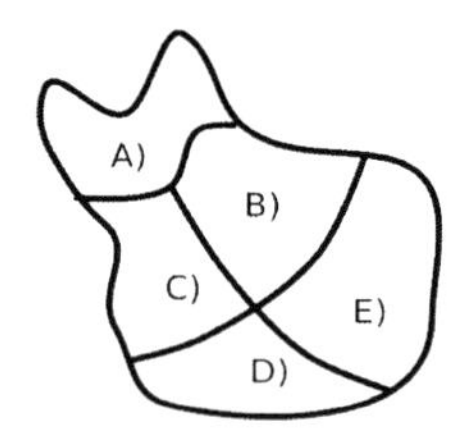

9.

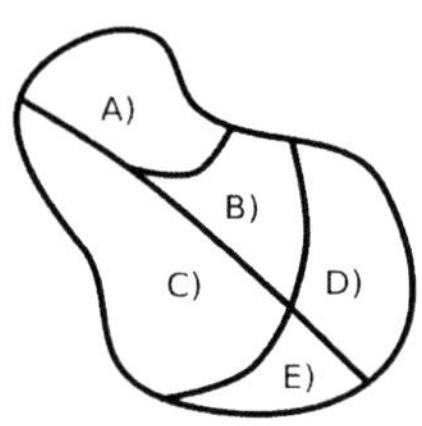

10.

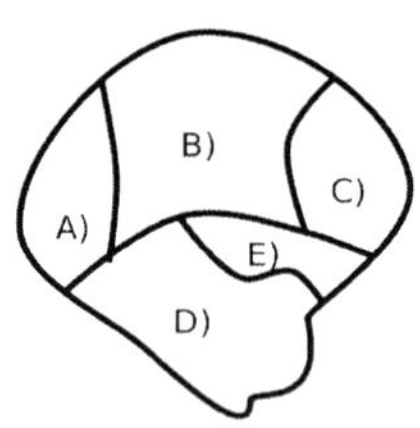

11.

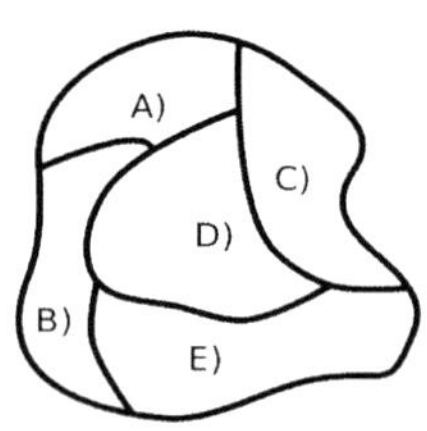

12.

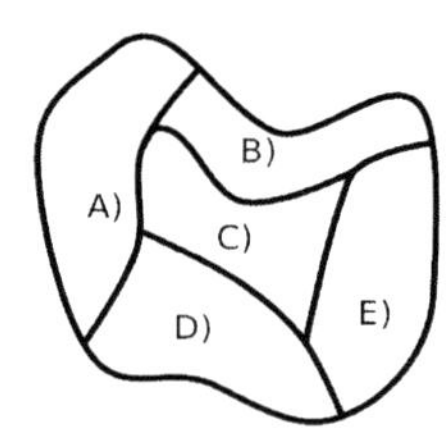

13.

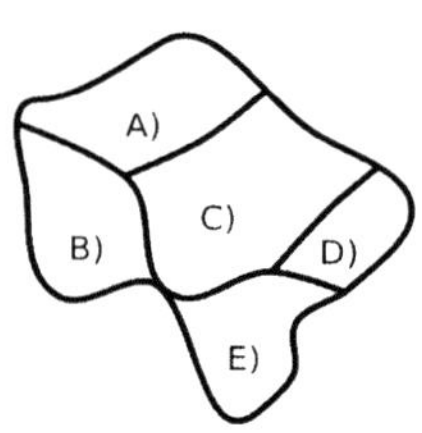

14.

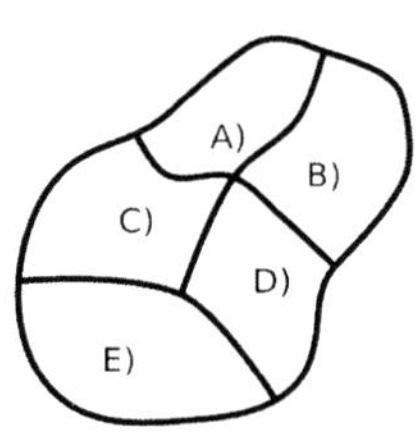

15.

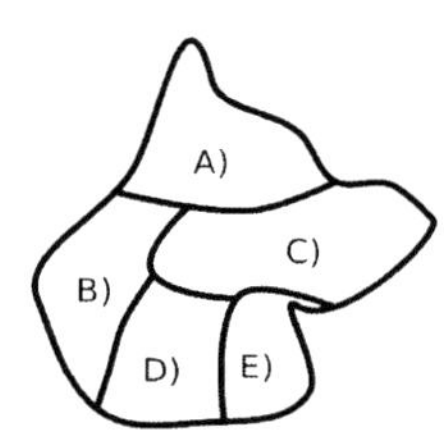

16.

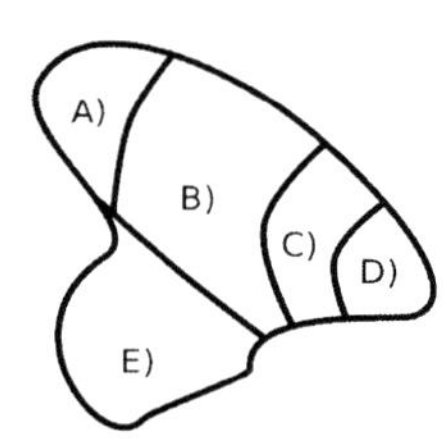

17.

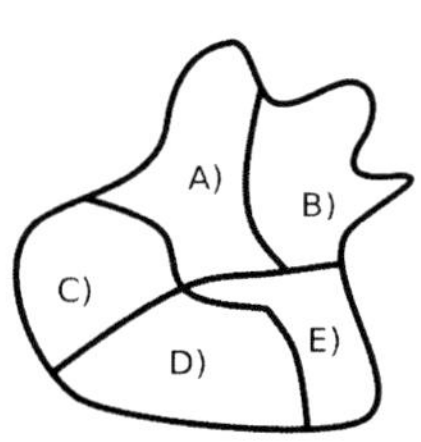

18.

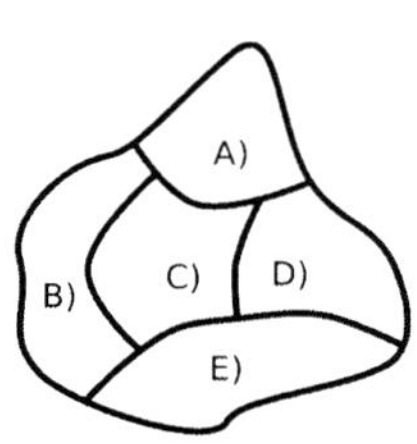

19.

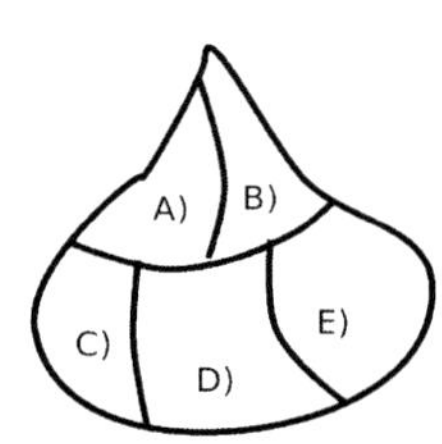

20.

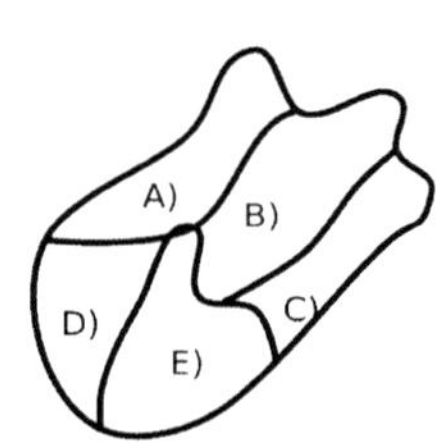

FAKTEN LERNEN 20

LERNZEIT 7 MINUTEN

1) Die unbekümmerte Patientin ist von Beruf ...

(A) Pharmazeutin
(B) Päckchenlieferantin
(C) Heilpraktikerin
(D) Physiotherapeutin
(E) Visagistin

2) Die Diagnose für den Schornsteinfeger lautet ...

(A) Schnittwunde
(B) Leukämie
(C) Kopfverletzung
(D) Burnout
(E) Warzen

3) Das Alter der Kosmetikerin beträgt ...

(A) ca. 17 Jahre
(B) ca. 30 Jahre
(C) ca. 42 Jahre
(D) ca. 52 Jahre
(E) ca. 72 Jahre

4) Frau Schubert ist von Beruf ...

(A) Kosmetikerin
(B) Päckchenlieferantin
(C) Heilpraktikerin
(D) Physiotherapeutin
(E) Visagistin

5) Der an Leukämie leidende Patient ist von Beruf ...

(A) Kurier
(B) Postbote
(C) Psychotherapeut
(D) Minenarbeiter
(E) Orthopäde

6) Die Diagnose für Herrn Dietrich lautet ...

(A) Quetschwunde
(B) Leukämie
(C) Kopfverletzung
(D) Burnout
(E) Warzen

7) Die ca. 17-jährige Patientin hat eine ...

(A) Vergiftung
(B) hormonelle Störung
(C) Mandel-OP
(D) Leukozytose
(E) Kopfverletzung

8) Herr Fuchs ist ...

(A) ca. 17 Jahre
(B) ca. 30 Jahre
(C) ca. 42 Jahre
(D) ca. 52 Jahre
(E) ca. 72 Jahre

9) Der Patient mit Schluckbeschwerden heißt ...

(A) Wolff
(B) Otto
(C) Heinrich
(D) Schulze
(E) Schubert

10) Der Patient mit dem Trommelfellriss ist ...

(A) eitel
(B) humorlos
(C) ungläubig
(D) unbeirrbar
(E) umtriebig

11) Die an Burnout erkrankte Patientin ist von Beruf ...

(A) Bohrinselarbeiterin
(B) Päckchenlieferantin
(C) Heilpraktikerin
(D) Pharmazeutin
(E) Visagistin

12) Die Visagistin heißt ...

(A) Dachs
(B) Frank
(C) Pohl
(D) Böhm
(E) Schulze

13) Der Postbote ist ...

(A) pflichtbewusst
(B) putzig
(C) umtriebig
(D) ein Dauerpatient
(E) überwiesen

14) Der originelle Patient heißt ...

(A) Wolff
(B) Otto
(C) Heinrich
(D) Schulze
(E) Schubert

15) Der an Ohrenschmalz erkrankte Patient ist ...

(A) originell
(B) ordentlich
(C) ungläubig
(D) unbeirrbar
(E) umtriebig

16) Das Alter der Dauerpatientin beträgt ...

(A) ca. 17 Jahre
(B) ca. 30 Jahre
(C) ca. 42 Jahre
(D) ca. 52 Jahre
(E) ca. 72 Jahre

17) Die trotzige Patientin ist von Beruf ...

(A) Pharmazeutin
(B) Päckenlieferantin
(C) Heilpraktikerin
(D) Physiotherapeutin
(E) Bohrinselarbeiterin

18) Die Heilpraktikerin heißt ...

(A) Wolff
(B) Otto
(C) Heinrich
(D) Schulze
(E) Schubert

19) Die Diagnose für den Maskenbildner lautet ...

(A) Nasenpolyp
(B) Leukämie
(C) Trommelfellriss
(D) Burnout
(E) Vergiftung

20) Die Kosmetikerin ist ...

(A) überwiesen
(B) eitel
(C) ungläubig
(D) unbeirrbar
(E) putzig

4.3 LÖSUNGSSCHLÜSSEL

Nr.	Fakten Lernen 1				
1	(A) □	(B) □	(C) □	(D) □	(E) ■
2	(A) □	(B) □	(C) ■	(D) □	(E) □
3	(A) □	(B) □	(C) □	(D) ■	(E) □
4	(A) □	(B) ■	(C) □	(D) □	(E) □
5	(A) ■	(B) □	(C) □	(D) □	(E) □
6	(A) □	(B) ■	(C) □	(D) □	(E) □
7	(A) □	(B) □	(C) □	(D) □	(E) ■
8	(A) □	(B) □	(C) ■	(D) □	(E) □
9	(A) □	(B) □	(C) □	(D) □	(E) ■
10	(A) □	(B) □	(C) □	(D) ■	(E) □
11	(A) □	(B) □	(C) □	(D) ■	(E) □
12	(A) □	(B) □	(C) □	(D) ■	(E) □
13	(A) ■	(B) □	(C) □	(D) □	(E) □
14	(A) □	(B) ■	(C) □	(D) □	(E) □
15	(A) □	(B) □	(C) ■	(D) □	(E) □
16	(A) ■	(B) □	(C) □	(D) □	(E) □
17	(A) ■	(B) □	(C) □	(D) □	(E) □
18	(A) ■	(B) □	(C) □	(D) □	(E) □
19	(A) □	(B) □	(C) □	(D) □	(E) ■
20	(A) □	(B) □	(C) □	(D) □	(E) ■

Nr.	Fakten Lernen 1				
1	(A) □	(B) □	(C) ■	(D) □	(E) □
2	(A) □	(B) ■	(C) □	(D) □	(E) □
3	(A) □	(B) □	(C) ■	(D) □	(E) □
4	(A) □	(B) □	(C) □	(D) ■	(E) □
5	(A) ■	(B) □	(C) □	(D) □	(E) □
6	(A) □	(B) □	(C) □	(D) ■	(E) □
7	(A) □	(B) ■	(C) □	(D) □	(E) □
8	(A) ■	(B) □	(C) □	(D) □	(E) □
9	(A) □	(B) □	(C) ■	(D) □	(E) □
10	(A) ■	(B) □	(C) □	(D) □	(E) □
11	(A) □	(B) ■	(C) □	(D) □	(E) □
12	(A) □	(B) □	(C) □	(D) □	(E) ■
13	(A) ■	(B) □	(C) □	(D) □	(E) □
14	(A) ■	(B) □	(C) □	(D) □	(E) □
15	(A) □	(B) □	(C) ■	(D) □	(E) □
16	(A) □	(B) □	(C) □	(D) ■	(E) □
17	(A) □	(B) □	(C) □	(D) ■	(E) □
18	(A) ■	(B) □	(C) □	(D) □	(E) □
19	(A) □	(B) ■	(C) □	(D) □	(E) □
20	(A) □	(B) □	(C) □	(D) ■	(E) □

Nr.	Figuren Lernen 2				
1	(A) □	(B) ■	(C) □	(D) □	(E) □
2	(A) □	(B) □	(C) □	(D) ■	(E) □
3	(A) □	(B) □	(C) □	(D) □	(E) ■
4	(A) □	(B) ■	(C) □	(D) □	(E) □
5	(A) □	(B) □	(C) ■	(D) □	(E) □
6	(A) □	(B) □	(C) □	(D) □	(E) ■
7	(A) ■	(B) □	(C) □	(D) □	(E) □
8	(A) □	(B) ■	(C) □	(D) □	(E) □
9	(A) □	(B) □	(C) □	(D) ■	(E) □
10	(A) □	(B) □	(C) □	(D) ■	(E) □
11	(A) □	(B) □	(C) ■	(D) □	(E) □
12	(A) □	(B) □	(C) □	(D) ■	(E) □
13	(A) □	(B) ■	(C) □	(D) □	(E) □
14	(A) □	(B) □	(C) □	(D) □	(E) ■
15	(A) □	(B) □	(C) □	(D) □	(E) ■
16	(A) □	(B) □	(C) □	(D) ■	(E) □
17	(A) ■	(B) □	(C) □	(D) □	(E) □
18	(A) ■	(B) □	(C) □	(D) □	(E) □
19	(A) □	(B) ■	(C) □	(D) □	(E) □
20	(A) □	(B) □	(C) ■	(D) □	(E) □

Nr.	Fakten Lernen 2				
1	(A) □	(B) □	(C) □	(D) ■	(E) □
2	(A) □	(B) □	(C) ■	(D) □	(E) □
3	(A) □	(B) ■	(C) □	(D) □	(E) □
4	(A) ■	(B) □	(C) □	(D) □	(E) □
5	(A) □	(B) □	(C) □	(D) ■	(E) □
6	(A) □	(B) ■	(C) □	(D) □	(E) □
7	(A) □	(B) □	(C) □	(D) □	(E) ■
8	(A) □	(B) □	(C) □	(D) □	(E) ■
9	(A) ■	(B) □	(C) □	(D) □	(E) □
10	(A) □	(B) □	(C) ■	(D) □	(E) □
11	(A) □	(B) ■	(C) □	(D) □	(E) □
12	(A) □	(B) □	(C) □	(D) □	(E) ■
13	(A) ■	(B) □	(C) □	(D) □	(E) □
14	(A) □	(B) □	(C) □	(D) ■	(E) □
15	(A) □	(B) ■	(C) □	(D) □	(E) □
16	(A) □	(B) ■	(C) □	(D) □	(E) □
17	(A) □	(B) □	(C) ■	(D) □	(E) □
18	(A) □	(B) ■	(C) □	(D) □	(E) □
19	(A) □	(B) □	(C) ■	(D) □	(E) □
20	(A) □	(B) □	(C) □	(D) □	(E) ■

Nr.	Figuren Lernen 3				
1	(A) ■	(B) □	(C) □	(D) □	(E) □
2	(A) ■	(B) □	(C) □	(D) □	(E) □
3	(A) □	(B) □	(C) □	(D) □	(E) ■
4	(A) ■	(B) □	(C) □	(D) □	(E) □
5	(A) □	(B) □	(C) □	(D) ■	(E) □
6	(A) □	(B) □	(C) ■	(D) □	(E) □
7	(A) □	(B) □	(C) □	(D) ■	(E) □
8	(A) ■	(B) □	(C) □	(D) □	(E) □
9	(A) □	(B) □	(C) □	(D) ■	(E) □
10	(A) □	(B) ■	(C) □	(D) □	(E) □
11	(A) □	(B) ■	(C) □	(D) □	(E) □
12	(A) □	(B) ■	(C) □	(D) □	(E) □
13	(A) ■	(B) □	(C) □	(D) □	(E) □
14	(A) □	(B) ■	(C) □	(D) □	(E) □
15	(A) □	(B) ■	(C) □	(D) □	(E) □
16	(A) □	(B) □	(C) □	(D) □	(E) ■
17	(A) □	(B) ■	(C) □	(D) □	(E) □
18	(A) □	(B) □	(C) ■	(D) □	(E) □
19	(A) ■	(B) □	(C) □	(D) □	(E) □
20	(A) ■	(B) □	(C) □	(D) □	(E) □

Nr.	Fakten Lernen 3				
1	(A) □	(B) □	(C) ■	(D) □	(E) □
2	(A) □	(B) ■	(C) □	(D) □	(E) □
3	(A) □	(B) ■	(C) □	(D) □	(E) □
4	(A) □	(B) □	(C) □	(D) □	(E) ■
5	(A) □	(B) □	(C) ■	(D) □	(E) □
6	(A) □	(B) □	(C) ■	(D) □	(E) □
7	(A) □	(B) □	(C) □	(D) ■	(E) □
8	(A) ■	(B) □	(C) □	(D) □	(E) □
9	(A) ■	(B) □	(C) □	(D) □	(E) □
10	(A) □	(B) ■	(C) □	(D) □	(E) □
11	(A) □	(B) □	(C) □	(D) ■	(E) □
12	(A) ■	(B) □	(C) □	(D) □	(E) □
13	(A) ■	(B) □	(C) □	(D) □	(E) □
14	(A) □	(B) ■	(C) □	(D) □	(E) □
15	(A) □	(B) □	(C) ■	(D) □	(E) □
16	(A) □	(B) □	(C) □	(D) ■	(E) □
17	(A) ■	(B) □	(C) □	(D) □	(E) □
18	(A) □	(B) □	(C) □	(D) ■	(E) □
19	(A) □	(B) ■	(C) □	(D) □	(E) □
20	(A) □	(B) □	(C) □	(D) □	(E) ■

Nr.	Figuren Lernen 4				
1	(A) □	(B) □	(C) □	(D) ■	(E) □
2	(A) ■	(B) □	(C) □	(D) □	(E) □
3	(A) □	(B) □	(C) ■	(D) □	(E) □
4	(A) □	(B) ■	(C) □	(D) □	(E) □
5	(A) □	(B) □	(C) □	(D) ■	(E) □
6	(A) □	(B) □	(C) □	(D) ■	(E) □
7	(A) ■	(B) □	(C) □	(D) □	(E) □
8	(A) □	(B) □	(C) ■	(D) □	(E) □
9	(A) □	(B) □	(C) □	(D) □	(E) ■
10	(A) □	(B) ■	(C) □	(D) □	(E) □
11	(A) □	(B) ■	(C) □	(D) □	(E) □
12	(A) ■	(B) □	(C) □	(D) □	(E) □
13	(A) □	(B) □	(C) ■	(D) □	(E) □
14	(A) □	(B) □	(C) ■	(D) □	(E) □
15	(A) □	(B) □	(C) □	(D) □	(E) ■
16	(A) □	(B) ■	(C) □	(D) □	(E) □
17	(A) □	(B) □	(C) □	(D) ■	(E) □
18	(A) □	(B) □	(C) □	(D) □	(E) ■
19	(A) □	(B) □	(C) □	(D) □	(E) ■
20	(A) □	(B) □	(C) □	(D) □	(E) ■

Nr.	Fakten Lernen 4				
1	(A) □	(B) □	(C) □	(D) ■	(E) □
2	(A) □	(B) □	(C) ■	(D) □	(E) □
3	(A) □	(B) □	(C) □	(D) □	(E) ■
4	(A) □	(B) □	(C) □	(D) □	(E) ■
5	(A) ■	(B) □	(C) □	(D) □	(E) □
6	(A) □	(B) ■	(C) □	(D) □	(E) □
7	(A) ■	(B) □	(C) □	(D) □	(E) □
8	(A) ■	(B) □	(C) □	(D) □	(E) □
9	(A) □	(B) □	(C) □	(D) ■	(E) □
10	(A) □	(B) □	(C) □	(D) ■	(E) □
11	(A) □	(B) □	(C) □	(D) ■	(E) □
12	(A) □	(B) □	(C) □	(D) □	(E) ■
13	(A) □	(B) □	(C) ■	(D) □	(E) □
14	(A) ■	(B) □	(C) □	(D) □	(E) □
15	(A) □	(B) □	(C) □	(D) □	(E) ■
16	(A) □	(B) ■	(C) □	(D) □	(E) □
17	(A) □	(B) □	(C) □	(D) ■	(E) □
18	(A) □	(B) □	(C) ■	(D) □	(E) □
19	(A) □	(B) ■	(C) □	(D) □	(E) □
20	(A) □	(B) □	(C) ■	(D) □	(E) □

Nr.	Figuren Lernen 5				
1	(A) □	(B) □	(C) □	(D) □	(E) ■
2	(A) □	(B) □	(C) □	(D) ■	(E) □
3	(A) ■	(B) □	(C) □	(D) □	(E) □
4	(A) □	(B) □	(C) ■	(D) □	(E) □
5	(A) □	(B) □	(C) □	(D) □	(E) ■
6	(A) □	(B) □	(C) ■	(D) □	(E) □
7	(A) □	(B) ■	(C) □	(D) □	(E) □
8	(A) □	(B) □	(C) □	(D) □	(E) ■
9	(A) ■	(B) □	(C) □	(D) □	(E) □
10	(A) ■	(B) □	(C) □	(D) □	(E) □
11	(A) □	(B) □	(C) □	(D) ■	(E) □
12	(A) □	(B) □	(C) ■	(D) □	(E) □
13	(A) □	(B) □	(C) □	(D) ■	(E) □
14	(A) □	(B) □	(C) □	(D) ■	(E) □
15	(A) □	(B) □	(C) ■	(D) □	(E) □
16	(A) □	(B) ■	(C) □	(D) □	(E) □
17	(A) □	(B) □	(C) □	(D) ■	(E) □
18	(A) □	(B) □	(C) □	(D) □	(E) ■
19	(A) □	(B) □	(C) □	(D) □	(E) ■
20	(A) □	(B) ■	(C) □	(D) □	(E) □

Nr.	Fakten Lernen 5				
1	(A) □	(B) □	(C) □	(D) ■	(E) □
2	(A) □	(B) ■	(C) □	(D) □	(E) □
3	(A) □	(B) □	(C) □	(D) □	(E) ■
4	(A) □	(B) □	(C) □	(D) ■	(E) □
5	(A) ■	(B) □	(C) □	(D) □	(E) □
6	(A) ■	(B) □	(C) □	(D) □	(E) □
7	(A) □	(B) □	(C) ■	(D) □	(E) □
8	(A) □	(B) □	(C) □	(D) ■	(E) □
9	(A) □	(B) □	(C) ■	(D) □	(E) □
10	(A) □	(B) ■	(C) □	(D) □	(E) □
11	(A) □	(B) ■	(C) □	(D) □	(E) □
12	(A) □	(B) □	(C) □	(D) ■	(E) □
13	(A) ■	(B) □	(C) □	(D) □	(E) □
14	(A) □	(B) □	(C) □	(D) □	(E) ■
15	(A) □	(B) □	(C) □	(D) ■	(E) □
16	(A) ■	(B) □	(C) □	(D) □	(E) □
17	(A) □	(B) ■	(C) □	(D) □	(E) □
18	(A) □	(B) □	(C) □	(D) □	(E) ■
19	(A) □	(B) ■	(C) □	(D) □	(E) □
20	(A) □	(B) □	(C) □	(D) ■	(E) □

Nr.	Figuren Lernen 6				
1	(A) □	(B) ■	(C) □	(D) □	(E) □
2	(A) □	(B) □	(C) □	(D) □	(E) ■
3	(A) □	(B) □	(C) □	(D) ■	(E) □
4	(A) □	(B) □	(C) ■	(D) □	(E) □
5	(A) □	(B) □	(C) □	(D) ■	(E) □
6	(A) □	(B) ■	(C) □	(D) □	(E) □
7	(A) □	(B) □	(C) □	(D) ■	(E) □
8	(A) □	(B) □	(C) □	(D) ■	(E) □
9	(A) ■	(B) □	(C) □	(D) □	(E) □
10	(A) □	(B) □	(C) □	(D) ■	(E) □
11	(A) ■	(B) □	(C) □	(D) □	(E) □
12	(A) □	(B) ■	(C) □	(D) □	(E) □
13	(A) □	(B) □	(C) □	(D) □	(E) ■
14	(A) □	(B) □	(C) □	(D) □	(E) ■
15	(A) □	(B) □	(C) □	(D) ■	(E) □
16	(A) □	(B) □	(C) ■	(D) □	(E) □
17	(A) □	(B) □	(C) ■	(D) □	(E) □
18	(A) □	(B) □	(C) □	(D) ■	(E) □
19	(A) ■	(B) □	(C) □	(D) □	(E) □
20	(A) □	(B) □	(C) □	(D) ■	(E) □

Nr.	Fakten Lernen 6				
1	(A) □	(B) ■	(C) □	(D) □	(E) □
2	(A) □	(B) □	(C) □	(D) □	(E) ■
3	(A) □	(B) ■	(C) □	(D) □	(E) □
4	(A) □	(B) □	(C) □	(D) □	(E) ■
5	(A) □	(B) □	(C) □	(D) ■	(E) □
6	(A) □	(B) □	(C) ■	(D) □	(E) □
7	(A) ■	(B) □	(C) □	(D) □	(E) □
8	(A) □	(B) ■	(C) □	(D) □	(E) □
9	(A) □	(B) ■	(C) □	(D) □	(E) □
10	(A) ■	(B) □	(C) □	(D) □	(E) □
11	(A) □	(B) ■	(C) □	(D) □	(E) □
12	(A) □	(B) □	(C) ■	(D) □	(E) □
13	(A) □	(B) □	(C) □	(D) □	(E) ■
14	(A) □	(B) □	(C) □	(D) ■	(E) □
15	(A) ■	(B) □	(C) □	(D) □	(E) □
16	(A) □	(B) □	(C) □	(D) ■	(E) □
17	(A) □	(B) □	(C) □	(D) ■	(E) □
18	(A) □	(B) □	(C) □	(D) ■	(E) □
19	(A) □	(B) □	(C) ■	(D) □	(E) □
20	(A) □	(B) ■	(C) □	(D) □	(E) □

Nr.	Figuren Lernen 7				
1	(A) □	(B) ■	(C) □	(D) □	(E) □
2	(A) ■	(B) □	(C) □	(D) □	(E) □
3	(A) □	(B) □	(C) □	(D) □	(E) ■
4	(A) □	(B) □	(C) □	(D) ■	(E) □
5	(A) □	(B) ■	(C) □	(D) □	(E) □
6	(A) □	(B) □	(C) □	(D) □	(E) ■
7	(A) □	(B) □	(C) □	(D) ■	(E) □
8	(A) ■	(B) □	(C) □	(D) □	(E) □
9	(A) □	(B) □	(C) □	(D) ■	(E) □
10	(A) □	(B) ■	(C) □	(D) □	(E) □
11	(A) ■	(B) □	(C) □	(D) □	(E) □
12	(A) □	(B) □	(C) □	(D) □	(E) ■
13	(A) □	(B) □	(C) □	(D) □	(E) ■
14	(A) ■	(B) □	(C) □	(D) □	(E) □
15	(A) □	(B) ■	(C) □	(D) □	(E) □
16	(A) □	(B) ■	(C) □	(D) □	(E) □
17	(A) □	(B) □	(C) ■	(D) □	(E) □
18	(A) □	(B) ■	(C) □	(D) □	(E) □
19	(A) □	(B) □	(C) □	(D) ■	(E) □
20	(A) □	(B) □	(C) □	(D) □	(E) ■

Nr.	Fakten Lernen 7				
1	(A) ■	(B) □	(C) □	(D) □	(E) □
2	(A) □	(B) □	(C) □	(D) ■	(E) □
3	(A) □	(B) ■	(C) □	(D) □	(E) □
4	(A) □	(B) □	(C) □	(D) ■	(E) □
5	(A) □	(B) □	(C) □	(D) □	(E) ■
6	(A) □	(B) □	(C) ■	(D) □	(E) □
7	(A) □	(B) □	(C) □	(D) ■	(E) □
8	(A) □	(B) □	(C) □	(D) ■	(E) □
9	(A) □	(B) □	(C) ■	(D) □	(E) □
10	(A) ■	(B) □	(C) □	(D) □	(E) □
11	(A) □	(B) □	(C) □	(D) □	(E) ■
12	(A) □	(B) □	(C) □	(D) ■	(E) □
13	(A) □	(B) □	(C) ■	(D) □	(E) □
14	(A) ■	(B) □	(C) □	(D) □	(E) □
15	(A) □	(B) □	(C) ■	(D) □	(E) □
16	(A) ■	(B) □	(C) □	(D) □	(E) □
17	(A) □	(B) □	(C) □	(D) □	(E) ■
18	(A) □	(B) ■	(C) □	(D) □	(E) □
19	(A) □	(B) □	(C) □	(D) □	(E) ■
20	(A) □	(B) □	(C) □	(D) □	(E) ■

Nr.	Figuren Lernen 8				
1	(A) □	(B) □	(C) ■	(D) □	(E) □
2	(A) ■	(B) □	(C) □	(D) □	(E) □
3	(A) □	(B) □	(C) □	(D) □	(E) ■
4	(A) □	(B) □	(C) □	(D) ■	(E) □
5	(A) □	(B) ■	(C) □	(D) □	(E) □
6	(A) □	(B) □	(C) □	(D) ■	(E) □
7	(A) □	(B) □	(C) □	(D) ■	(E) □
8	(A) □	(B) ■	(C) □	(D) □	(E) □
9	(A) ■	(B) □	(C) □	(D) □	(E) □
10	(A) □	(B) □	(C) □	(D) ■	(E) □
11	(A) □	(B) □	(C) ■	(D) □	(E) □
12	(A) □	(B) □	(C) ■	(D) □	(E) □
13	(A) ■	(B) □	(C) □	(D) □	(E) □
14	(A) □	(B) ■	(C) □	(D) □	(E) □
15	(A) □	(B) ■	(C) □	(D) □	(E) □
16	(A) □	(B) ■	(C) □	(D) □	(E) □
17	(A) □	(B) ■	(C) □	(D) □	(E) □
18	(A) □	(B) ■	(C) □	(D) □	(E) □
19	(A) □	(B) □	(C) □	(D) □	(E) ■
20	(A) □	(B) ■	(C) □	(D) □	(E) □

Nr.	Fakten Lernen 8				
1	(A) □	(B) □	(C) □	(D) ■	(E) □
2	(A) ■	(B) □	(C) □	(D) □	(E) □
3	(A) □	(B) ■	(C) □	(D) □	(E) □
4	(A) □	(B) □	(C) □	(D) ■	(E) □
5	(A) □	(B) □	(C) □	(D) □	(E) ■
6	(A) ■	(B) □	(C) □	(D) □	(E) □
7	(A) ■	(B) □	(C) □	(D) □	(E) □
8	(A) □	(B) □	(C) ■	(D) □	(E) □
9	(A) □	(B) ■	(C) □	(D) □	(E) □
10	(A) ■	(B) □	(C) □	(D) □	(E) □
11	(A) □	(B) □	(C) □	(D) □	(E) ■
12	(A) □	(B) □	(C) ■	(D) □	(E) □
13	(A) □	(B) ■	(C) □	(D) □	(E) □
14	(A) □	(B) ■	(C) □	(D) □	(E) □
15	(A) □	(B) □	(C) □	(D) ■	(E) □
16	(A) ■	(B) □	(C) □	(D) □	(E) □
17	(A) □	(B) □	(C) □	(D) □	(E) ■
18	(A) □	(B) ■	(C) □	(D) □	(E) □
19	(A) □	(B) □	(C) □	(D) ■	(E) □
20	(A) □	(B) □	(C) □	(D) □	(E) ■

Nr.	Figuren Lernen 9				
1	(A) □	(B) □	(C) □	(D) ■	(E) □
2	(A) □	(B) □	(C) ■	(D) □	(E) □
3	(A) □	(B) ■	(C) □	(D) □	(E) □
4	(A) □	(B) □	(C) □	(D) ■	(E) □
5	(A) □	(B) □	(C) □	(D) ■	(E) □
6	(A) □	(B) ■	(C) □	(D) □	(E) □
7	(A) □	(B) □	(C) ■	(D) □	(E) □
8	(A) ■	(B) □	(C) □	(D) □	(E) □
9	(A) □	(B) ■	(C) □	(D) □	(E) □
10	(A) □	(B) □	(C) □	(D) □	(E) ■
11	(A) ■	(B) □	(C) □	(D) □	(E) □
12	(A) □	(B) □	(C) ■	(D) □	(E) □
13	(A) □	(B) □	(C) ■	(D) □	(E) □
14	(A) ■	(B) □	(C) □	(D) □	(E) □
15	(A) □	(B) □	(C) ■	(D) □	(E) □
16	(A) ■	(B) □	(C) □	(D) □	(E) □
17	(A) ■	(B) □	(C) □	(D) □	(E) □
18	(A) □	(B) □	(C) □	(D) □	(E) ■
19	(A) □	(B) ■	(C) □	(D) □	(E) □
20	(A) □	(B) ■	(C) □	(D) □	(E) □

Nr.	Fakten Lernen 9				
1	(A) □	(B) ■	(C) □	(D) □	(E) □
2	(A) □	(B) □	(C) ■	(D) □	(E) □
3	(A) □	(B) □	(C) □	(D) ■	(E) □
4	(A) □	(B) □	(C) □	(D) ■	(E) □
5	(A) ■	(B) □	(C) □	(D) □	(E) □
6	(A) □	(B) □	(C) ■	(D) □	(E) □
7	(A) ■	(B) □	(C) □	(D) □	(E) □
8	(A) ■	(B) □	(C) □	(D) □	(E) □
9	(A) □	(B) □	(C) □	(D) ■	(E) □
10	(A) □	(B) ■	(C) □	(D) □	(E) □
11	(A) ■	(B) □	(C) □	(D) □	(E) □
12	(A) □	(B) □	(C) ■	(D) □	(E) □
13	(A) □	(B) □	(C) □	(D) □	(E) ■
14	(A) □	(B) □	(C) □	(D) □	(E) ■
15	(A) □	(B) □	(C) ■	(D) □	(E) □
16	(A) ■	(B) □	(C) □	(D) □	(E) □
17	(A) □	(B) □	(C) □	(D) ■	(E) □
18	(A) □	(B) ■	(C) □	(D) □	(E) □
19	(A) □	(B) □	(C) ■	(D) □	(E) □
20	(A) ■	(B) □	(C) □	(D) □	(E) □

Nr.	Figuren Lernen 10				
1	(A) ■	(B) □	(C) □	(D) □	(E) □
2	(A) □	(B) ■	(C) □	(D) □	(E) □
3	(A) □	(B) □	(C) □	(D) ■	(E) □
4	(A) □	(B) □	(C) □	(D) ■	(E) □
5	(A) ■	(B) □	(C) □	(D) □	(E) □
6	(A) □	(B) ■	(C) □	(D) □	(E) □
7	(A) □	(B) □	(C) □	(D) ■	(E) □
8	(A) □	(B) ■	(C) □	(D) □	(E) □
9	(A) □	(B) ■	(C) □	(D) □	(E) □
10	(A) □	(B) ■	(C) □	(D) □	(E) □
11	(A) ■	(B) □	(C) □	(D) □	(E) □
12	(A) □	(B) ■	(C) □	(D) □	(E) □
13	(A) □	(B) □	(C) ■	(D) □	(E) □
14	(A) □	(B) □	(C) □	(D) ■	(E) □
15	(A) □	(B) □	(C) ■	(D) □	(E) □
16	(A) ■	(B) □	(C) □	(D) □	(E) □
17	(A) □	(B) ■	(C) □	(D) □	(E) □
18	(A) □	(B) □	(C) □	(D) □	(E) ■
19	(A) □	(B) □	(C) □	(D) ■	(E) □
20	(A) ■	(B) □	(C) □	(D) □	(E) □

Nr.	Fakten Lernen 10				
1	(A) □	(B) ■	(C) □	(D) □	(E) □
2	(A) □	(B) □	(C) □	(D) □	(E) ■
3	(A) □	(B) ■	(C) □	(D) □	(E) □
4	(A) □	(B) □	(C) ■	(D) □	(E) □
5	(A) □	(B) ■	(C) □	(D) □	(E) □
6	(A) □	(B) □	(C) □	(D) ■	(E) □
7	(A) ■	(B) □	(C) □	(D) □	(E) □
8	(A) □	(B) □	(C) ■	(D) □	(E) □
9	(A) □	(B) □	(C) □	(D) □	(E) ■
10	(A) ■	(B) □	(C) □	(D) □	(E) □
11	(A) ■	(B) □	(C) □	(D) □	(E) □
12	(A) □	(B) ■	(C) □	(D) □	(E) □
13	(A) □	(B) □	(C) □	(D) ■	(E) □
14	(A) □	(B) □	(C) □	(D) ■	(E) □
15	(A) ■	(B) □	(C) □	(D) □	(E) □
16	(A) □	(B) □	(C) ■	(D) □	(E) □
17	(A) □	(B) □	(C) □	(D) ■	(E) □
18	(A) ■	(B) □	(C) □	(D) □	(E) □
19	(A) □	(B) □	(C) □	(D) ■	(E) □
20	(A) □	(B) ■	(C) □	(D) □	(E) □

Nr.	Figuren Lernen 11				
1	(A) □	(B) ■	(C) □	(D) □	(E) □
2	(A) □	(B) ■	(C) □	(D) □	(E) □
3	(A) □	(B) ■	(C) □	(D) □	(E) □
4	(A) □	(B) ■	(C) □	(D) □	(E) □
5	(A) □	(B) □	(C) ■	(D) □	(E) □
6	(A) □	(B) ■	(C) □	(D) □	(E) □
7	(A) □	(B) □	(C) □	(D) ■	(E) □
8	(A) □	(B) □	(C) □	(D) □	(E) ■
9	(A) □	(B) ■	(C) □	(D) □	(E) □
10	(A) ■	(B) □	(C) □	(D) □	(E) □
11	(A) □	(B) □	(C) □	(D) ■	(E) □
12	(A) □	(B) ■	(C) □	(D) □	(E) □
13	(A) □	(B) □	(C) □	(D) ■	(E) □
14	(A) □	(B) ■	(C) □	(D) □	(E) □
15	(A) □	(B) □	(C) □	(D) □	(E) ■
16	(A) ■	(B) □	(C) □	(D) □	(E) □
17	(A) □	(B) □	(C) ■	(D) □	(E) □
18	(A) □	(B) □	(C) □	(D) □	(E) ■
19	(A) □	(B) □	(C) □	(D) ■	(E) □
20	(A) □	(B) □	(C) □	(D) □	(E) ■

Nr.	Fakten Lernen 11				
1	(A) □	(B) □	(C) ■	(D) □	(E) □
2	(A) ■	(B) □	(C) □	(D) □	(E) □
3	(A) □	(B) ■	(C) □	(D) □	(E) □
4	(A) □	(B) □	(C) □	(D) □	(E) ■
5	(A) □	(B) ■	(C) □	(D) □	(E) □
6	(A) □	(B) ■	(C) □	(D) □	(E) □
7	(A) ■	(B) □	(C) □	(D) □	(E) □
8	(A) □	(B) □	(C) □	(D) ■	(E) □
9	(A) □	(B) □	(C) □	(D) ■	(E) □
10	(A) ■	(B) □	(C) □	(D) □	(E) □
11	(A) □	(B) □	(C) □	(D) □	(E) ■
12	(A) □	(B) □	(C) □	(D) □	(E) ■
13	(A) □	(B) □	(C) □	(D) □	(E) ■
14	(A) □	(B) □	(C) □	(D) □	(E) ■
15	(A) □	(B) □	(C) □	(D) ■	(E) □
16	(A) □	(B) □	(C) □	(D) □	(E) ■
17	(A) ■	(B) □	(C) □	(D) □	(E) □
18	(A) □	(B) ■	(C) □	(D) □	(E) □
19	(A) □	(B) □	(C) ■	(D) □	(E) □
20	(A) □	(B) □	(C) □	(D) ■	(E) □

Nr.	Figuren Lernen 12				
1	(A) □	(B) □	(C) □	(D) ■	(E) □
2	(A) □	(B) ■	(C) □	(D) □	(E) □
3	(A) □	(B) □	(C) □	(D) □	(E) ■
4	(A) □	(B) □	(C) □	(D) ■	(E) □
5	(A) □	(B) □	(C) ■	(D) □	(E) □
6	(A) □	(B) □	(C) □	(D) ■	(E) □
7	(A) □	(B) □	(C) ■	(D) □	(E) □
8	(A) □	(B) □	(C) ■	(D) □	(E) □
9	(A) ■	(B) □	(C) □	(D) □	(E) □
10	(A) □	(B) □	(C) □	(D) ■	(E) □
11	(A) ■	(B) □	(C) □	(D) □	(E) □
12	(A) □	(B) □	(C) ■	(D) □	(E) □
13	(A) □	(B) ■	(C) □	(D) □	(E) □
14	(A) ■	(B) □	(C) □	(D) □	(E) □
15	(A) ■	(B) □	(C) □	(D) □	(E) □
16	(A) □	(B) □	(C) □	(D) ■	(E) □
17	(A) □	(B) ■	(C) □	(D) □	(E) □
18	(A) □	(B) □	(C) □	(D) ■	(E) □
19	(A) □	(B) □	(C) ■	(D) □	(E) □
20	(A) □	(B) □	(C) ■	(D) □	(E) □

Nr.	Fakten Lernen 12				
1	(A) □	(B) ■	(C) □	(D) □	(E) □
2	(A) □	(B) □	(C) ■	(D) □	(E) □
3	(A) □	(B) □	(C) □	(D) ■	(E) □
4	(A) ■	(B) □	(C) □	(D) □	(E) □
5	(A) □	(B) □	(C) □	(D) □	(E) ■
6	(A) □	(B) □	(C) □	(D) □	(E) ■
7	(A) ■	(B) □	(C) □	(D) □	(E) □
8	(A) □	(B) □	(C) □	(D) □	(E) ■
9	(A) □	(B) ■	(C) □	(D) □	(E) □
10	(A) ■	(B) □	(C) □	(D) □	(E) □
11	(A) □	(B) □	(C) ■	(D) □	(E) □
12	(A) □	(B) □	(C) ■	(D) □	(E) □
13	(A) □	(B) ■	(C) □	(D) □	(E) □
14	(A) ■	(B) □	(C) □	(D) □	(E) □
15	(A) □	(B) □	(C) ■	(D) □	(E) □
16	(A) ■	(B) □	(C) □	(D) □	(E) □
17	(A) ■	(B) □	(C) □	(D) □	(E) □
18	(A) □	(B) □	(C) ■	(D) □	(E) □
19	(A) □	(B) □	(C) □	(D) □	(E) ■
20	(A) □	(B) □	(C) □	(D) ■	(E) □

Nr.	Figuren Lernen 13				
1	(A) □	(B) □	(C) □	(D) □	(E) ■
2	(A) ■	(B) □	(C) □	(D) □	(E) □
3	(A) ■	(B) □	(C) □	(D) □	(E) □
4	(A) □	(B) ■	(C) □	(D) □	(E) □
5	(A) □	(B) □	(C) □	(D) ■	(E) □
6	(A) □	(B) □	(C) ■	(D) □	(E) □
7	(A) □	(B) □	(C) □	(D) ■	(E) □
8	(A) ■	(B) □	(C) □	(D) □	(E) □
9	(A) □	(B) □	(C) ■	(D) □	(E) □
10	(A) □	(B) ■	(C) □	(D) □	(E) □
11	(A) □	(B) □	(C) ■	(D) □	(E) □
12	(A) □	(B) □	(C) □	(D) □	(E) ■
13	(A) □	(B) □	(C) ■	(D) □	(E) □
14	(A) ■	(B) □	(C) □	(D) □	(E) □
15	(A) □	(B) □	(C) □	(D) □	(E) ■
16	(A) ■	(B) □	(C) □	(D) □	(E) □
17	(A) □	(B) □	(C) □	(D) ■	(E) □
18	(A) □	(B) □	(C) □	(D) □	(E) ■
19	(A) □	(B) □	(C) ■	(D) □	(E) □
20	(A) □	(B) □	(C) □	(D) □	(E) ■

Nr.	Fakten Lernen 13				
1	(A) □	(B) □	(C) □	(D) □	(E) ■
2	(A) □	(B) □	(C) □	(D) ■	(E) □
3	(A) □	(B) □	(C) □	(D) ■	(E) □
4	(A) □	(B) ■	(C) □	(D) □	(E) □
5	(A) □	(B) □	(C) □	(D) ■	(E) □
6	(A) □	(B) □	(C) □	(D) □	(E) ■
7	(A) ■	(B) □	(C) □	(D) □	(E) □
8	(A) □	(B) □	(C) ■	(D) □	(E) □
9	(A) □	(B) □	(C) □	(D) ■	(E) □
10	(A) ■	(B) □	(C) □	(D) □	(E) □
11	(A) □	(B) □	(C) ■	(D) □	(E) □
12	(A) ■	(B) □	(C) □	(D) □	(E) □
13	(A) □	(B) □	(C) □	(D) □	(E) ■
14	(A) □	(B) □	(C) ■	(D) □	(E) □
15	(A) □	(B) □	(C) □	(D) □	(E) ■
16	(A) □	(B) □	(C) □	(D) □	(E) ■
17	(A) □	(B) ■	(C) □	(D) □	(E) □
18	(A) ■	(B) □	(C) □	(D) □	(E) □
19	(A) □	(B) □	(C) □	(D) □	(E) ■
20	(A) □	(B) □	(C) □	(D) ■	(E) □

Nr.	Figuren Lernen 14				
1	(A) □	(B) ■	(C) □	(D) □	(E) □
2	(A) □	(B) □	(C) □	(D) ■	(E) □
3	(A) □	(B) □	(C) □	(D) □	(E) ■
4	(A) □	(B) □	(C) ■	(D) □	(E) □
5	(A) □	(B) □	(C) □	(D) □	(E) ■
6	(A) ■	(B) □	(C) □	(D) □	(E) □
7	(A) □	(B) ■	(C) □	(D) □	(E) □
8	(A) □	(B) □	(C) □	(D) □	(E) ■
9	(A) ■	(B) □	(C) □	(D) □	(E) □
10	(A) □	(B) □	(C) □	(D) ■	(E) □
11	(A) ■	(B) □	(C) □	(D) □	(E) □
12	(A) □	(B) □	(C) ■	(D) □	(E) □
13	(A) □	(B) □	(C) ■	(D) □	(E) □
14	(A) □	(B) □	(C) □	(D) ■	(E) □
15	(A) □	(B) □	(C) ■	(D) □	(E) □
16	(A) ■	(B) □	(C) □	(D) □	(E) □
17	(A) ■	(B) □	(C) □	(D) □	(E) □
18	(A) □	(B) □	(C) □	(D) ■	(E) □
19	(A) □	(B) ■	(C) □	(D) □	(E) □
20	(A) □	(B) □	(C) □	(D) ■	(E) □

Nr.	Fakten Lernen 14				
1	(A) ■	(B) □	(C) □	(D) □	(E) □
2	(A) □	(B) □	(C) □	(D) ■	(E) □
3	(A) □	(B) □	(C) ■	(D) □	(E) □
4	(A) ■	(B) □	(C) □	(D) □	(E) □
5	(A) □	(B) □	(C) □	(D) □	(E) ■
6	(A) □	(B) □	(C) ■	(D) □	(E) □
7	(A) □	(B) □	(C) ■	(D) □	(E) □
8	(A) □	(B) □	(C) □	(D) ■	(E) □
9	(A) □	(B) □	(C) □	(D) ■	(E) □
10	(A) □	(B) ■	(C) □	(D) □	(E) □
11	(A) □	(B) □	(C) ■	(D) □	(E) □
12	(A) ■	(B) □	(C) □	(D) □	(E) □
13	(A) ■	(B) □	(C) □	(D) □	(E) □
14	(A) □	(B) ■	(C) □	(D) □	(E) □
15	(A) □	(B) ■	(C) □	(D) □	(E) □
16	(A) □	(B) □	(C) ■	(D) □	(E) □
17	(A) □	(B) □	(C) □	(D) ■	(E) □
18	(A) □	(B) ■	(C) □	(D) □	(E) □
19	(A) □	(B) ■	(C) □	(D) □	(E) □
20	(A) □	(B) □	(C) □	(D) □	(E) ■

Nr.	Figuren Lernen 15				
1	(A) □	(B) □	(C) ■	(D) □	(E) □
2	(A) ■	(B) □	(C) □	(D) □	(E) □
3	(A) ■	(B) □	(C) □	(D) □	(E) □
4	(A) □	(B) □	(C) □	(D) ■	(E) □
5	(A) ■	(B) □	(C) □	(D) □	(E) □
6	(A) □	(B) □	(C) □	(D) □	(E) ■
7	(A) □	(B) □	(C) ■	(D) □	(E) □
8	(A) □	(B) □	(C) □	(D) ■	(E) □
9	(A) □	(B) □	(C) □	(D) ■	(E) □
10	(A) □	(B) □	(C) □	(D) □	(E) ■
11	(A) □	(B) □	(C) ■	(D) □	(E) □
12	(A) ■	(B) □	(C) □	(D) □	(E) □
13	(A) ■	(B) □	(C) □	(D) □	(E) □
14	(A) □	(B) □	(C) □	(D) □	(E) ■
15	(A) □	(B) □	(C) ■	(D) □	(E) □
16	(A) □	(B) □	(C) □	(D) □	(E) ■
17	(A) □	(B) □	(C) ■	(D) □	(E) □
18	(A) □	(B) ■	(C) □	(D) □	(E) □
19	(A) □	(B) □	(C) ■	(D) □	(E) □
20	(A) □	(B) □	(C) ■	(D) □	(E) □

Nr.	Fakten Lernen 15				
1	(A) □	(B) □	(C) □	(D) □	(E) ■
2	(A) □	(B) □	(C) ■	(D) □	(E) □
3	(A) □	(B) □	(C) □	(D) ■	(E) □
4	(A) □	(B) □	(C) ■	(D) □	(E) □
5	(A) □	(B) □	(C) □	(D) □	(E) ■
6	(A) ■	(B) □	(C) □	(D) □	(E) □
7	(A) □	(B) ■	(C) □	(D) □	(E) □
8	(A) ■	(B) □	(C) □	(D) □	(E) □
9	(A) ■	(B) □	(C) □	(D) □	(E) □
10	(A) □	(B) ■	(C) □	(D) □	(E) □
11	(A) □	(B) □	(C) □	(D) ■	(E) □
12	(A) □	(B) □	(C) ■	(D) □	(E) □
13	(A) □	(B) □	(C) ■	(D) □	(E) □
14	(A) □	(B) □	(C) ■	(D) □	(E) □
15	(A) □	(B) □	(C) □	(D) □	(E) ■
16	(A) □	(B) ■	(C) □	(D) □	(E) □
17	(A) □	(B) ■	(C) □	(D) □	(E) □
18	(A) □	(B) □	(C) □	(D) ■	(E) □
19	(A) □	(B) □	(C) □	(D) □	(E) ■
20	(A) □	(B) □	(C) □	(D) ■	(E) □

Nr.	Figuren Lernen 16				
1	(A) □	(B) □	(C) □	(D) □	(E) ■
2	(A) □	(B) ■	(C) □	(D) □	(E) □
3	(A) □	(B) □	(C) □	(D) □	(E) ■
4	(A) □	(B) ■	(C) □	(D) □	(E) □
5	(A) □	(B) □	(C) □	(D) ■	(E) □
6	(A) □	(B) □	(C) □	(D) ■	(E) □
7	(A) □	(B) □	(C) □	(D) ■	(E) □
8	(A) ■	(B) □	(C) □	(D) □	(E) □
9	(A) □	(B) □	(C) □	(D) □	(E) ■
10	(A) □	(B) ■	(C) □	(D) □	(E) □
11	(A) □	(B) □	(C) □	(D) □	(E) ■
12	(A) ■	(B) □	(C) □	(D) □	(E) □
13	(A) □	(B) □	(C) ■	(D) □	(E) □
14	(A) □	(B) □	(C) ■	(D) □	(E) □
15	(A) □	(B) ■	(C) □	(D) □	(E) □
16	(A) □	(B) □	(C) □	(D) ■	(E) □
17	(A) □	(B) ■	(C) □	(D) □	(E) □
18	(A) □	(B) □	(C) ■	(D) □	(E) □
19	(A) □	(B) ■	(C) □	(D) □	(E) □
20	(A) □	(B) □	(C) □	(D) ■	(E) □

Nr.	Fakten Lernen 16				
1	(A) □	(B) □	(C) ■	(D) □	(E) □
2	(A) □	(B) ■	(C) □	(D) □	(E) □
3	(A) □	(B) □	(C) ■	(D) □	(E) □
4	(A) □	(B) □	(C) □	(D) ■	(E) □
5	(A) ■	(B) □	(C) □	(D) □	(E) □
6	(A) □	(B) □	(C) □	(D) □	(E) ■
7	(A) ■	(B) □	(C) □	(D) □	(E) □
8	(A) □	(B) □	(C) □	(D) ■	(E) □
9	(A) □	(B) □	(C) □	(D) ■	(E) □
10	(A) □	(B) ■	(C) □	(D) □	(E) □
11	(A) □	(B) □	(C) □	(D) □	(E) ■
12	(A) □	(B) □	(C) □	(D) □	(E) ■
13	(A) ■	(B) □	(C) □	(D) □	(E) □
14	(A) ■	(B) □	(C) □	(D) □	(E) □
15	(A) ■	(B) □	(C) □	(D) □	(E) □
16	(A) □	(B) □	(C) □	(D) □	(E) ■
17	(A) □	(B) □	(C) □	(D) ■	(E) □
18	(A) □	(B) □	(C) □	(D) □	(E) ■
19	(A) □	(B) □	(C) ■	(D) □	(E) □
20	(A) ■	(B) □	(C) □	(D) □	(E) □

Nr.	Figuren Lernen 17
1	(A) □ (B) □ (C) □ (D) □ (E) ■
2	(A) ■ (B) □ (C) □ (D) □ (E) □
3	(A) □ (B) ■ (C) □ (D) □ (E) □
4	(A) □ (B) □ (C) ■ (D) □ (E) □
5	(A) □ (B) □ (C) ■ (D) □ (E) □
6	(A) ■ (B) □ (C) □ (D) □ (E) □
7	(A) □ (B) □ (C) □ (D) ■ (E) □
8	(A) ■ (B) □ (C) □ (D) □ (E) □
9	(A) □ (B) □ (C) □ (D) □ (E) ■
10	(A) □ (B) □ (C) □ (D) ■ (E) □
11	(A) □ (B) ■ (C) □ (D) □ (E) □
12	(A) □ (B) □ (C) □ (D) ■ (E) □
13	(A) □ (B) □ (C) □ (D) ■ (E) □
14	(A) □ (B) □ (C) □ (D) □ (E) ■
15	(A) ■ (B) □ (C) □ (D) □ (E) □
16	(A) □ (B) □ (C) ■ (D) □ (E) □
17	(A) □ (B) □ (C) ■ (D) □ (E) □
18	(A) ■ (B) □ (C) □ (D) □ (E) □
19	(A) □ (B) □ (C) □ (D) □ (E) ■
20	(A) □ (B) ■ (C) □ (D) □ (E) □

Nr.	Fakten Lernen 17
1	(A) □ (B) ■ (C) □ (D) □ (E) □
2	(A) ■ (B) □ (C) □ (D) □ (E) □
3	(A) ■ (B) □ (C) □ (D) □ (E) □
4	(A) □ (B) □ (C) □ (D) □ (E) ■
5	(A) ■ (B) □ (C) □ (D) □ (E) □
6	(A) □ (B) □ (C) ■ (D) □ (E) □
7	(A) □ (B) □ (C) □ (D) □ (E) ■
8	(A) □ (B) □ (C) ■ (D) □ (E) □
9	(A) □ (B) □ (C) □ (D) □ (E) ■
10	(A) ■ (B) □ (C) □ (D) □ (E) □
11	(A) ■ (B) □ (C) □ (D) □ (E) □
12	(A) □ (B) ■ (C) □ (D) □ (E) □
13	(A) □ (B) □ (C) ■ (D) □ (E) □
14	(A) ■ (B) □ (C) □ (D) □ (E) □
15	(A) □ (B) □ (C) □ (D) ■ (E) □
16	(A) □ (B) □ (C) ■ (D) □ (E) □
17	(A) □ (B) □ (C) □ (D) ■ (E) □
18	(A) ■ (B) □ (C) □ (D) □ (E) □
19	(A) □ (B) ■ (C) □ (D) □ (E) □
20	(A) □ (B) ■ (C) □ (D) □ (E) □

Nr.	Figuren Lernen 18
1	(A) □ (B) ■ (C) □ (D) □ (E) □
2	(A) □ (B) □ (C) □ (D) □ (E) ■
3	(A) □ (B) ■ (C) □ (D) □ (E) □
4	(A) ■ (B) □ (C) □ (D) □ (E) □
5	(A) □ (B) □ (C) ■ (D) □ (E) □
6	(A) □ (B) □ (C) ■ (D) □ (E) □
7	(A) ■ (B) □ (C) □ (D) □ (E) □
8	(A) □ (B) □ (C) ■ (D) □ (E) □
9	(A) □ (B) ■ (C) □ (D) □ (E) □
10	(A) □ (B) □ (C) □ (D) □ (E) ■
11	(A) □ (B) □ (C) □ (D) ■ (E) □
12	(A) □ (B) ■ (C) □ (D) □ (E) □
13	(A) □ (B) ■ (C) □ (D) □ (E) □
14	(A) ■ (B) □ (C) □ (D) □ (E) □
15	(A) ■ (B) □ (C) □ (D) □ (E) □
16	(A) ■ (B) □ (C) □ (D) □ (E) □
17	(A) □ (B) □ (C) □ (D) □ (E) ■
18	(A) ■ (B) □ (C) □ (D) □ (E) □
19	(A) □ (B) □ (C) ■ (D) □ (E) □
20	(A) □ (B) ■ (C) □ (D) □ (E) □

Nr.	Fakten Lernen 18
1	(A) ■ (B) □ (C) □ (D) □ (E) □
2	(A) ■ (B) □ (C) □ (D) □ (E) □
3	(A) □ (B) □ (C) □ (D) ■ (E) □
4	(A) □ (B) □ (C) ■ (D) □ (E) □
5	(A) □ (B) □ (C) ■ (D) □ (E) □
6	(A) □ (B) ■ (C) □ (D) □ (E) □
7	(A) □ (B) □ (C) ■ (D) □ (E) □
8	(A) ■ (B) □ (C) □ (D) □ (E) □
9	(A) □ (B) □ (C) □ (D) □ (E) ■
10	(A) □ (B) ■ (C) □ (D) □ (E) □
11	(A) □ (B) □ (C) □ (D) ■ (E) □
12	(A) ■ (B) □ (C) □ (D) □ (E) □
13	(A) □ (B) □ (C) □ (D) □ (E) ■
14	(A) □ (B) □ (C) □ (D) ■ (E) □
15	(A) □ (B) ■ (C) □ (D) □ (E) □
16	(A) □ (B) □ (C) ■ (D) □ (E) □
17	(A) □ (B) ■ (C) □ (D) □ (E) □
18	(A) □ (B) □ (C) □ (D) □ (E) ■
19	(A) □ (B) □ (C) ■ (D) □ (E) □
20	(A) ■ (B) □ (C) □ (D) □ (E) □

Nr.	Figuren Lernen 19				
1	(A) ■	(B) □	(C) □	(D) □	(E) □
2	(A) ■	(B) □	(C) □	(D) □	(E) □
3	(A) □	(B) □	(C) □	(D) ■	(E) □
4	(A) □	(B) □	(C) □	(D) ■	(E) □
5	(A) □	(B) □	(C) ■	(D) □	(E) □
6	(A) □	(B) □	(C) □	(D) □	(E) ■
7	(A) □	(B) ■	(C) □	(D) □	(E) □
8	(A) ■	(B) □	(C) □	(D) □	(E) □
9	(A) ■	(B) □	(C) □	(D) □	(E) □
10	(A) ■	(B) □	(C) □	(D) □	(E) □
11	(A) ■	(B) □	(C) □	(D) □	(E) □
12	(A) □	(B) ■	(C) □	(D) □	(E) □
13	(A) □	(B) □	(C) □	(D) ■	(E) □
14	(A) □	(B) □	(C) □	(D) ■	(E) □
15	(A) □	(B) □	(C) □	(D) ■	(E) □
16	(A) □	(B) □	(C) □	(D) □	(E) ■
17	(A) □	(B) ■	(C) □	(D) □	(E) □
18	(A) □	(B) □	(C) □	(D) □	(E) ■
19	(A) □	(B) □	(C) □	(D) ■	(E) □
20	(A) □	(B) □	(C) □	(D) ■	(E) □

Nr.	Fakten Lernen 19				
1	(A) □	(B) ■	(C) □	(D) □	(E) □
2	(A) □	(B) □	(C) ■	(D) □	(E) □
3	(A) □	(B) ■	(C) □	(D) □	(E) □
4	(A) □	(B) □	(C) □	(D) □	(E) ■
5	(A) □	(B) □	(C) ■	(D) □	(E) □
6	(A) □	(B) □	(C) □	(D) □	(E) ■
7	(A) ■	(B) □	(C) □	(D) □	(E) □
8	(A) □	(B) □	(C) □	(D) □	(E) ■
9	(A) □	(B) □	(C) ■	(D) □	(E) □
10	(A) □	(B) ■	(C) □	(D) □	(E) □
11	(A) ■	(B) □	(C) □	(D) □	(E) □
12	(A) □	(B) ■	(C) □	(D) □	(E) □
13	(A) □	(B) □	(C) □	(D) ■	(E) □
14	(A) □	(B) □	(C) □	(D) □	(E) ■
15	(A) □	(B) □	(C) □	(D) □	(E) ■
16	(A) ■	(B) □	(C) □	(D) □	(E) □
17	(A) ■	(B) □	(C) □	(D) □	(E) □
18	(A) □	(B) □	(C) □	(D) ■	(E) □
19	(A) ■	(B) □	(C) □	(D) □	(E) □
20	(A) ■	(B) □	(C) □	(D) □	(E) □

Nr.	Figuren Lernen 20				
1	(A) □	(B) □	(C) ■	(D) □	(E) □
2	(A) □	(B) □	(C) □	(D) ■	(E) □
3	(A) □	(B) □	(C) □	(D) ■	(E) □
4	(A) □	(B) □	(C) ■	(D) □	(E) □
5	(A) □	(B) □	(C) □	(D) □	(E) ■
6	(A) ■	(B) □	(C) □	(D) □	(E) □
7	(A) □	(B) □	(C) ■	(D) □	(E) □
8	(A) □	(B) ■	(C) □	(D) □	(E) □
9	(A) □	(B) □	(C) ■	(D) □	(E) □
10	(A) □	(B) □	(C) □	(D) ■	(E) □
11	(A) □	(B) □	(C) □	(D) ■	(E) □
12	(A) ■	(B) □	(C) □	(D) □	(E) □
13	(A) ■	(B) □	(C) □	(D) □	(E) □
14	(A) □	(B) □	(C) ■	(D) □	(E) □
15	(A) □	(B) □	(C) ■	(D) □	(E) □
16	(A) □	(B) ■	(C) □	(D) □	(E) □
17	(A) □	(B) ■	(C) □	(D) □	(E) □
18	(A) □	(B) □	(C) ■	(D) □	(E) □
19	(A) □	(B) □	(C) □	(D) ■	(E) □
20	(A) □	(B) □	(C) □	(D) □	(E) ■

Nr.	Fakten Lernen 20				
1	(A) □	(B) ■	(C) □	(D) □	(E) □
2	(A) ■	(B) □	(C) □	(D) □	(E) □
3	(A) □	(B) □	(C) □	(D) ■	(E) □
4	(A) □	(B) □	(C) □	(D) ■	(E) □
5	(A) □	(B) □	(C) □	(D) ■	(E) □
6	(A) □	(B) □	(C) □	(D) □	(E) ■
7	(A) □	(B) □	(C) ■	(D) □	(E) □
8	(A) ■	(B) □	(C) □	(D) □	(E) □
9	(A) □	(B) □	(C) □	(D) ■	(E) □
10	(A) ■	(B) □	(C) □	(D) □	(E) □
11	(A) □	(B) □	(C) □	(D) ■	(E) □
12	(A) □	(B) □	(C) ■	(D) □	(E) □
13	(A) □	(B) □	(C) ■	(D) □	(E) □
14	(A) ■	(B) □	(C) □	(D) □	(E) □
15	(A) □	(B) ■	(C) □	(D) □	(E) □
16	(A) □	(B) □	(C) □	(D) ■	(E) □
17	(A) □	(B) □	(C) □	(D) □	(E) ■
18	(A) □	(B) ■	(C) □	(D) □	(E) □
19	(A) □	(B) □	(C) ■	(D) □	(E) □
20	(A) ■	(B) □	(C) □	(D) □	(E) □

ANHANG

5 BUCHEMPFEHLUNGEN

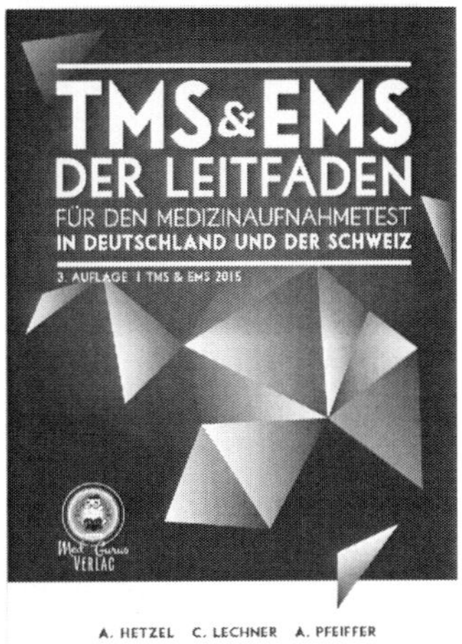

TMS & EMS – DER LEITFADEN – Tipps, Tricks und Lösungsstrategien für den Medizinaufnahmetest 2015 in Deutschland und der Schweiz

3.Auflage – erhältlich ab Dezember 2014
Autor: Alexander Hetzel, Constantin Lechner, Anselm Pfeiffer
Preis: 29, 90 EUR / 39,90 CHF

- Lösungsstrategien zu allen Untertests, erklärt anhand von anschaulichen Beispielen (für Mathe siehe Mathe Leitfaden)
- Zahlreiche Übungsaufgaben zu allen Untertests
- Allgemeine Bearbeitungstipps und Tricks für den TMS & EMS
- Alle Infos rund um den TMS und EMS inkl. von Erfahrungsberichten

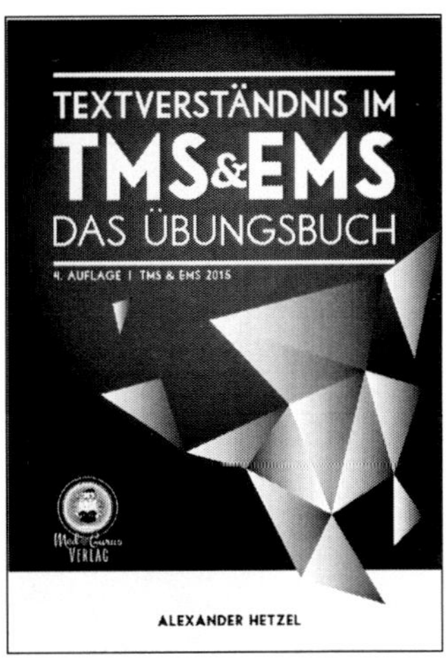

TEXTVERSTÄNDNIS IM TMS & EMS – DAS ÜBUNGSBUCH

4.Auflage – erhältlich ab Dezember 2014
Autor: Alexander Hetzel
ISBN: 9783950333206
Preis: 19,90 EUR / 25,90 CHF

- 37 Medizinische Übungstexte zu TMS und EMS relevanten Themen mit 222 Fragen und Antworten
- Lösungsstrategien, Tipps und Tricks zur effizienten Bearbeitung der Textaufgaben
- Integrierter Lernplan mit Auswertungsbogen

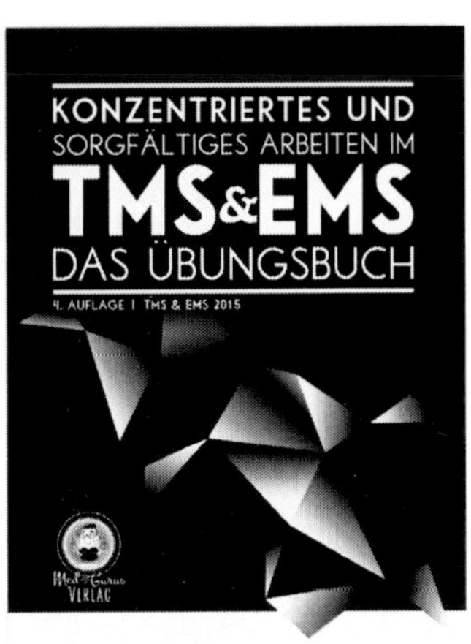

KONZENTRIERTES UND SORGFÄLTIGES ARBEITEN IM TMS & EMS – DAS ÜBUNGSBUCH

5.Auflage – erhältlich ab Dezember 2014
Autor: Anselm Pfeiffer
ISBN: 9783200021334
Preis: 15,90 EUR / 20,90 CHF

- 30 verschiedene und testrelevante Konzentrationstests mit je einer Korrekturhilfe pro Test
- Tipps für eine effizientere und schnellere Bearbeitung

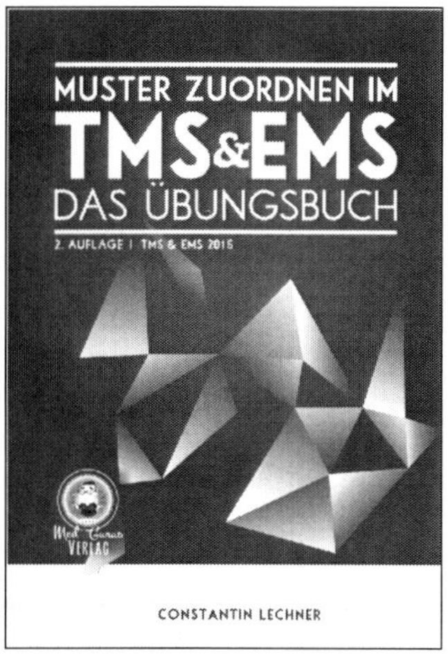

MUSTER ZUORDNEN IM TMS & EMS – DAS ÜBUNGSBUCH

2.Auflage – erhältlich ab Januar 2015
Autor: Anselm Pfeiffer
Preis: 15,90 EUR / 20,90 CHF

- Genaue Analyse der originalen EMS und TMS Aufgaben mit Verweisen auf typische Fehlerquellen
- Erklärung der Bearbeitungsstrategie anhand von Musterbeispielen für eine schnelle und sichere Bearbeitung der Aufgaben
- 7 komplette Untertests mit 168 verschiedene Übungsaufgaben, die den Aufgaben im EMS und TMS in Form und Schwierigkeit entsprechen

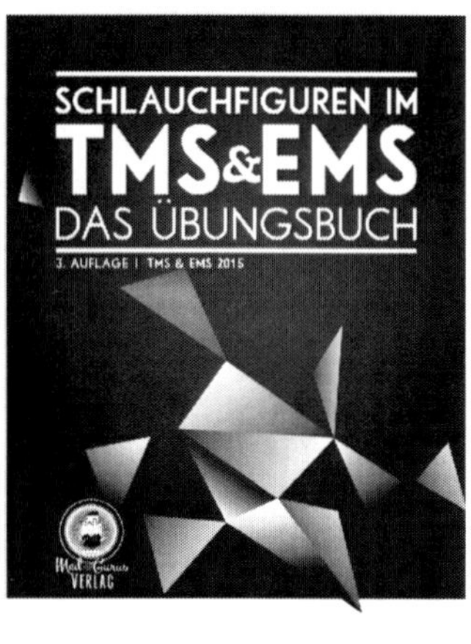

SCHLAUCHFIGUREN IM TMS & EMS – DAS ÜBUNGSBUCH

2.Auflage – erhältlich ab Dezember 2014
Autor: Constantin Lechner
Preis: 15.90 EUR / 20,90 CHF

- 200 verschiedene Aufgaben für ein ausgiebiges Training
- Genaue Analyse der typischen Fallen und Fehlerquellen in den Originaltests
- Tipps für eine effizientere und schnellere Bearbeitung

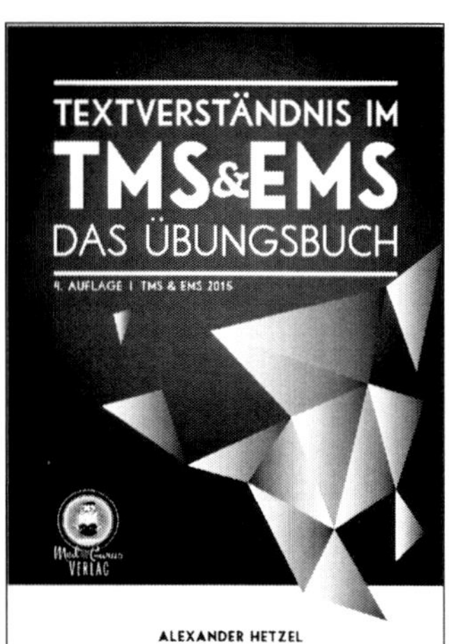

TEXTVERSTÄNDNIS IM TMS & EMS – DAS ÜBUNGSBUCH

4.Auflage - erhältlich ab Dezember 2014
Autor: Alexander Hetzel
ISBN 9783950333206
Preis 19,90 EUR / 25,90 CHF

- 37 Medizinische Übungstexte zu TMS und EMS relevanten Themen mit 222 Fragen und Antworten
- Lösungsstrategien, Tipps und Tricks zur effizienten Bearbeitung der Textaufgaben
- Ein integrierter Lernplan mit Auswertungsbogen

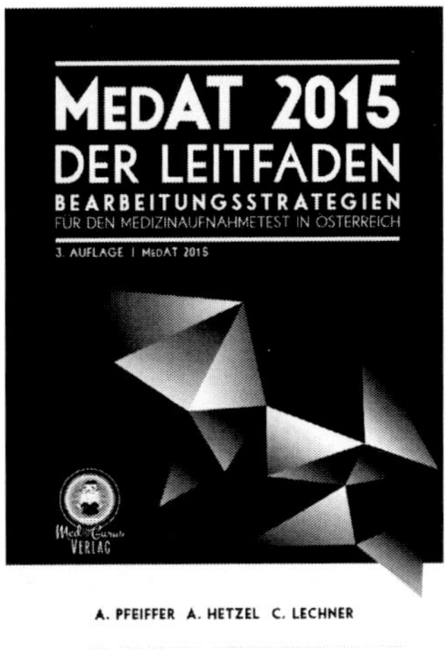

MEDAT 2015 – DER LEITFADEN – Tipps, Tricks und Lösungsstrategien zum Medizinaufnahmetest MedAT 2015 in Österreich

3.Auflage – erhältlich ab Januar 2015
Autor: Alexander Hetzel, Constantin Lechner, Anselm Pfeiffer
Preis: 29,90 EUR / 39,90 CHF

- Lösungsstrategien, Tipps, Tricks und zahlreiche Übungsaufgaben zu allen Untertests des MedAT 2015
- Den kompletten Wissenskatalog für den Basiskenntnistest für medizinische Studien
- Einen detaillierten Lernplan
- Alle Infos rund um den MedAT 2015 inklusive der Erfahrungen bisheriger Teilnehmer

Vorbereitungsseminare für den EMS, TMS und MedAT 2015

Seit 2007 bieten wir studentische Vorbereitungskurse zu fairen Preisen für den EMS, TMS und den MedAT an. In unseren Seminaren stellen wir effiziente Bearbeitungsstrategien zu den einzelnen Untertests vor und trainieren diese mit den Teilnehmern anhand von Beispielaufgabe ein. Video Tutorials, Allgemeine Informationen zum EMS, TMS und MedAT, sowie Informationen zu unserem Kursangebot und unseren Übungsbüchern findest Du auf unserer Homepage ***www.medgurus.de***.

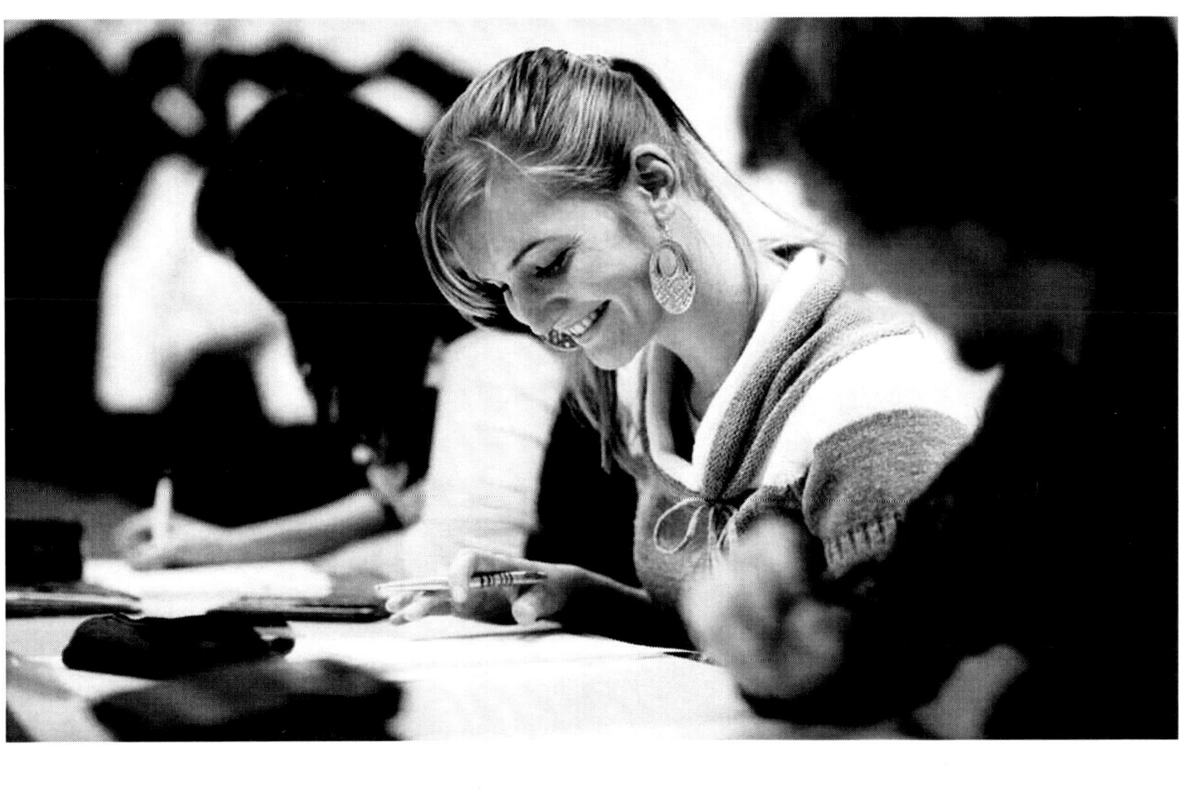

6 LITERATURVERZEICHNIS

Freiburg, Zentrum für Testentwicklung und Diagnostik an der Universität. *Vorbereitungsreport 2005. Vorbereitung auf den EMS – was und wie viel ist richtig?* Freiburg: ZTD, 2005, 1-9.

Schneider, Hans. EMS Test. 2011. http://www.ems-test.info/vorbereitung/figuren-lernen.html (Zugriff am 2013. 01 23).

Test Info´07. *Test Info´07. Version A. Eignungstest für das Medizinstudium (EMS).* Freiburg, Schweiz: ZTD - Zentrum für Testentwicklung und Diagnostik an der Universität Freiburg, 2007, 3-42.

Werner Metzig, Martin Schuster. *Lernen zu lernen: Lernstrategien wirkungsvoll einsetzen.* 6. Berlin: Springer, 2003.